Swami Sivananda Radha

# Geheimnis Hatha-Yoga

Swami Sivananda Radha

Geheimnis

# HATHA-YOGA

Symbolik – Deutung – Praxis

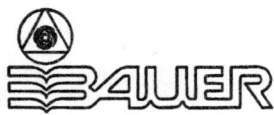

Verlag Hermann Bauer
Freiburg im Breisgau

Die Deutsche Bibliothek – CIP-Einheitsaufnahme

*Sivananda Radha ⟨Swami⟩:*
Geheimnis Hatha-Yoga : Symbolik – Deutung – Praxis /
Swami Sivananda Radha. [Dt. von Luise Kösling]. –
1.–8. Tsd. – Freiburg im Breisgau : Bauer, 1991
　Einheitssacht.: Hatha yoga ⟨dt.⟩
　ISBN 3-7626-0433-9

Die amerikanische Originalausgabe erschien 1987
bei Timeless Books, Porthill, ID, unter dem Titel
*Hatha Yoga – The Hidden Language.*
*Symbols, Secrets, and Metaphor*
© 1987 by Swami Sivananda Radha

Deutsch von Luise Kösling, Freiburg im Breisgau

1991
ISBN 3-7626-0433-9
© für die deutsche Ausgabe 1991 by
Verlag Hermann Bauer KG, Freiburg im Breisgau
Alle Rechte der deutschen Ausgabe vorbehalten
Umschlag: BaWo, Freiburg im Breisgau
Reproduktion: Reprotechnik Kempten
Satz: CSF ComputerSatz GmbH, Freiburg im Breisgau
Druck und Bindung: May+Co., Darmstadt
Printed in Germany

# Widmung

Für meinen Guru,
meine »spirituelle Mutter« Swami Sivananda Sarasvati.
Der göttliche Meister ist ein Licht
in unserer Zeit der Dunkelheit
und erhellt durch wahre Größe und Mitgefühl
unseren Weg.
Möge sein Licht uns allen zum Segen werden.

# Dank

Ich danke allen, die mir bei der Vorbereitung dieses Buches geholfen haben. Mein ganz besonderer Dank gilt Bob Frager und Arthur Hastings vom *Institute for Transpersonal Psychology* für ihre Unterstützung; Rita Foran und Margaret Gray für die Sachkenntnis, mit der sie die redaktionelle Arbeit erledigten; Dawn Spickler für die sorgfältige Untersuchung einiger Aspekte der Symbolik. Außerdem möchte ich Margaret White erwähnen, die zur künstlerischen Gestaltung beigetragen hat; Linda Pelton, die die Zeichnungen fertigte, sowie Linda A. Seville, die die fotografischen Arbeiten besorgte.

Mit großer Dankbarkeit denke ich an B. K. S. Iyengar, der mir Mut machte, als das Manuskript Gestalt annahm. Ich danke ihm darüber hinaus für die Erlaubnis, Zitate aus seinem Buch *Sparks of Divinity* zu verwenden.

# Inhalt

Einleitung 17
Ein Wort der Verfasserin 19
Einführung
Yoga-Psychologie und Yoga-Therapie 23

## Strukturen

*Tadasana* 49
Der Berg

*Salamba-Shirshasana* 59
Der Kopfstand

*Salamba-Sarvangasana* 69
Der Schulterstand

*Utthita-Trikonasana* 75
Das Dreieck

| | |
|---|---|
| *Paschimottanasana* | 81 |
| Vorwärtsbeugen im Sitzen | |
| *Ardha-Matsyendrasana* | 87 |
| Die Drehung der Wirbelsäule | |

Geräte

| | |
|---|---|
| *Halasana* | 95 |
| Der Pflug | |
| *Dhanurasana* | 103 |
| Der Bogen | |

Pflanzen

| | |
|---|---|
| Vrikshasana | 113 |
| Der Baum | |

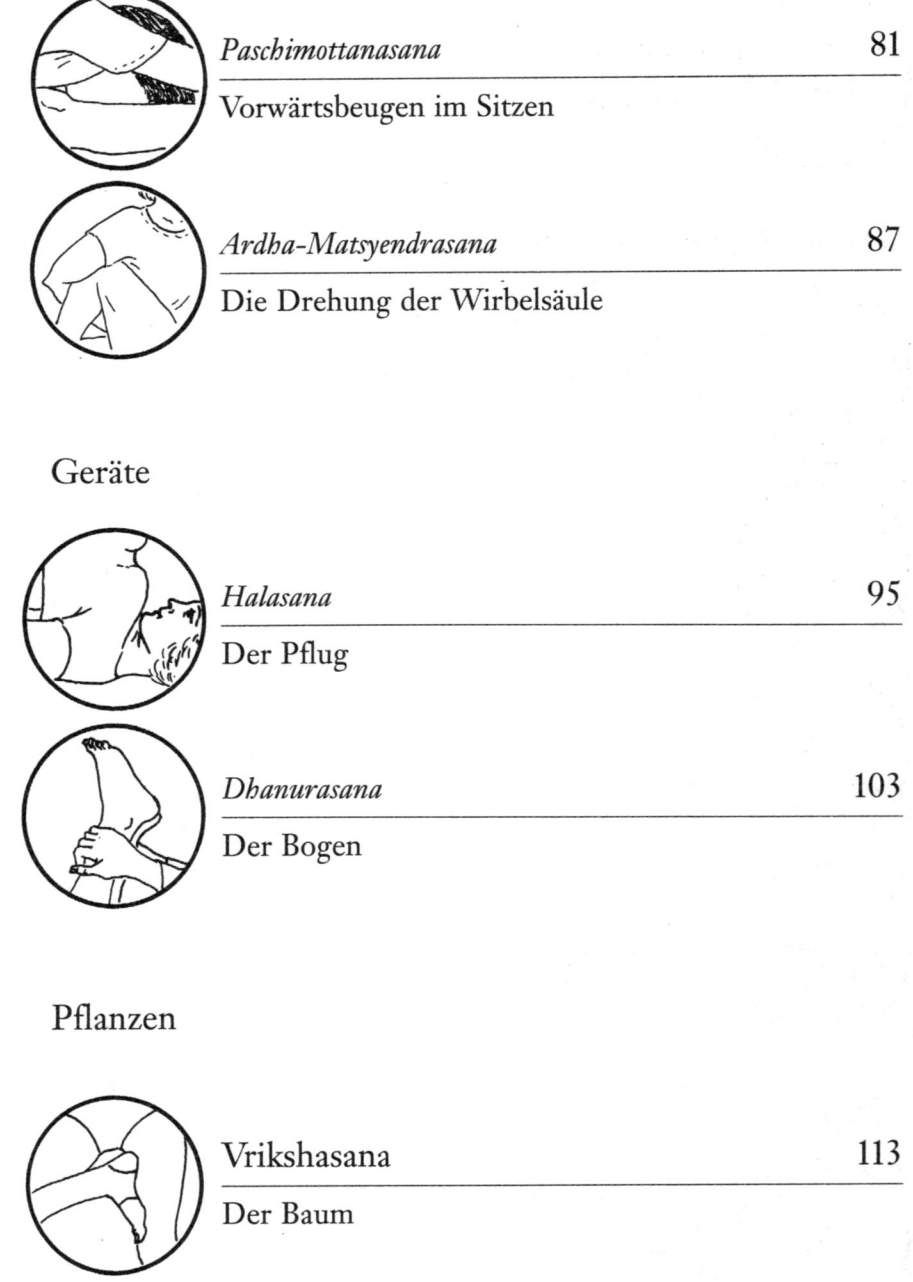

*Padmasana* — 127
Der Lotos

## Fische, Reptilien, Insekten

*Matsyasana* — 139
Der Fisch

*Bhujangasana* — 149
Die Kobra

*Kurmasana* — 161
Die Schildkröte

*Vrishchikasana* — 173
Der Skorpion

## Vögel

*Kukkutasana* — 181
Der Hahn

| *Mayurasana* | 189 |
| Der Pfau | |

| *Garudasana* | 197 |
| Der Adler | |

| *Bakasana* | 205 |
| Der Kranich | |

| *Hamsasana* | 211 |
| Der Schwan | |

Großtiere

| *Gumukhasana* | 223 |
| Die Kuh | |

| *Simhasana* | 231 |
| Der Löwe | |

## Shavasana

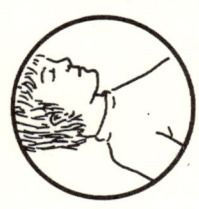

| | |
|---|---|
| *Shavasana* | 243 |
| Die Totenstellung | |

| | |
|---|---|
| *Brahmacharya: Die vollkommene Keuschheit* | 253 |

| | |
|---|---|
| *Die Asanas: Eine Geheimsprache* | 265 |

Anmerkungen   279
Literaturhinweise   301
Register   313

Grams : "YOGADIPIKA"

PHONE : 58134

# RAMAMANI IYENGAR MEMORIAL YOGA INSTITUTE
1107-B/1, SHIVAJINAGAR, PUNE 411 016, (INDIA).

Date 24-11-1985

Meine liebe Swami Radha,

es war sehr freundlich, mir Ihr Buch *Hatha Yoga: The Hidden Language* zuzuschicken. Ich habe das Manuskript durchgesehen. Es bietet eine gute Methode, die Symbolik der Asanas deutlich zu machen, so daß jede der beschriebenen Stellungen den Geist des Sadhakas darauf vorbereitet, die Asanas in ihrer wahren Bedeutung zu erkennen.

Leider kommt es sogar bei Intellektuellen, Philosophen, Eingeweihten und Yogis immer wieder zu Mißverständnissen über Hatha-Yoga. Dabei handelt es sich keineswegs um eine rein physische Yoga-Methode. Als ganzes Wort hat *Hatha* etwa die Bedeutung »die Wissenschaft vom Willen«. Betrachtet man die beiden Silben jeweils für sich, dann steht *ha* für die Sonne und *tha* für den Mond. Die physiologische Bedeutung wurde oft mit den Begriffen Suryanadi und Chandranadi bezeichnet. *Surya* ist der Name für das sympathische Nervensystem, *Chandra* für das parasympathische Nervensystem, *sushumna* für das zentrale oder elektrische Nervensystem.

Betrachtet man das Wort *Hatha* vom psychologischen und philosophischen Standpunkt, dann ist es der Ausdruck für die niemals vergehende Sonne, die wiederum für *atma*, die Seele, steht. Atma ist immer wach, göttlich und dynamisch. Chandra bezeichnet den Mond. Der Mond ist das reflektierte Licht der Sonne, das Bewußtsein (tha) ist das reflektierte Licht der Seele. Hatha-Yoga bedeutet, das zu wissen und zu erkennen.

Hatha-Yoga lehrt uns, den Körper als Bogen zu gebrauchen, die Asana ist als Pfeil und die Seele als das Ziel anzusehen. Es ist eine

Tatsache, daß noch niemand die Seele wahrzunehmen vermochte, ohne Körper, Geist, Intelligenz und Bewußtsein, die alle Teil der Natur sind, als Mittel der Wahrnehmung zu gebrauchen. Wenn man diese Mittel weiterentwickelt und immer mehr verfeinert, verschmelzen sie schließlich mit der Seele. Das ist das Aufgehen im Göttlichen, die Auswirkung des Hatha-Yoga.

Im ersten Teil der Hatha-Pradipika wird die Bedeutung der ethischen Werte für das Hatha-Yoga besonders betont. Da zu jener Zeit diese ethischen Grundsätze etwas ganz Selbstverständliches waren, mußten sie im Text nicht ausführlich behandelt werden.

Ich freue mich, daß Sie daran gedacht haben, daß die Yoga-Sadhakas die Asanas mit der konnektiven Handlung beginnen und mit Reflexion, Kontemplation und Absorption abschließen können. Ich hoffe, daß Ihre Arbeit dazu beitragen wird, die Brücke zwischen Körper, Geist und Seele zu schlagen, so daß sich später diese dreifachen Aufmerksamkeiten in eine einzige Aufmerksamkeit zur Umgestaltung des wahren Selbst verwandeln können.

Mit den besten Empfehlungen
B. K. S. Iyengar

# Einleitung

Wenn man im Westen an Yoga denkt, dann fallen uns meist als erstes die Yoga-Asanas oder Stellungen ein. Man hält sie im allgemeinen für eine Art von Turnübungen. Allzu oft haben selbst erfahrene Yoga-Schüler bei der Ausführung der Asanas noch diese Vorstellung. Swami Radha weist warnend darauf hin, daß es sogar Yoga-Lehrer gibt, die Unterricht erteilen, ohne selbst das richtige Verständnis für die wahre Natur und den Sinn der Asanas entwickelt zu haben. Die Asanas stellen im Grunde eine Andachtsübung dar, die uns, wie alle spirituellen Übungen, der Erkenntnis der Wahrheit näherbringen soll.

Als Begründung für die Teilnahme an einem Kurs über Yoga-Asanas geben die meisten Schüler an, daß sie Erleichterung für ein Problem im Zusammenhang mit den Muskeln oder dem Knochengerüst suchen, oder daß sie lernen wollen, sich zu entspannen. Nur die wenigsten sprechen, zumindest gilt das für den Anfang, von einem Interesse an den spirituellen Aspekten. Diejenigen aber, die bei den Übungen durchhalten, machen unweigerlich bestimmte Entdeckungen. Als erstes fühlen sie sich körperlich besser. Sie atmen leichter und bewegen sich freier. Ihr Geisteszustand verändert sich, ihre Konzentrationsfähigkeit nimmt zu, sie werden wacher und lebendiger. Allmählich beginnt sich noch etwas anderes bemerkbar zu machen: Das Gefühl, daß sie sich zwar in einem durchaus wünschenswerten Zustand befinden, daß es aber doch noch etwas darüber hinaus geben muß. Der Schüler erhält einen flüchtigen Eindruck eines Aspektes seines Selbst, der die physische, mentale und emotionale Ebene übersteigt, eine Ahnung von der Wahrheit über das, was man als das Ich oder Selbst bezeichnet.

Jede Asana bringt einen bestimmten physischen, physiologischen und psychologischen Gewinn. Dazu kommt aber noch eine darüber hinausgehende esoterische oder spirituelle Bedeutung. Jede Asana erzeugt einen eigenen meditativen Geisteszustand. Aber warum gerade *diese* Übungen? Warum *diese* Bezeichnungen?

Eine Begründung für diese Übungen besteht darin, daß sie anatomisch korrekt sind und bei richtiger Ausführung die ganze natürliche

Spannweite der Bewegungen des menschlichen Körpers nutzen. Sie fördern die Funktion der inneren Organe, sorgen für Ausgewogenheit zwischen dem sympathischen und parasympathischen Nervensystem, und sie schaffen die günstigsten Voraussetzungen für Gesundheit und Wohlbefinden des Menschen und damit die Grundlage für jeden, sein eigenes Schicksal zu erfüllen.

Die Asanas sind aber auch Symbole. Wenn ich eine dieser Übungen gestalte, dann führe ich zugleich mit meinem Körper, mit meinem Geist und mit meinem Atem eine symbolische Gebärde aus, und meine Erfahrung bildet eine Brücke zwischen diesen Aspekten meines Selbst und der Energiequelle, die sie hervorbringt und unterhält.

Eine Gruppe der Asanas ist nach Tieren benannt, einige nach geometrischen Strukturen, manches sind allgemeingültige Symbole, viele gehen auf alte Mythen zurück. J. E. Cirlot schreibt in *A Dictionary of Symbols*: »Die Symbolik war ein wesentlicher Bestandteil der alten Kunst des Orients und der mittelalterlichen Tradition des Westens. Sie wurde in jüngster Zeit durch die Erforschung des Unbewußten wiederbelebt, und zwar sowohl auf direktem Weg im Bereich der Träume, Visionen und der Psychoanalyse, als auch indirekt in der bildenden Kunst und in der Dichtung.«

Yoga ist eine Kunst, und die Asanas sind ein poetischer Ausdruck dieser Kunst. Sie sind Symbole, die die Wahrheit sichtbar machen und uns zum Licht führen können. Mit diesem Buch gibt Swami Radha mit der ihr eigenen Sorgfalt und Kenntnis dem ernsthaften Yoga-Schüler, der die Symbolsprache der Asanas verstehen und ihr durch seine Übungen mit Leib und Seele Ausdruck verleihen will, ein wertvolles Instrument in die Hand.

Shirley Daventry French
Begründerin des
Victoria Yoga Centre
Victoria, British Columbia

# Ein Wort der Verfasserin

Hatha-Yoga spielt eine wichtige Rolle in der Entwicklung eines Menschen. Er lernt dadurch das Potential des eigenen Körpers kennen, das im Einklang mit dem Geist wirkt, um den Suchenden in engeren Kontakt mit dem höheren Selbst zu bringen. Dieses Buch ist für alle bestimmt, die einen tieferen Sinn in den Asanas suchen. Einen solchen tieferen Sinn gibt es auf der psychischen und auf der spirituellen Ebene. Wenn man beginnt, die Gebärden als Symbole zu betrachten, wird man in ihnen eine ungeahnte Bedeutung entdecken.

Die Asanas sind in Gruppen zusammengefaßt und nach Tieren, Pflanzen, Vögeln und Strukturen benannt. Wir gehen bei der Suche nach der symbolischen Bedeutung von diesen Bezeichnungen aus. Ein Beispiel: Der Berg – stark, festgefügt, unerschütterlich, unüberwindlich, hoch. Welche Bedeutung hatten die Berge für die Menschen verschiedener Kulturen? Was verbinde ich selbst mit dem Begriff »Berg«? Innere Kraft, Unerschütterlichkeit (Sturheit?), Anstrengung, unüberwindliche Hindernisse, hochfliegende Ideale? Während ich mich in dieser Stellung befinde und über ihre Symbolik nachdenke, helfen mir meine Bemühungen den Gipfel zu erreichen, die Dehnung meines Körpers und die Betätigung meiner Muskeln, die verschiedenen Aspekte meines Selbst zu erkennen und neue Einsichten zu gewinnen.

Die aus den Mythen und Überlieferungen verschiedener Länder hergeleitete symbolische Bedeutung eines Wortes verhilft dazu, Verständnis für die Allgemeingültigkeit eines Symbols zu entwickeln. Durch die Untersuchung weniger bekannter Deutungen ist es möglich, die Grenzen des eigenen Verständnisses auszuweiten.

Der Körper ist das Instrument, durch das wir unsere Begierden ausleben und unsere Willenskraft üben. Wenn wir den Körper mit Hilfe der Übungen des Hatha-Yoga und durch Reflexion über die symbolische Bedeutung der Asanas unter Kontrolle bringen, gelingt es leichter, auch Geist und Emotionen zu beherrschen.

Eine Asana, die man durch beharrliches Üben vervollkommnet, wird in einem bestimmten Stadium spirituell, sie wird zu einem *mudra*. Das Wort *mudra* bedeutet soviel wie »ein Siegel, eine bekräftigende Gebärde«. Die Königshäuser und der Adel verwenden Siegel, um ihre Stellung und Authentizität zu bekunden. In früheren Zeiten war das Siegel die Beglaubigung einer Botschaft durch ihren Absender. Auch der menschliche Körper ist ein solches Siegel. Wir müssen nur entdecken, was da eigentlich versiegelt ist, welches Geheimnis sich hinter dem Siegel verbirgt. Um das zu erreichen, müssen wir allmählich damit beginnen, die Botschaft zu entziffern, die uns der Körper vermittelt.

Was wir durch die Übung der Asanas entdecken, wird zu einer starken Quelle neuer Kraft und zur Inspiration für ein tieferes Verständnis. Wir sind uns selbst ein Buch mit sieben Siegeln. Wir wissen nicht, wer wir wirklich sind, was wir sind, und wir stellen uns diese Fragen auch nur äußerst selten. Wir gehen durchs Leben mit all seinen mentalen und emotionalen Schmerzen und Beschwerden, mit all seinen Enttäuschungen, und wir fühlen uns dabei als hilfloses Opfer dieser Kräfte. Wir wollen nicht einmal wahrhaben, daß wir ja selbst Herr über unser eigenes Schicksal sind.

Nach der Überlieferung des Ostens gilt der Mensch als Entdecker, als Abenteurer, er ist sein eigenes Versuchslabor, und er muß seine eigenen Experimente anstellen. Es hängt von jedem einzelnen selbst ab, ob er intuitiv denkt, nachforscht und Fragen stellt, denn ein Yoga-Lehrer wird niemals einem Schüler die Freude und das Vergnügen nehmen, eigene Entdeckungen zu machen. Das intuitive Zuhören erfaßt mehr als das gesprochene Wort. Die geheime Botschaft des Hatha-Yoga muß durch die intuitive Wahrnehmung aufgenommen werden. Wir schaffen uns die Voraussetzungen dazu, wenn wir uns stets genügend Zeit zur Reflexion nehmen.

Eines Tages werden wir dann erkennen, daß die Wirkungen des Hatha-Yoga sich nicht auf den physischen Bereich beschränken. Hier liegt erst der Anfang, denn die menschliche Wahrnehmung beginnt auf der Ebene des Körperlichen. Die Wirkung der Asanas auf das Zentralnervensystem muß gebührend beachtet werden. Setzt man die Übungen regelmäßig fort, kommt es allmählich zu einer Regulierung und zur Entwicklung einer besseren Wahrnehmungsfähigkeit des willkürlichen und des unwillkürlichen Nervensystems. Alle Yoga-Stellungen tragen dazu bei, die Funktion des gesamten Organismus zu normalisieren. Deshalb beeinflussen sie sowohl die Tätigkeit der Drüsen und der Organe als auch das Nervensystem, und auf diesem Wege dann auch den Geist. Die Übung des Yoga führt zur besseren Selbstbeherrschung. Es wird sich zeigen, daß sie eine ganz gewaltige Kraft darstellt.

Selbstbeherrschung bedeutet Kontrolle über den Geist und seine

Funktionen, einschließlich der Sprache. Die Sprache und alles, was damit zusammenhängt, ist so wichtig für den Yoga-Prozeß, daß sie durch eine eigene Göttin, die Devi der Sprache, symbolisiert wird. Sie ist ein wesentlicher Bestandteil des Kundalini-Yoga-Systems, zu dem auch Hatha-Yoga gehört. Sie wird in diesem Buch immer wieder erwähnt. Ihr Name gehört auch zu den Worten, die vom Schüler untersucht und die ihm als Grundlage für die eigene Beschäftigung mit den Symbolen dienen sollen.

Zu den überlieferten Yoga-Texten gehört die Geschichte der spirituellen Suche eines Königs namens Milinda, der weit und breit nach einem weisen Mann Ausschau hielt, der so klug sein sollte, ihm alle seine Fragen zu beantworten. Er fand schließlich den ehrwürdigen Nagasena. In diesem Buch habe ich ausgiebig aus den Gesprächen zwischen den beiden zitiert, denn sie fassen kurz und prägnant alles zusammen, was wir von den Tieren lernen können, deren Namen einige der Yoga-Asanas tragen.

(Die Gespräche zwischen König Milinda und Nagasena wurden 1985 unter dem Titel *Milindapanha – Die Fragen des Königs Milinda* im Ansata-Verlag Interlaken, veröffentlicht.)

Einführung

# Yoga-Psychologie und Yoga-Therapie

Einführung

# Yoga-Psychologie und Yoga-Therapie

Jeder Mann und jede Frau stellen eine Brücke zwischen der materiellen und der geistigen Welt dar. Der Körper ist die materiell greifbare Ebene, eigenen Gesetzen unterworfen. Dem Geist, der den Körper als Ausdrucksmittel benutzt (und der dabei häufig die physischen Gesetze des Körpers verletzt), steht ein eigener Bereich von Zeit und Raum zur Verfügung, in dem er sich bewegt, oft genug ungelenk und in falscher Richtung. Der Körper ist stoffliche Substanz. Er besteht aus Knochen, Muskeln, Blut und allem, was sich aus den Zellen zusammensetzt. Auch das Gehirn ist stofflich. Der Geist aber gehört nicht zum materiellen Bereich, er ist nicht greifbar. Wir nehmen ihn nur durch seine Manifestation wahr.

*Zwei Welten: Körper und Geist*

Alle fünf Sinne unseres Körpers wirken als Wahrnehmungsinstrumente, die Informationen aufnehmen und abgeben. Durch die Sinne erleben wir die Welt um uns (Information oder Input). Der Geist ist der Interpret all dieser Erfahrungen. Er regt seinerseits die Tätigkeit der Sinne an (Funktion oder Output). Durch die Sinne werden oft mehr Eindrücke aufgenommen, als Geist und Emotionen verarbeiten können. Wenn die Menge der aufgenommenen Informationen nicht im Einklang mit den daraus gewonnenen Ergebnissen steht, reichen die Folgen vom leichten Mißgeschick bis zur Katastrophe. Hatha-Yoga mit seinen verschiedenen Aspekten ist ein Mittel, das Aufgenommene und die Ergebnisse wieder miteinander ins Gleichgewicht zu bringen und ein neues Verständnis für den Körper als ein Werkzeug zu entwickeln, dessen Funktionen ganz wesentlich über die Grenzen hinausgehen können, die ihm unsere Vorstellungen und unsere Einstellung im allgemeinen abstecken.

*Information und Funktion durch die Sinne*

Der Mensch lebt in der Polarität. Das wird durch die Bedeutung des Wortes *Hatha* ausgedrückt. *Ha* heißt soviel wie »die Sonne, Hitze, Licht, Energie, Kreativität, Aktivität, Leidenschaft, das Positive«. *Tha* bedeutet »der Mond, das Kühle, Reflexion, Empfänglichkeit, das Negative«. Die Begriffe des Positiven und Negativen weisen auch auf die elektrisch-chemische Energie des Körpers hin, wobei die rechte Seite positiv und die linke negativ geladen ist. Wir haben es hier immer mit zwei Extremen zu tun: Hitze und Kälte; Aktivität

*Ha und tha*

und Passivität, das Positive und das Negative. Auch der Geist besitzt seine eigenen Polaritäten. Das liegt vor allem in der Natur des Lebens selbst. Wir fallen stets von einem Extrem ins andere. Dies geschieht, weil wir uns vor allem im Bereich vorgefaßter Meinungen und einer Vielzahl von Annahmen und Vermutungen bewegen. Das höchste Ziel der Yoga-Übung ist es, die Mitte zu erreichen.

## Yoga und der ganze Mensch

*Gleichgewicht zwischen den Polaritäten*

Das Wort *Yoga* bedeutet »Vereinigung«, die Versöhnung der Polaritäten im Innern, mit dem Ziel, einen Zustand des Gleichgewichts zu erreichen und über unser begrenztes Vorstellungsvermögen hinauszukommen. Doch der Wahrheit kommt man nur Schritt für Schritt und ganz allmählich näher. Zuerst müssen wir die Wahrheit über uns selbst erkennen. Wir haben gelernt, unsere vielen Ängste sehr gut zu verbergen. Beim Hatha-Yoga stellen wir uns unseren Ängsten, aber wir aktivieren gleichzeitig unser Kräftepotential, indem wir unsere Aufmerksamkeit gleichmäßig auf Körper und Seele verteilen. Ein Beispiel dafür: Ein Mensch, dessen Nacken und Schultern hart wie ein Brett sind, wird wahrscheinlich auch im täglichen Leben hart und unnachgiebig sein. Asanas können die Nackenpartie vorübergehend lockern, doch erst die Erkenntnis der psychischen Zusammenhänge wird dazu beitragen, daß diese Veränderung auch von Dauer ist. Durch Beobachtung und Einbeziehung der mental-emotionalen Prozesse wird die Wahrnehmung und das Verstehen gefördert. Die Achtung vor dem eigenen Körper und vor allem Lebendigen ist das Gegenmittel für Mißbrauch und Gewalt. Wenn

*Beziehung zwischen Körper und Geist*

ein besseres Verständnis für die Beziehung zwischen dem Körperlichen und dem Geistigen entsteht, kann der Geist als sein eigener Heiler wirken, indem er die Mitte zurechtrückt und seine Wahlmöglichkeiten neu programmiert.

Durch die Asanas nimmt der Schüler Streß im Körper wahr, und durch den Gebrauch der eigenen geistigen Fähigkeiten werden viele seiner geistigen Probleme aufgedeckt. Jetzt können durch eine bewußte Entscheidung auf der Grundlage des eigenen Willens und der Selbstanalyse Veränderungen im Leben vorgenommen werden. Man wirkt der Unfähigkeit, mit Streß fertigzuwerden, und dem weitverbreiteten Gefühl der Hilflosigkeit und Hoffnungslosigkeit am besten dadurch entgegen, daß man die Entscheidungsfreiheit wahrnimmt und sein Wahlrecht ausübt.

*Freiheit der Wahl*

Leider werden von den Laien im Westen sehr oft alle Formen des

Yoga mit den Religionen und Sekten des Ostens verwechselt. Yoga ist keine Religion, auch wenn die Yoga-Übungen von vielen religiösen Gemeinschaften angewandt werden. Die physischen, psychischen und spirituellen Aspekte sind von außerordentlicher Bedeutung und bilden seit jeher die Grundlage, auf der verschiedene Yogas, insbesondere Kundalini- und Hatha-Yoga, aufbauen, die die harmonische Entwicklung des Menschen anstreben. Es ist aber wichtig, auch etwas von der Kultur[1]* zu wissen, aus der heraus Yoga entstanden ist, wenn man die Absicht hat, ernsthaft damit zu arbeiten. Im anderen Fall fehlte die »Seele«, und die Folge wäre, daß mehr Schaden als Nutzen angerichtet würde.

*Kenntnis der Kultur des Ostens*

Hatha-Yoga ist eine Wissenschaft, die sich mit dem Menschen beschäftigt. Dabei werden auch körperliche Beschwerden, eine schlechte Haltung, die falsche Atmung, der Gang berücksichtigt. Hatha-Yoga lehrt, den Körper als Ganzes besser wahrzunehmen, ohne ihn vom Geist und von den Einflüssen der Sinne zu trennen. Man kann Hatha-Yoga nicht völlig losgelöst vom Kundalini-System[2] sehen, obwohl jede dieser Formen ihre eigenen Schwierigkeiten besitzt. Seitdem Yoga im Westen populär wurde, hat man das Kundalini-System oft bis weit über die Grenzen des Erkennbaren als eigene Methode dargestellt. Diese einschränkende Betrachtungsweise hat verhindert, daß die versprochenen Erfolge erzielt wurden. Wie ein Baum, so hat auch das Kundalini-System viele Äste und Zweige, und Hatha-Yoga ist einer davon. In diesem Buch betrachten wir Hatha-Yoga gesondert für sich, um so zu einem klareren Verständnis der Grundlagen zu kommen. Von hier aus ist dann das gesamte System besser einzuschätzen.

*Kundalini-System*

Da die Menschen so überaus komplizierte Wesen sind, müssen wir verschiedene Zweige des Yoga in der richtigen Kombination anwenden, um ihnen dabei zu helfen, sich über die Erfüllung ihrer unmittelbaren Bedürfnisse hinaus zu einem harmonischen Ganzen zu entwickeln. Es dauert lange, bis das Gesamtbild sichtbar wird, aber es wäre ein Fehler, sich bei der Übung des Hatha-Yoga allein auf die physischen Aspekte zu beschränken und die anderen Zweige vom Baum des Lebens, etwa Bhakti-Yoga, Jnana-Yoga oder Raja-Yoga auszuklammern. (Die Bhagavadgita erwähnt achtzehn verschiedene Yogas.) Mantra-Yoga[3], ein Teil des Bhakti-Yoga, des Yogas der Hingabe, beschäftigt sich mit der Wiederholung des heiligen Klanges oder des göttlichen Namens. Schüler erhalten oft von ihrem Guru (Leh-

*Zweige des Yoga*

*Mantra*

---

\* Die hochstehenden Ziffern beziehen sich auf die Anmerkungen, die am Schluß des Buches ab Seite 279 kapitelweise zusammengefaßt sind.

rer) ein Mantra, das sie zusammen mit den Asanas üben sollen. Wenn sich nämlich der Geist während der Ausführung der Asana auf etwas Höheres, also etwa auf ein Mantra, konzentriert, dann ist der Nutzen für den Körper größer, und falls die Übung ungünstige psychische Auswirkungen hat, werden sie durch die Symbolik der Gebärde selbst sichtbar.

*Namen der Asanas*

Die nach Tieren, Vögeln, Reptilien usw. benannten Asanas sprechen keineswegs nur einen Bereich an, der unterhalb der menschlichen Ebene liegt, auch wenn die tierischen Verhaltensmuster nachgeahmt werden. Sie sollen vielmehr daran erinnern, daß wir unsere Welt zusammen mit vielen anderen Lebewesen bewohnen. Alles Leben aber ist heilig.

*Von Tieren lernen*

B. K. S. Iyengar, der ein sehr strenges und anspruchsvolles Yoga-System entwickelt hat, teilte die Asanas in Gruppen ein, um die speziellen Eigenschaften einer bestimmten Art ganz deutlich herauszuarbeiten. Er erklärt dazu, daß man jeder Art mit Achtung begegnen muß und daß der Mensch nie zu stolz sein darf, von ihnen allen zu lernen. Dieser Gedanke wird in einem wunderbaren Gespräch zwischen König Milinda und dem weisen Nagasena[4] bekräftigt, das deutlich zeigt, daß der Mensch mit der richtigen Einstellung, mit Bescheidenheit, Wahrhaftigkeit und Demut, durch jede Begegnung lernen kann.

*Wechselbeziehung zwischen Körper und Geist*

Bei den Asanas handelt es sich zwar um Körperübungen, doch sie bleiben nicht ohne Wirkung auf den Geist, und der Geist beeinflußt wiederum den Körper. An diese Wechselbeziehung sollte man stets denken. Der Mensch muß voll und ganz die Verantwortung sowohl für seine geistig-emotionalen Reaktionen als auch für die Entwicklung seines Körpers übernehmen. Darauf wird in den überlieferten Hatha-Yoga-Texten immer wieder hingewiesen. Alle Lehrer betonen, wie notwendig das richtige Gleichgewicht für die harmonische Entwicklung des Menschen ist.

*Die Rolle des Gurus*

Ich schreibe dieses Buch in der Absicht, dem Normalbürger die Erkenntnisse zugänglich zu machen, die im allgemeinen nur ein kundiger Meister seinen Schülern oder Anhängern vermittelt. Viele Menschen der westlichen Welt, sogar Yoga-Lehrer, die selbst diese Asanas unterrichten, wissen nichts von den feinstofflichen Einflüssen, die von den Körperstellungen auf den Geist, die Emotionen und das Zentralnervensystem ausstrahlen. Tatsächlich sind diese physiologischen und psychischen Auswirkungen den meisten Yoga-Lehrern heute kaum mehr bekannt, weil das Wissen über die esoterischen Aspekte der Übungen, die sich niemals allein auf die körperliche Flexibilität oder auf die Gesundheit beschränken, nur vom Guru direkt an seine Anhänger weitergegeben wird. Die meisten Menschen, die Hatha-Yoga betreiben, schließen sich nie einem Guru an. Sie kommen deshalb nicht in den Genuß des reichen Schatzes, der ihnen zur Verfügung stehen könnte. Weil sich ihr Interesse auf den Körper konzentriert, übersehen sie nicht nur diese Einflüsse selbst, sie nehmen darüber hinaus gar nicht wahr, welche geheimen Wirkungen sie ausüben.[5] Auch der Lehrer selbst erkennt oft überhaupt nicht, welche wichtige Rolle er im Unterricht spielt. Während sich der Schüler auf den Körper konzentriert und bemüht ist, die richtige Stellung einzunehmen, wird ein anderer Teil seines Geistes durch die Worte des Lehrers beeinflußt, etwa bei Paschimottanasana: »Sitzen Sie aufrecht, halten Sie die Wirbelsäule gerade. Beugen Sie sich aus den Hüften heraus. Einatmen – nach vorn strecken. Ausatmen – in der Stellung entspannen.« Es ist sehr wichtig, die Worte sorgfältig zu wählen, damit eine positive Wirkung erzielt wird.

*Bedeutung der Sprache beim Lehren*

Hatha-Yoga-Lehrer werden bemerken, daß in ihren Kursen bei Schülern mit nur geringen Problemen gute Voraussetzungen für die persönliche Entwicklung bestehen. Es kommen aber auch Menschen mit ernsten emotionalen Schwierigkeiten. Sie gehören nicht in einen solchen Kurs. Sie müssen an einen geeigneten Fachmann verwiesen werden, der Yoga als alternative Therapie akzeptiert. Eine solche Beziehung und Zusammenarbeit hilft, eine Brücke zwischen den Methoden des Ostens und des Westens zu schlagen; und das ist für alle Beteiligten von Nutzen.

*Schüler mit ernsten emotionalen Problemen*

## Die Psychologie des Ostens und des Westens

Körper, Geist und Seele werden im Westen gemäß den Forderungen unseres wissenschaftlichen Systems als deutlich voneinander getrennte Bereiche unterschieden, die dann wiederum nach bestimmten traditionellen Strukturen gegliedert sind. Dabei hat man wenig Rücksicht auf das ganzheitliche Wesen des Menschen genommen. Erst in jüngster Zeit wurden neue Wege gesucht und erforscht. Die holistische oder ganzheitliche Gesundheitsbewegung hat dem Königsweg des Yoga das Tor geöffnet. Er führt schließlich zur physischen, mental-emotionalen und spirituellen Harmonie.

*Körper, Geist und Seele*

Swami Kuvalayananda, Mitglied des Zentralbüros für Gesundheitserziehung in Neu Delhi, der besonderen Wert auf eine wissenschaftliche Beweisführung legt, machte eine Reihe von aufschlußreichen Feststellungen, die besonders die Nutzung des Yoga und seiner Psychologie zu therapeutischen Zwecken betreffen. Seine Erkennt-

*Yoga-Psychologie*

nisse scheinen mit den Lehren der Transpersonalen Psychologie des Westens im Einklang zu stehen. Dieser Name bezieht sich auf eine der Prämissen dieser Schule, auf die Transzendierung oder die Überschreitung der Grenzen der Persönlichkeit mit ihren Aspekten. Swami Kuvalayananda weist auch darauf hin, daß es wichtiger ist, auf die einer bestimmten Körperstellung zugrunde liegende Struktur zu achten und ihre Auswirkungen wahrzunehmen, als sich zu bemühen, jede Übung ganz korrekt auszuführen und dadurch den Sinn der Asana zu verfehlen, nämlich mit ihrer Hilfe die physischen Hindernisse zu erkennen, die ihre Wurzel in der persönlichen Veranlagung haben.

*Gymnastik und Asanas*

Er betont auch, daß der Unterschied zwischen gymnastischen Übungen und den Asanas nicht nur darin liegt, in welchem Ausmaß die Muskelkontraktion erfolgt. Seiner Meinung nach gibt es vielmehr »a) eine eigene neurale Basis für jede der Methoden, und b) die tonisierenden interozeptiven Impulse, die bei den Asanas die Energie nicht nur ökonomischer nutzen, sondern die auch einen weitreichenden psycho-physiologischen Einfluß auf das Verhalten des Menschen besitzen«.[6] Aber auch die sichere Beherrschung einer bestimmten Körperhaltung führt nicht unbedingt zu einem Stillstand der neuro-muskulären Aktivitäten.

*Rücksicht auf individuelle Unterschiede*

Swami Kuvalayananda weist deutlich darauf hin, daß die Asanas auf eine ganz besondere Art und Weise ausgeführt werden müssen, damit sie nicht nur dem Körper und dem mental-emotionalen Charakter des Schülers entsprechen, sondern sich auch in Übereinstimmung mit seiner Intelligenz und seiner Erkenntnisstufe befinden. Selbstverständlich muß man auch daran denken, daß die Vermittlung des Wissens im Osten unter der Leitung und gewissenhaften Beobachtung eines persönlichen Gurus erfolgt. B. K. S. Iyengar vertritt den Standpunkt, daß die Asanas unbedingt ganz korrekt nach seinen genauen Anweisungen ausgeführt werden müssen, nur dann kann Harmonie zwischen den mental-emotionalen und den positiv-negativen Tendenzen entstehen.

*Bedeutung von Reflexion und Bewußtheit*

Die gegensätzlichen Tendenzen im geistigen Bereich können nur durch einen gemeinsamen Nenner zusammengeführt werden. Dies ist eine bewußtere Lebensweise, also größere Intensität und Tiefe, mit anderen Worten: mehr Qualität in allen Bereichen des persönlichen Lebens. Das bedeutet, daß es nicht ausreicht, auf eine harmonische Atmung zu achten, während man eine Körperstellung übt. Gewiß ist die Atmung eine Hilfe, aber sie ersetzt niemals die Reflexion und die Konzentration auf die Qualitäten, die man wecken möchte.

»Das Denkorgan ist der König der Sinne. Wer diese zusammen mit den Sinnen und Leidenschaften, mit Gedanke und Vernunft zu beherrschen gelernt hat, ist ein König unter den Menschen ... Er hat das Innere Licht.«[7]

*Beherrschung des Denkens*

Der erste Schritt zu diesem Licht hin muß die Erkenntnis sein, daß die Psychologie sich mit dem Rationalen und dem Irrationalen, mit einer äußeren und einer inneren Realität auseinanderzusetzen hat. Das Intuitive, das Symbolische, das Poetische wird dann als Hinweis auf die Quelle verstanden, aus der Glück und Freude erwachsen. Die Bedeutung der inneren subjektiven und meditativen wie auch der introspektiven Fähigkeiten wird zwar von vielen orthodoxen Schulen verworfen, doch ist sie im Osten und in der Transpersonalen Psychologie seit jeher bekannt. Alle Erfahrungen sind es wert, daß man sie im Gedächtnis behält und daß man daraus lernt, selbst wenn der Vorgang selbst nicht erfreulich oder ästhetisch war. Auch noch so erhebende Ereignisse können durch die Begierde und Selbstsucht des Menschen mißbraucht werden. Dennoch müssen alle Faktoren oder Fähigkeiten Berücksichtigung finden, wenn wir im Kampf um ein rundum entwickeltes, harmonisches Wesen zu einem gesunden Gleichgewicht kommen wollen.

*Lernen durch Erfahrung*

Die meisten Probleme entstehen durch die vielen verschiedenen Persönlichkeiten, aus denen sich unsere Gesamtpersönlichkeit zusammensetzt. Sie spielen ihre Rolle in einem wilden Wettbewerb; sie führen sogar manchmal Krieg gegeneinander, es ist, als ob die vielzitierten »zwei Seelen« in unserer Brust wohnten. Yoga verhilft uns dazu, allmählich über die Grenzen dieser Persönlichkeit hinauszugehen. Man kann bei diesem Prozeß mit dem Körper beginnen und alle üblichen Verhaltensregeln befolgen, also auf Sauberkeit, Aufenthalt in frischer Luft und die Verwendung von Naturfasern achten, ja man kann sogar zum Vegetarier werden. Solange man aber nicht erkennt, daß die reine Nahrung allein noch nicht zu einem reinen Geist führt und die andere Kleidung niemanden zu einem sanften, liebevollen Menschen macht, werden Gewalt und andere negative Gefühle, Zwänge und Emotionen weiterhin auf der Lauer liegen.

*Transzendierung der Persönlichkeitsaspekte*

Der bekannte Psychologe Abraham Maslow sagte einmal, ein guter Psychologe müsse demütig und bescheiden sein. Damit meinte er, daß er selbst um den Preis seiner Wissenschaftlichkeit stets verständnisvoll, liebevoll und sanftmütig bleiben muß. Maslow betrachtete es als eine Verarmung der Psychologie, daß man sie vollkommen von der Philosophie getrennt hat.[9] Seine Auffassung steht weitgehend im Einklang mit der Psychologie und den Lehren des Yoga. Die Motivation muß immer aus einem ehrlichen Herzen kommen, aus

*Demut und Motivation*

dem Wunsch, auf jede nur mögliche Art und Weise zu helfen. Das ist der Grund, weshalb Yoga in so viele Zweige unterteilt ist. Nur so entspricht es den vielen individuellen Temperamenten mit ihren unterschiedlichen Bedürfnissen. Es sei auch daran erinnert: Mehr über sich selbst zu erkennen bedeutet immer, auch mehr über die Menschen im allgemeinen zu erkennen.

*Transpersonale Psychologie*

In den letzten Jahren entwickelte die westliche Psychologie mehr Mut, sie wurde kreativer und wagte sich in neue Bereiche vor. Die Transpersonale Psychologie ist trotz mancher Anfeindungen nicht nur den einmal beschrittenen Weg ernsthafter Forschungsarbeit weitergegangen, sie war auch sorgfältig darauf bedacht, Fehler zu vermeiden. Durch ihre manchmal unorthodoxe Kreativität und ihren Einfallsreichtum wurde sie zu einem mitfühlenden und lebendigen Instrument, das den Bedürfnissen der Menschen entgegenkommt. Die Transpersonale Psychologie ist neuen Ideen nachgegangen, um zu Ergebnissen zu kommen, und hat danach ihre Methoden so ausgearbeitet, daß sie auch von anderen in der Praxis angewandt werden können. Die Entwicklung der Transpersonalen Psychologie ist noch nicht abgeschlossen. Ihre Ziele führen über die üblichen Grenzen der Psychologie hinaus. Der wesentliche Unterschied besteht darin, daß die individuelle Betrachtungsweise im Mittelpunkt steht, nicht ein von bestimmten Wissenschaftlern entwickeltes Denkschema, das sich auf einen begrenzten Bereich beschränkt. Realistisch zu sein bedeutet, sich nicht nur mit dem Negativen, mit dem Elend und dem Mißerfolg zu identifizieren, sondern auch die Erfolge und die grundsätzlich guten Eigenschaften zu sehen, die in der Natur des Menschen liegen. Sie müssen sich auf der anderen Seite der Waage zeigen, wenn ein gesundes Gleichgewicht erreicht werden soll. Die Transpersonale Psychologie könnte man deshalb auch als eine Psychologie definieren, die Wege zu Zielen und Werten zeigt, die vom Individuum als das Äußerste oder Höchste wahrgenommen werden.[10]

*Brückenschlag zwischen Yoga und westlicher Wissenschaft*

Elmer und Alyce Green von der Menninger Foundation gehören für mich, den in der Kunst des Yoga ausgebildeten westlichen Menschen, zu den ersten, die eine Brücke zwischen Yoga und den wissenschaftlichen Techniken des Westens schlugen. Sie sind der Meinung, daß »die Entwicklung des total integrierten Menschen, eine personale und transpersonale Synthese, das erklärte Ziel der modernen Yoga-Lehre ist, wobei die Notwendigkeit einer willentlichen Ruhestellung mentaler, emotionaler und physiologischer Prozesse, bei der sich die Aufmerksamkeit auf die transpersonale Wahrnehmung konzentriert, vom personalen Selbst nicht leicht zu akzeptieren ist.«[11]

E. und A. Green sind auch der Überzeugung, daß manche Menschen darauf hoffen, gerettet zu werden, ohne selbst die geringste Anstrengung unternehmen zu müssen. Sie erwarten einfach, daß die personale-transpersonale Integration zu einer persönlichen Wandlung führt und es ihnen erspart bleibt, sich mit Dingen wie Selbstüberschätzung oder Selbstsucht auseinandersetzen zu müssen. Viele Gurus behaupten: »Selbstloses Dienen macht göttlich.« Obwohl es hilfreich sein kann, etwas über den Zustand des Satchitananda oder des »Ruhens im eigenen Atman« zu wissen, garantiert die intellektuelle Vorstellung davon keineswegs die Verwirklichung der eigenen Göttlichkeit, während durch den echten selbstlosen Dienst dieses Ziel in der Tat zu erreichen ist. Nicht nur die Veden, sondern auch die heiligen Schriften anderer Kulturen sprechen immer wieder von der Notwendigkeit, zu opfern, zu entsagen, auf die Frucht der Entwicklung persönlicher Fähigkeiten (etwa der Siddhis, der durch Yoga-Übung erlangten übernatürlichen Kräfte) zu verzichten und über die eigene Persönlichkeit hinauszuwachsen, die diese Kräfte gern selbst zum Genuß und zur Demonstration persönlicher Macht einsetzen würde.

*Selbstüberschätzung und Selbstsucht*

*Selbstloses Dienen und Verzicht auf die Früchte*

Elmer und Alyce Green sowie später im Westen durchgeführte Untersuchungen haben durch Biofeedback bewiesen, daß es möglich ist, durch Einsatz der Willenskraft und einen starken imaginativen Wunsch dem Körper beizubringen, was er tun soll. Die bei den Asanas aufgewandte Kraft der Konzentration und Imagination und alles, was damit verbunden ist, versetzt den Körper in eine Art »Bereitschaft zum Zuhören«. Diese Empfänglichkeit überwindet die argumentative Haltung, die Lust am Widerspruch, sie führt zur Entspannung des Körpers und macht ihn aufnahmebereit für seine eigenen Botschaften, ohne daß man zu Suggestion oder Hypnose greifen müßte. Dies sind andere Möglichkeiten der Beeinflussung des Körpers. Ob man sie anwendet, hängt von der geistigen Einstellung und vom Temperament ab. Ist im Falle einer akuten Erkrankung dringend rasche Hilfe erforderlich, kann man ohne weiteres die Kraft der Suggestion und Hypnose einsetzen.

*»Bereitschaft zum Zuhören«*

Das Mittel der Selbsthypnose (ein Vorgang, bei dem man wiederholt Suggestionen an sich selbst richtet) hat durch die Simonton-Gruppe weite Verbreitung gefunden. Einige Patienten haben das Bild eines Kampfes zwischen dem Heer der »guten« weißen Ritter gegen die »Feinde« oder schwarzen Ritter benutzt, um ihren Körper gegen die Krebserkrankung zu mobilisieren. Die Feinde sind die Krebszellen, die von den weißen Rittern – den gesunden Zellen – bekämpft werden. Bei der Yoga-Methode kämen noch spirituelle

*Auflösung der Krankheit im Licht*

Aspekte hinzu. Die Kraft der Suggestion beschränkte sich hier nicht auf Gut und Böse, Schwarz und Weiß; die positiven Kräfte würden vielmehr in Lichtstrahlen verwandelt, die alles Schädliche auflösen.

Von Zeit zu Zeit müssen Grenzen und Beschränkungen, die durch Tradition und festgefahrene Meinungen entstanden sind, wieder gelockert und alles Überholte wie abgestorbenes Holz herausgeschnitten werden, damit Platz für neue Entwicklungen geschaffen wird. Otto Rank, den manche für den begabtesten Freud-Schüler halten, war davon überzeugt, daß es schon immer Menschen gegeben hat, die in ihrem Leben die traditionellen Grenzen zum Irrationalen überschritten, und daß durch das Akzeptieren des Irrationalen entscheidende menschliche Werte wiederentdeckt werden. Erst in jüngerer Zeit findet dieser Gesichtspunkt in der Medizin Berücksichtigung, während man es früher versäumte, den ganzen Menschen zu betrachten. Eine Heilung hängt nicht nur von den diagnostischen Fähigkeiten des Arztes, sondern auch davon ab, ob die Heilreserven des Körpers geweckt werden.

*Die Heilreserven des Körpers*

Die Kontroverse zwischen Philosophie und Theorie der medizinischen Heilung zeigt, daß immer noch gewisse Differenzen bestehen. Kranke Menschen müssen in ihrem gesamten sozialen und kulturellen Umfeld gesehen werden; eine Analyse des Sprachgebrauchs, der persönlichen Symbolik und der Körperstruktur kann nützlich sein.

*Schmerzen*

Die westliche Psychologie hat sich eingehend mit dem Thema Schmerz befaßt und zumindest ein Autor[12] stellte eine Verbindung zwischen der positiven Schmerzbewältigung und der Phantasie her. Beim Kundalini-System untersucht das die Emotionen und Gefühle steuernde dritte Chakra (Manipura) sorgfältig den Schmerz, vor allem um zu unterscheiden, was davon durch falsche Gewohnheiten und Vernachlässigung der Imagination selbst verursacht wurde. Bei dieser Untersuchung werden sich in der Regel verschiedene Aspekte der Schmerzen zeigen, und man tut gut daran, alle aufzuschreiben und sie nacheinander einer genauen Überprüfung zu unterwerfen. Wenn wir uns in Gedanken damit beschäftigen, kommen wir zu neuen Einsichten, die uns dazu verhelfen, daß wir das Problem an der Wurzel packen und überwinden können. Wenn Schmerzen irgendeiner Art länger anhalten, muß man selbstverständlich die notwendige medizinische Hilfe suchen. Bei mental-emotionalen Leiden kann manchmal auch ein Therapeut Erleichterung verschaffen. Das Zusammenwirken verschiedener Heilmethoden, denen ganz unterschiedliche Mittel und Instrumente zur Verfügung stehen, wird den Heilungsprozeß fördern.

## Symbolik und Sprache

Unser Denken und Verhalten wird durch die Worte geformt, die wir gebrauchen. Die Wiederholung von Worten und Sätzen spielt eine große Rolle für die Gesundheit von Körper und Geist. Im Westen konzentrierte man sich schon immer auf Körper, Geist und Seele, während im Osten die Elemente Körper, Geist und Sprache eine Dreiheit bilden, da dort die Sprache als höchste Errungenschaft des Menschen gilt. Der Mensch muß sich direkt mit den Wechselwirkungen zwischen Körper, Geist und Sprache und den dadurch entstehenden vielfältigen gegenseitigen Abhängigkeiten und Einflüssen auseinandersetzen. Wenn man nicht sorgfältig daran arbeitet, ist es außerordentlich schwierig, wenn nicht sogar unmöglich, die vielen Aspekte der Persönlichkeit zu überwinden. Die Symbolik erweist sich als sehr hilfreich für das Verständnis dieser komplizierten Zusammenhänge. Ein Beispiel: Bei der Ausführung der Garudasana kann die eigene Aggressivität sichtbar werden. Gehen wir den sanften Weg und beschäftigen wir uns mit der in dieser Übung sichtbar werdenden Symbolik, kommen wir ohne Konfrontation mit uns selbst oder mit anderen einen Schritt weiter. Wir gewinnen Erkenntnisse, ohne daß die Notwendigkeit entsteht, uns zu verteidigen oder zu rechtfertigen.

*Körper, Geist und Sprache*

*Gedanken zur Symbolik*

Die Wechselwirkungen zwischen Körper und Geist sind für jeden deutlich zu erfahren, doch die Sprache, sozusagen der Wortführer von Körper und Geist, kann nur dann wirksam in diese Wechselbeziehungen eingreifen, wenn man sie geschickt zu gebrauchen weiß. Durch die bewußte Intonation der Stimme, die Beherrschung von Emotionen und Atem, konzentrieren wir die Kraft der Sprache und lassen das Wort wie einen Pfeil mitten ins Ziel fliegen. Das bereits erwähnte Mantra-Yoga ist das Mittel, die Sprache von der Stufe der alltäglichen Geschwätzigkeit auf eine höhere Ebene zu heben. Die Wiederholung eines heiligen Wortes oder heiligen Namens hilft uns dabei, das bisherige unachtsame Denken und Sprechen abzustellen. Manchmal führt ein Zwiegespräch mit dem Göttlichen oder die Aufzeichnung unserer Gedanken in einem spirituellen Tagebuch zu größerer Klarheit und Gewandtheit des Ausdrucks.

*Konzentration der Sprachgewalt*

Das Mantra steht in enger Beziehung zur Kraft der Sprache, die in manchen heiligen Büchern auch Devi der Sprache genannt wird. Die Sprache hat einen psychologischen und manchmal sogar einen hypnotischen Einfluß auf den Geist. Die Kraft des gesprochenen Wortes zeigt sich besonders deutlich bei der Anwendung eines Mantras. Selbst wenn jemand die Bedeutung der einzelnen Worte des Mantras

*Kraft der Mantras*

überhaupt nicht kennt, ist die Wirkung ganz deutlich. Die Verbindung von Worten zu einem Mantra ist, ähnlich wie die Zusammenstellung von Tönen zu einer Komposition, ein Werk der Schöpferkraft, der Inspiration und der Erleuchtung. Im Kundalini-System sind die Buchstaben des indischen Sanskrit-Alphabets in einer bestimmten Reihenfolge auf den Blütenblättern der Chakras angeordnet. Das weist darauf hin, welchen Wert man der inneren Erfahrung der Sprache beimißt.[13] Buchstaben und Worte sind im alltäglichen Leben die Symbole, die unseren Gedanken und Vorstellungen nach außen hin Ausdruck geben.

*Symbolik in der Alltagssprache*

Zuerst wird ein Symbol nur auf einer bestimmten Ebene erkannt; dann geht es auch auf andere Ebenen über, und zwar im Verhältnis zur Tiefe der Einsicht und Erkenntnis des Benutzers. Körperlich wahrgenommene Emotionen sind Kräfte, deren Auswirkungen auf den Körper oder Geist oft nicht richtig verstanden werden. Die Symbolik in den Wendungen und Redensarten unserer Alltagssprache spielt in unserem Leben eine viel größere Rolle als man im allgemeinen annimmt. Sie kann dem Menschen dabei helfen, zu begreifen, was in seinem Unbewußten vorgeht. Durch Reflexion kann er erkennen, daß Ideen selbst formlos sind und erst das Symbol ihnen Form gibt. Wenn bestimmte Bindungen tief im Menschen verwurzelt sind, kann man versuchen, sie zu lockern, indem man sie in Form eines Symbols betrachtet.

*Abhängigkeit, Zusammenhänge und Wechselwirkungen*

Der Gebrauch von Symbolen macht deutlich, welche Abhängigkeit, welche engen Zusammenhänge und Wechselwirkungen zwischen Körper und Geist bestehen. Wie nützlich das sein kann, wird vielleicht am besten erkennbar, wenn man einmal betrachtet, auf welche Art und Weise Klang oder Melodie erzeugt wird. Jede Melodie braucht

a) das Instrument, die Flöte,
b) die Luft/den Atem,
c) den Flötenspieler.

Keines dieser Merkmale ist imstande, für sich allein den Klang oder die Melodie hervorzubringen, jedes ist auf das Zusammenwirken mit den anderen angewiesen.

Bei der Ausführung der Asanas sind die Wechselbeziehungen zwischen Körper, Geist und Sprache noch ein wenig komplizierter. Sprache ist mehr als der Austausch von Worten mit anderen Menschen; zur Sprache gehört auch das Selbstgespräch, gleichgültig, ob es hörbar ist oder nur im Innern stattfindet. Mit dem Erlernen jeder einzelnen Asana ist auch die Erfahrung von Abhängigkeit, gegenseitiger Beeinflussung und von Wechselwirkungen zwischen Körper, Geist und Sprache verbunden.

## Die Erforschung des Geistes

Der Geist ist zwar ein unzuverlässiges Mittel, um etwas über ihn selbst in Erfahrung zu bringen, aber er ist das einzige Instrument, das uns überhaupt zur Verfügung steht. Ein guter Ausgangspunkt zur Erforschung des Geistes ist es, seine verschiedenen Funktionen zu registrieren, um herauszufinden, wie sie sich in den Emotionen spiegeln; wir werden daraus folgern, daß es einer bewußten Anstrengung bedarf, um die mentale Funktion und die emotionalen Verflechtungen zu trennen, wenn wir innere Klarheit erreichen wollen. Es erfordert Zeit, bestimmte geistige und emotionale Muster zu erkennen. Das Wechselspiel dieser Aktivitäten ist ziemlich verworren und zeigt die Notwendigkeit an, die unterscheidende Wahrnehmung zu entwickeln. Es ist erstaunlich, wie leicht man sich in den vom eigenen Denken geschaffenen Verzerrungen und Schmerzen verlieren kann.

*Geist und Emotionen*

Die Konzentration, also die Fähigkeit, die ungeteilte Aufmerksamkeit auf einen einzigen Gegenstand zu richten, hängt weitgehend vom Denkprozeß ab, aber auch von der Methode, die man anwendet, wenn man sich zu konzentrieren versucht. Manche Menschen sehen vor ihrem geistigen Auge sofort das Bild einer Katze, wenn das Wort *Katze* ausgesprochen wird; man könnte sie als die konkreten Denker bezeichnen. Andere wiederum »sehen« die Buchstaben K-a-t-z-e; wir wollen sie die abstrakten Denker nennen. Diese sehr vereinfachte Unterscheidung mag vorerst für unsere Zwecke genügen. Es gibt aber auch Menschen, bei denen der Denkvorgang so schnell abläuft oder aber derart unbestimmt und nebelhaft bleibt, daß sie sich überhaupt nicht äußern können. In einem solchen Fall kann es hilfreich sein, die Methode des »Mindwatching«[14], die »Achtsamkeit des Geistes«, in Verbindung mit den Yoga-Stellungen einzusetzen.

*Konzentration*

Unser Geist ist wie ein wildes Pferd. Es bedarf ständiger Anstrengung, um ihn für eine gewisse Zeit ruhig zu halten und alle Ablenkungen auszuschalten. Psychische Widerstände werden mit aller Kraft versuchen, sich durchzusetzen und wieder ihre Vormachtstellung zurückzugewinnen. Sie werden um das »Recht« kämpfen, das man ihnen ein Leben lang eingeräumt hat. Es ist am besten, dem Geist schnell etwas zu tun zu geben und ihn dadurch zu zügeln: »Was

*Konzentrationspunkt für den Geist*

bedeutet eine Schildkröte für mich?« Notieren Sie alle Gedanken, die Ihnen dazu einfallen, damit Sie später darauf zurückgreifen können. Also beispielsweise: Eine Schildkröte bewegt sich langsam, sie kann sich in ihren Panzer zurückziehen; harter Panzer, weicher Körper, plump und ungeschickt; die schöne Zeichnung des Panzers. Wenn man diese Worte als Symbole für etwas anderes begreift, wird man ihren Bezug zu den eigenen Problemen erkennen.

*Prozeß der Klärung*

Es wird immer deutlicher, daß Gedanken ihre eigenen Auswirkungen auf den Körper haben und daß der Körper seinerseits auf den Geist einwirkt. Die Yoga-Psychologie verlangt, daß man sich mit allen einströmenden Einflüssen auseinandersetzt, die dadurch zustandegekommen sind, daß das durch die Sinne Aufgenommene vom Geist interpretiert und dann weitergeleitet wurde. Nur so gelingt es, eine solide Grundlage für die eigene Weiterentwicklung zu schaffen, auf der dann neue Erfahrungen aufbauen können. Es ist unbedingt notwendig, daß ein Prozeß der Abklärung sowohl der laut gesprochenen als auch der nur mental gebrauchten Worte stattfindet. Andernfalls ist es unmöglich, subtile Manipulationen durch den Geist und die Emotionen zu verhindern, die dazu führten, dem Schicksal, Gott oder anderen Menschen die Schuld für etwas zuzuweisen, das ausschließlich in der Verantwortung eines jeden selbst liegt.

*Erforschung der Sinne*

Wenn wir die Funktion der fünf Sinne betrachten, deren Dolmetscher der Geist sozusagen ist, dann wird deutlich, welche ungeheure Leistung unser Bewußtsein vollbringen muß. Es ist erforderlich, erst einmal jeden der fünf Sinne für sich allein zu betrachten, damit schließlich ein gutes Gleichgewicht in ihren wechselseitigen Beziehungen untereinander entstehen kann. Der Geist macht sich in seiner Funktion als Dolmetscher der Sinne vor allem mentale Bilder und Vorstellungen zunutze. Der Prozeß setzt schon ganz am Anfang ein:

a) Ich sehe – der Akt des Sehens – was wird gesehen?
b) Ich fühle – der Akt des Fühlens – was wird gefühlt?
c) Ich höre – der Akt des Hörens – was wird gehört?
d) Ich schmecke – der Akt des Schmeckens – was wird geschmeckt?
e) Ich rieche – der Akt des Riechens – was ist zu riechen?

*Übernahme der Verantwortung*

Das Wechselspiel der Kräfte zwischen Körper und Geist zeigt sich immer deutlicher, wenn man bei der Übung der Asanas auf Schwierigkeiten stößt. Der Yoga-Schüler gewinnt die Kontrolle, indem er sich mit Problemen, Widerständen und Hindernissen auseinandersetzt und damit die volle Verantwortung für seinen Fortschritt, die richtige Zeiteinteilung und seine Leistungen übernimmt und bisher ungenutzte Fähigkeiten in positives Handeln umsetzt. Mit anderen Worten: Der Schüler setzt einen Prozeß in Gang, der nicht nur einen Blick auf das Kräftepotential des Menschen erlaubt, sondern der ihm diese Kräfte auch zugänglich macht.

## Die Persönlichkeitsaspekte

Der Yoga-Schüler kann lange Zeit in erster Linie als sein eigener Therapeut wirken, ohne daß er allzuviel Hilfe von einem Lehrer oder Guru erhält. Das Selbstwertgefühl steigt durch diese aktive Beteiligung an der eigenen Weiterentwicklung ganz enorm. In der Psychologie des Ostens legt man besonderen Wert auf die eigenständige Entdeckung von Hindernissen und Widerständen. Das Ziel ist die Identifizierung mit dem Höheren Selbst, denn dadurch wird es möglich, über die Grenzen der vielen Persönlichkeitsaspekte hinauszugelangen, die man sich bis dahin als unmöglich zu überwindende »Realitäten« vorstellte. Die Abhängigkeiten und Wechselwirkungen hören damit natürlich nicht auf. Es sind vielfältige spirituelle Übungen erforderlich, um das Wesen des Menschen in seiner Komplexität schließlich in einem Mittelpunkt zu vereinen.

*Förderung der eigenen Evolution*

*Identifizierung mit dem Höheren Selbst*

In jedem Menschen gibt es viele Aspekte seiner Persönlichkeit, das gilt für den hochentwickelten Intellektuellen ebenso wie für den, der sich ausschließlich seinen Emotionen überläßt und keinen Wert auf die Ausbildung seiner Verstandeskräfte legt. Dieser Prozeß der Selbstanalyse zielt nicht darauf ab, ein Urteil zu fällen, er soll vielmehr schonungslos die unzähligen Persönlichkeiten und deren Aspekte aufzeigen, die für den wahren Menschen gehalten werden und denen man daher Autorität einräumt. Die großen Meister weisen immer wieder deutlich darauf hin, daß wir uns alle unsere Leiden und Schmerzen selbst schaffen. Sobald wir aber imstande sind, diese Persönlichkeitsaspekte zu überwinden, haben auch unsere Schmerzen und Leiden ein Ende.

*Selbstgeschaffene Leiden*

Das Leid kann ein großer Lehrer sein, allerdings nur dann, wenn wir auch bereit sind zu lernen. Wir verwenden einen großen Teil unserer Zeit und Mühe darauf, Schmerzen zu vermeiden. Bei der Übung Tadasana, dem Stillstehen, empfindet der Schüler selten einen körperlichen Schmerz, doch das emotionale Leid kann ganz beträchtlich sein, wenn er einfach so dasteht und nicht weiß, wohin er sich wenden soll und erkennt, daß es keinen Ort gibt, an den er sich zurückziehen könnte. Dann stellt er sich vielleicht selbst die

*Leid als Lehrer*

Frage: »Habe ich mir nur Feinde gemacht? Besitze ich keine Freunde? War ich nicht stolz darauf, daß ich niemanden brauche? Habe ich mich je um andere gekümmert? Hat mich der Egoismus so arm gemacht?« In diesem Klärungsprozeß werden wir sehr schmerzhaft mit derartigen Gedanken konfrontiert.

*Der Wille*

Sobald ein unerwünschter Persönlichkeitsaspekt erkannt ist, wird sein Einfluß schon durch diesen Akt der Einsicht beträchtlich verringert, und es wird leichter, die Grenzen des Bewußtseins zu überschreiten. Wenn wir uns entschlossen haben, uns mit diesem Problem zu befassen, können wir zur nächsten Stufe, zur Anrufung des Willens, übergehen. Das Unterscheidungsvermögen unseres Geistes sorgt dafür, daß wir zwischen dem Eigenwillen (der Egozentrik) und dem gesteuerten Willen differenzieren können. Es gelingt fast mühelos, sich auf diesen Punkt zu konzentrieren. Der analytische Prozeß sorgt für Klarheit in diesem Bereich; er schafft die Voraussetzungen für die Erweiterung des Gesichtsfeldes und er erlaubt Einsichten und Erkenntnisse, die vorher überhaupt keine Chance hatten, weil der »Raum« überfüllt und der von den Emotionen verursachte Lärm zu laut war. Die mental-emotionalen Aktivitäten hatten ein solches Ausmaß angenommen, daß die leise innere Stimme nicht mehr zu hören war.

*Reflexion, nicht Narzißmus*

All diese Denkprozesse kreisen natürlich um das Individuum, doch sind sie keineswegs narzißtisch, sondern führen eher dazu, daß man sich selbst besser verstehen und kontrollieren kann. »Ich selbst schreibe das Drehbuch meines Lebens.« Depressive Gefühle, etwa die Empfindung, nur ein Blatt im Winde zu sein, dem Schicksal ausgeliefert, lassen allmählich nach, wenn der Prozeß fortschreitet.

## Reflexion

*Träume*

Der menschliche Geist stellt nicht einmal im Schlaf seine Tätigkeit ein. Die Trauminhalte zeigen an, daß auch die Emotionen stets gegenwärtig sind. Es ist eine gute Idee, alle Träume, besonders aber die, bei denen Tiere eine Rolle spielen, aufzuschreiben und während des Übens mit den entsprechenden Asanas in Beziehung zu setzen. Die mentalen Prozesse, die durch die Reflexion über die Bedeutung der Namen der Asanas in Gang gebracht werden, lassen emotionale Unterströmungen und Tendenzen an die Oberfläche steigen, mit denen man sich dann entweder im Wach- oder im Schlafzustand auseinandersetzen kann.

*Das Unbewußte wirft Ballast ab*

Man braucht nur einmal die Aufzeichnungen zu lesen, die Schüler eines Yoga-Kurses niedergeschrieben haben, und man wird erkennen, wie sehr das Unterbewußtsein darum bemüht ist, in dieser Zeit der Ruhe und Entspannung so viel Ballast wie möglich abzuwerfen. Diese Gelegenheit wird beim traditionellen Yoga durch die tägliche Reflexion über angenehme und unangenehme Ereignisse absichtlich herbeigeführt. Dem konkreten Denker, der die Katze im Geist vor sich sieht, fällt das leichter als dem abstrakten Denker (K-a-t-z-e).

Gerade während der Reflexion kann man sehr gut die symbolische Bedeutung der Stellungen und ihrer Namen nutzen, um sich mit Irritationen und Problemen auseinanderzusetzen. Man muß sich nur die Zeit nehmen, die Gegebenheiten zu verarbeiten und zu akzeptieren, und man wird entdecken, daß jeder die Macht besitzt, die Dinge sowohl in sich selbst als auch in bestimmten Lebenssituationen zu verändern. Bei all denen, die den Mut schon verloren hatten, entsteht wieder ein Gefühl der Hoffnung, wenn sie erkennen, daß sie in dieser Beziehung selbst etwas TUN können. Die Entdeckung einer nie zuvor vermuteten Kraft in sich selbst weckt den Willen, Verantwortung zu übernehmen. Das beginnt mit ganz kleinen Schritten, doch das ist ganz in Ordnung.

*Symbolische Bedeutung der Asanas*

Überall auf der Welt lebt der Mensch zielorientiert. Es ist ein wichtiger Aspekt der Yoga-Psychologie, das Ziel immer weiter und höher zu stecken. Vivekananda, der im Jahre 1887 nach Amerika kam (Anlaß war die Weltreligionskonferenz), sagte ganz deutlich, daß das Schlimmste die gleichgültige Lauheit ist. »Du lebst weder richtig in dieser Welt, noch befindest du dich auf dem geistigen Weg.« Wenn der Mensch teilnahmslos und unentschlossen ist, ein ungeregeltes Leben führt, dann hält ihn dieser Zustand wie in einer Hölle gefangen. Jeder kleine Sieg führt zu einer Verbesserung seiner Haltung und macht sich auch im Körperlichen bemerkbar. Die Yoga-Stellungen erscheinen weniger schwierig, weil sich die Einstellung ändert. Aus dem »Das schaffe ich nie« wird »Ich will es versuchen«, und schließlich »Ja, das kann ich«.

*Das Ziel höher stecken*

Der Wille zum Leben und zur lebenswerten Gestaltung dieses Lebens ist ein Ziel, das durch Yoga erreicht werden kann. Hatha-Yoga mit seiner ständigen Reflexion über die Asanas selbst und über die Bedeutung der darin enthaltenen Symbolik bewirkt, daß wir über die Grenzen der erkannten Aspekte unserer Persönlichkeit hinausgelangen.

*Transzendieren der Persönlichkeitsaspekte*

## Symbolik im täglichen Leben

*Symbole als Bedrohung der Vorurteile*

Die emotionale Wirkung von Symbolen kann zu einer Bedrohung für Gedanken und Meinungen werden, die sich im Denken des Menschen festgesetzt haben. Er wird diese Vorurteile unter Umständen sofort verbal verteidigen. Handelt es sich um intensive Gefühle, wird er sie vielleicht sorgfältig in irgendeinem Winkel des Geistes verstecken. Sie behalten aber ihre Kraft und werden sich zu einem späteren Zeitpunkt wieder bemerkbar machen.

*Tiefere Bedeutung der Worte*

Worte, die ja selbst nichts anderes als Symbole sind, die ihnen zugrundeliegende Ideen ausdrücken, kann man niemals auf eine ihnen einmal übertragene Bedeutung beschränken. Worte sind Eigentum aller Menschen. Sie werden sehr viel häufiger unbedacht als mit Verständnis und Vernunft gebraucht. Es kann vorkommen, daß bestimmte Gruppen versuchen, manchen Begriffen eine exklusive Bedeutung für ihre eigenen Zwecke zu unterstellen, doch wird es niemals gelingen, dadurch den Spielraum dieser Worte zu begrenzen. Die Sprache entzieht sich dem Bestreben, Begriffe in kleine Schubfächer zu stopfen und nach von Menschen geschaffenen Konzepten und Regeln zu ordnen.

Der symbolische Ausdruck ist nicht allein dem Künstler vorbehalten, wie man vielleicht glaubt. Es ist wichtig, daß wir selbst über die Bedeutung der Symbole nachdenken. Mit der Zeit kann diese Betrachtung uns von der Faszination über die Entdeckung der unendlichen Möglichkeiten des Geistes zur schöpferischen Tätigkeit im Bereich der Phantasie, der Träume und des Ausdrucks führen. Der Geist blendet durch die Entfaltung seiner Mittel, die er wie die Sonne ihre Strahlen aussendet, um die Aufmerksamkeit auf sich zu lenken und auf seine schöpferischen Fähigkeiten hinzuweisen.

*Kraft des Geistes den Körper verändern*

Symbole können auch als schützende Umhüllung für Gedanken und Beobachtungen dienen, die dadurch manchmal in präzise, manchmal in bedenkenswerte Form gekleidet werden. Dadurch entstehen neue Einsichten, die dabei helfen, daß sich unsere Reflexionen besser herauskristallisieren. Der menschliche Körper kann beeinflußt und verändert werden, nicht wie es der Künstler durch einen Pinselstrich tut, sondern durch geistige Kräfte. Bei einem Körper, der sehr »dicht« ist, werden diese Einflüsse nur ganz schwach erkennbar sein, während sich ein »durchlässiger« Körper ganz erstaunlich verändern kann. Wenn man diesem Veränderungsprozeß des Körpers die angemessene Beachtung schenkt, wird er seine Fähigkeit unter Beweis stellen. Das kann bis zur Wiederherstellung der Gesundheit gehen. Worauf sollen wir also achten?

Hier einige Anregungen für den Anfang:

1. Untersuchen und betrachten Sie die charakteristischen Merkmale ihres Geistes und versuchen Sie, seine subtilen Einflüsse wahrzunehmen.
2. Überprüfen Sie ganz genau, welche Einflüsse auf den physischen Körper einwirken.
3. Beobachten Sie, welche Einflüsse auf und durch Ihre unmittelbare Umgebung ausgeübt werden. Das bezieht sich auf die Menschen, die Wohngegend, den Beruf, die Arbeitsgewohnheiten, die bevorzugte Art der Unterhaltung und Entspannung.
4. Finden Sie heraus, was alle diese Asanas Ihnen selbst bedeuten.

*Mit Geist und Körper arbeiten*

Wenn man wiederholt den Schulterstand ausführt und dabei gleichzeitig die wechselseitige Beeinflussung von Körper und Geist beobachtet, verhilft diese Übung zu vielerlei Einsichten:

*Wirkung des Schulterstandes*

Salamba Sarvangasana – das Oberste zuunterst
Das Oberste zuunterst, ich kann mich nicht bewegen
Das Oberste zuunterst, ich habe keine Wahl mehr
Das Oberste zuunterst, schauen – nach außen, nach innen
Das Oberste zuunterst, Bilanz ziehen
Das Oberste zuunterst, beobachten . . .
Das Oberste zuunterst, fühlen . . .
Das Oberste zuunterst, sehen . . .
Das Oberste zuunterst und fragen: Wo bin ich?
Das Oberste zuunterst und fragen: Wo möchte ich sein?
Das Oberste zuunterst und fragen: Wohin möchte ich gehen?
Das Oberste zuunterst und fragen: Was möchte ich mit mir selbst anfangen?

Das ist nur ein einfaches Beispiel. Es kann ein Anfang sein und helfen, trotz der immer noch erkennbaren Schwierigkeiten nicht den Mut zu verlieren. Es ist ein Grundsatz des Yoga, daß alle Schüler dazu angeregt werden, selbst die unbekannten Bereiche zu entdecken. Auch die Begabtesten haben immer wieder mit Minderwertigkeitsgefühlen zu kämpfen. Diese Gefühle sind durch rationale Überlegungen nicht aus der Welt zu schaffen, sondern nur durch die echte Erfahrung, die durch Selbstbeobachtung gewonnen wird. Auch bei einem ungünstigen Selbstbild korrigiert man die negative Vorstellung von sich selbst auf diese Weise. Positive persönliche Erfahrungen als Folge der eigenen unermüdlich wiederholten Anstrengungen

*Selbsterforschung und Selbstbeobachtung*

werden allmählich die unerwünschten Eigenschaften abbröckeln lassen. Die im feinstofflichen Bereich wirksamen negativen geistigen Kräfte, die sich durch die stetige Wiederholung entsprechender Gedanken festgesetzt haben, werden jetzt durch neue Elemente zum Aufbau eines anderen Selbstbildes und ein neues Selbstwertgefühls ersetzt. Alle alten Meister haben von ihren Schülern verlangt, daß sie ihren Charakter schulen und sich eine feste Grundlage erarbeiten. Nur wer ihrem Rat folgt, kann selbst aus eigener Kraft zu einem Meister werden.

*Hinweis zu den Anmerkungen*

Das Material aus verschiedenen Bereichen, das bei den Asanas als Anmerkungen angefügt ist, soll dem Schüler helfen, sein Verständnis zu erweitern und zu vertiefen. Schreiben Sie alle Gedanken nieder, die Ihnen in den Sinn kommen, denken Sie später darüber nach. Das führt meist zu wertvollen Erkenntnissen über uns selbst.

*Erkenntnisgemäß handeln*

Es erfordert eine eigene Willensentscheidung, alle gewonnenen wertvollen Informationen in die Tat umzusetzen, um schließlich die angestrebte Veränderung herbeizuführen. Zu dem Wunsch nach Veränderung muß jedoch die neu erworbene positive Kraft der Emotionen kommen, ständig ergänzt durch das tägliche Handeln, durch Beobachtung und Abklärung.

*Erfolg durch Anstrengung*

Was man heute als den »geistigen Weg« bezeichnet, ist nichts anderes als dieser fortlaufende Prozeß. Es gibt einfach keine magische Formel, keine Rezepte, die Erfolg ohne eigene Anstrengung und Mühe garantieren. Erst durch Übung wird der Mensch reifer und lernt, auch verwirrende Tatsachen zu akzeptieren. Zu den schmerzlichsten Entdeckungen des Yoga-Schülers gehört die Erkenntnis, daß unsere Bedürfnisse beschnitten und zurechtgestutzt

*Bedürfnisse beschneiden*

werden müssen wie Obstbäume, sollen sie sich nicht letzten Endes in Habgier verwandeln. Jeder muß das nötige Unterscheidungsvermögen entwickeln, um sich über diesen Aspekt ganz klar zu werden.

Man muß auch daran denken: Wenn sich der Lebensstil verändert (etwa wenn eine Gesellschaft industrialisiert wird), dann verändern sich im Strom der Zeiten auch die Menschen, allerdings nur in Übereinstimmung mit ihren eigenen inneren Wertvorstellungen. Wer sich nicht anpassen kann, gehört zu den Opfern. Veränderungen dieser Art haben Menschen dazu gezwungen, in eher ganzheitlicher Weise die Verantwortung für sich selbst zu übernehmen. In diesem Prozeß haben sich viele anderen Kulturen zugewandt, um zu sehen, was dort zu lernen ist, und auf diese Weise eine andere Perspektive zu finden.

*Übernahme der Verantwortung für sich selbst*

*Das Wesen des Hatha-Yoga*

Das Wechselspiel der Kräfte zwischen Körper und Geist ist eine unbestreitbare Tatsache, selbst wenn wir es lange Zeit nicht wahrnehmen. Wir können nicht sehen, wie unser physischer Leib wächst, und doch findet dieses Wachstum statt. Es gibt auch keinen Zweifel daran, daß körperliche Aktivitäten den Geist beeinflussen. Laufen, Schwimmen und Tanzen geben Auftrieb. Chanten, Singen und Lachen beeinflussen vor allem die feinstoffliche Ebene. Wenn wir eine bestimmte Asana erlernen, dann dient die Intelligenz einem neuen Zweck. Mit ihrer Hilfe strömt Bewußtsein in jede Faser, in jede Zelle des Körpers. Es entsteht das ganz neue Gefühl, mit dem eigenen Körper und mit dem eigenen Selbst vereint zu sein. Damit ist das innerste Wesen des Hatha-Yoga verwirklicht.

# Strukturen

*Tadasana*
Der Berg

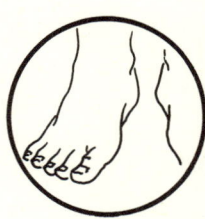

*Salamba-Shirshasana*
Der Kopfstand

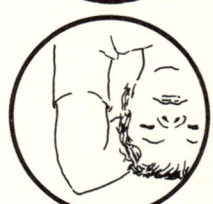

*Salamba-Sarvangasana*
Der Schulterstand

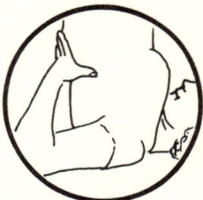

*Utthita-Trikonasana*
Das Dreieck

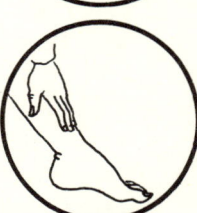

*Paschimottanasana*
Vorwärtsbeugen im Sitzen

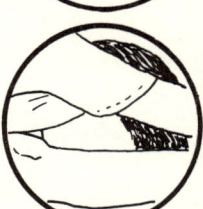

*Ardha-Matsyendrasana*
Drehung der Wirbelsäule

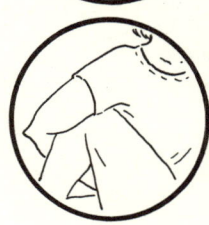

*Tada* bedeutet Berg.
In dieser Stellung verharrt der Körper
unbewegt und ruhig wie ein Berg.
Das Gewicht ist gleichmäßig auf beide Füße verteilt,
die Arme hängen locker an den Seiten herab.
Die Wirbelsäule ist gestreckt,
Hals und Nacken sind aufgerichtet.

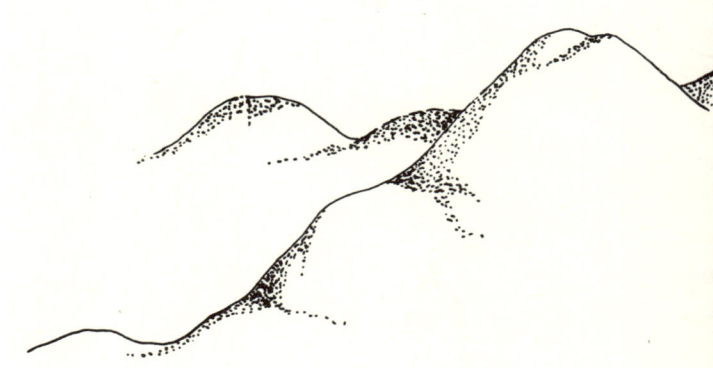

## *Tadasana*
## Der Berg

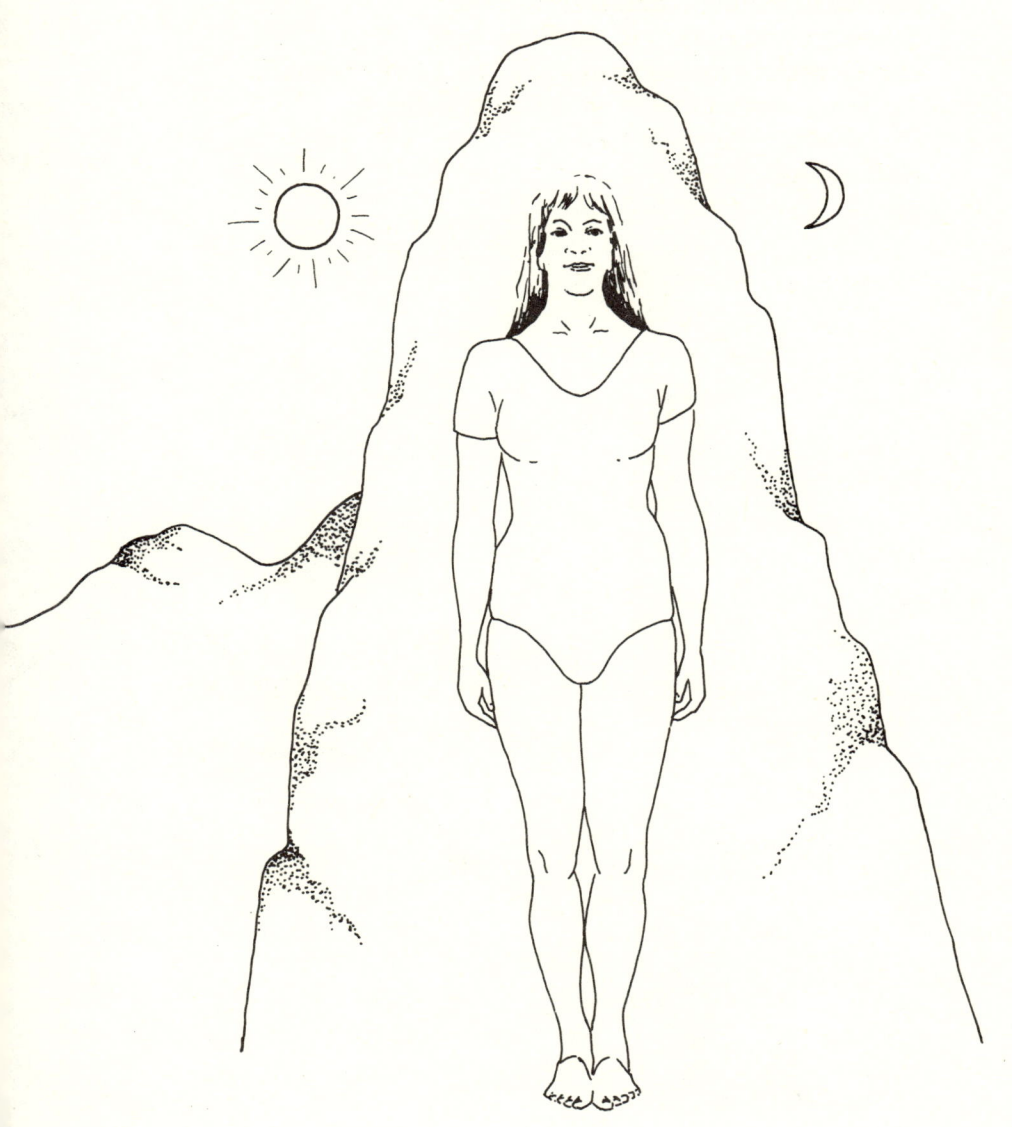

»Ohne festes Fundament
wird niemand den Himmel erreichen.«
B. K. S. Iyengar

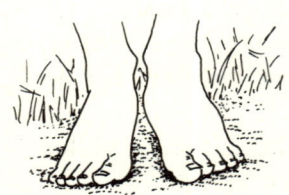

Bei der Ausführung einer Asana wird die Aufmerksamkeit gleichzeitig auf das Gefühl, den Körper, den Geist und das, was man als »ICH SELBST« bezeichnet, gerichtet. Bei Tadasana steht im Mittelpunkt der Aufmerksamkeit zuerst die Bedeutung des Namens: DER BERG, SICH ERHEBEN, STILLSTEHEN. Es wird sich zeigen, daß der Geist keineswegs immer gewillt, imstande oder in der Stimmung ist, sich zu konzentrieren. In diesem Stadium spielen verschiedene Aspekte eine Rolle. Der Geist ist mit einer Schaltzentrale vergleichbar, hier strömt alles zusammen, was die Sinne aufnehmen, und der Geist muß die Interpretation dieser Wahrnehmungen und Empfindungen vornehmen. In unserem Fall soll er herausfinden, welche Bedeutung die Begriffe *Berg* und *Stillstehen* für den Schüler haben. Hier ein Beispiel, wie dieser Vorgang ablaufen könnte:

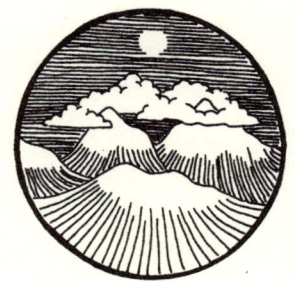

## Tadasana: Die Stellung »Der Berg«

Stillstehen, aufrecht stehen – Wahrnehmung des Körpers,
Muskeln, Bänder, Knochengerüst, der Körper ist aufgerichtet,
Unterschied zum Tier, Halt finden,
Gleichgewicht bewahren, ruhen, ziehen, stoßen, der Magen,
   schwanken,
Drang nach Bewegung, eingeschränkte Bewegungsfreiheit,
Bewegungslosigkeit und Stille.

Dies sind einfache und nützliche Starthilfen, die den Anfänger dazu anregen, sich mit Bereichen zu beschäftigen, die vielleicht schon sehr lange vernachlässigt wurden.

Der erste Gedanke ist: Ich stehe ... hier ... ganz ruhig ... Erst nach dieser Einstimmung kann die Vorstellung des Berges entstehen und daraus die Erkenntnis, »welche Bedeutung ein Berg für mich selbst hat«.

Tadasana, das Stillstehen, wird bei wiederholter Übung und Beobachtung von Körper und Geist viele Einsichten bringen:

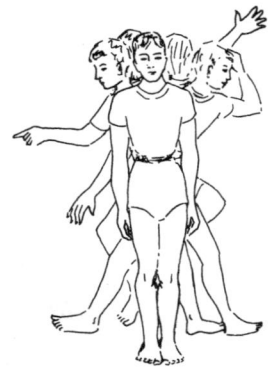

Stillstehen, nicht irgendwohin laufen;
Stillstehen, schauen – nach außen, nach innen;
Stillstehen, Bilanz ziehen;
Stillstehen, beobachten ...
Stillstehen, fühlen ...
Stillstehen, sehen ...
Stillstehen und fragen: Wo bin ich?
Stillstehen und fragen: Wo möchte ich sein?
Stillstehen und fragen: Wohin möchte ich gehen?
Stillstehen und fragen: Was nehme ich mir vor?

Manchen Schülern fallen sofort bestimmte Begriffe ein, etwa Unendlichkeit, Macht, Stärke, Hindernisse, Lawinen, Zerstörung. Anderen kommen langsam Worte in den Sinn, wie Perlen an einer Schnur, doch diese Worte erscheinen nur in sehr unbestimmter Bedeutung. Je nach Intensität der damit verbundenen Emotionen verfolgt man diese Ideen/Worte weiter oder läßt sie wieder vergehen. Es können aber auch persönliche Assoziationen entstehen, etwa das Gefühl der Einsamkeit, sich in den Bergen verirrt zu haben, niemand ist da, uns beizu-»stehen«. Es ist keineswegs ungewöhnlich, wenn man in dieser Situation plötzlich von derartigen Gedanken überwältigt wird, denn im allgemeinen beschäftigten wir uns unentwegt, nur um zu vermeiden, daß wir allzuviel denken müssen.

Wenn der Berg für uns ein Symbol der Hindernisse ist, die uns die Sicht oder Perspektive nehmen, dann gehen Emotionen, etwa die Angst, sehr tief. Die Hindernisse im Leben erscheinen uns vielleicht »wie ein Berg«, und es gibt niemanden, der uns beisteht. Wenn man mit Hilfe der Symbole über sich selbst nachzudenken beginnt, dann entwickelt sich das Bewußtsein entweder allmählich, oder aber, wie im Fall des »Ich bin allein«, mit der ungeheuren Gewalt eines Berges. Wir sind natürlich immer allein. Wir werden allein geboren und wir sterben allein. Wenn uns dieser Gedanke beunruhigt, dann nur deshalb, weil er so lange unterdrückt und der Wahrnehmung entzogen wurde. Reflexionen dieser Art sind eine gute Vorbereitung auf die Meditation. In der Tat gleicht die Meditation der meisten Menschen eher einer Reflexion.

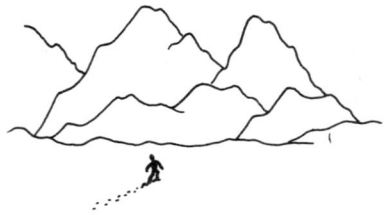

## Tadasana: Die Stellung »Der Berg«

Sich erheben, aufrecht stehen, nach vorn blicken;
allem entgegentreten, was vor uns ist; das Gleichgewicht halten,
jede Bewegung unterlassen, nicht mehr weglaufen;
den aufrecht stehenden Körper wahrnehmen,
der sich aus seiner gebückten Haltung, aus der Depression, erhob;
die Schultern gebeugt vom Tragen einer Last – welcher Last?
Der Wunsch, sich über Grenzen hinaus zu dehnen –
über welche Grenzen?

Woraus besteht ein Berg? Er ist eine Anhäufung von Erde und Gestein, komprimierte Materie von gewaltigem Ausmaß. Ein Berg ist unbeweglich, von erschreckender Höhe, seine Struktur offensichtlich vom Zufall bestimmt. Er weckt die Vorstellung von Lawinen, unter denen man möglicherweise begraben werden kann. Sind sie mit meinen unüberwindlichen Problemen zu vergleichen, die sich anhäufen und komprimieren konnten? Den Berg herabsteigen, aufgeben, in den furchterregenden Abgrund sehen; den Berg hinaufsteigen, einen Weg finden, emporkommen, der erhebende Ausblick von der Höhe... Das sind die widersprüchlichen Bilder, die in uns entstehen. Aufwärts oder abwärts, Gut oder Böse, Unglück oder Erfolg, alle damit verbundenen Gedanken führen zur Mäßigung des Geistes und der Emotionen.

## Tadasana: Die Stellung »Der Berg«

Raum, um zu stehen; Raum darüber, Raum ringsum nach allen Seiten. Wer steht? – Ein Mensch? Eine handelnde Person? Eine äußere Hülle? Ein Geist? Wo stehe ich? Stehe ich für mich selbst ein, für einen anderen? Aufrichtig sein, offen; wo stehe ich, wenn es um Prinzipien, um Ideale, um Ethik, Glaubensfragen und um die innere Überzeugung geht? Stehe ich fest auf meinen beiden eigenen Füßen?

Für den Bergsteiger sind die ehrfurchtgebietende Erscheinung des Berges und die von ihm ausgehenden Widerstände eine Herausforderung. Die Vorstellung erfüllt ihn mit Stolz, den Berg zu besiegen, einen Erfolg zu erringen, indem er diese Herausforderung annimmt und seine Angst und alle Schwierigkeiten überwindet.

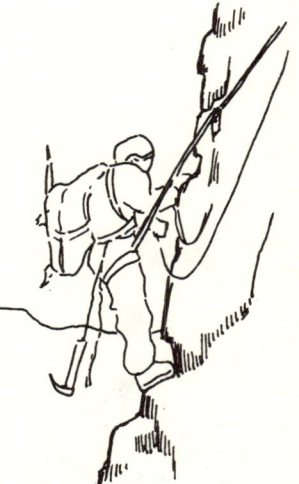

## Reflexionen: Der Zauber des Berges

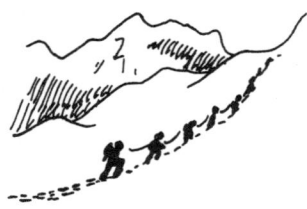

Wen begeistert nicht der Anblick eines Berges mit seinem schneebedeckten Gipfel? Berge strahlen Erhabenheit und Würde aus. Die Besteigung eines Berges erfordert ein Höchstmaß an Kraft und Zähigkeit. Der Mount Everest mit seinen ungeheuren physischen Anforderungen zieht immer wieder Bergsteiger an. In seiner Nähe befindet sich der legendäre heilige Berg Annapurna, der auf der spirituellen Ebene eine ebensolche Herausforderung darstellt.

Der Berg ist ein Symbol für das Bestreben, über das eigene kleine Selbst hinauszuwachsen. Er steht auch für Reinheit und Selbstlosigkeit. Der Vorgang des Aufstiegs entspricht dem spirituellen Streben nach einer Abgeschiedenheit, in der die Vernunft auf ihre Vorherrschaft verzichtet. Jede Aktivität des Intellekts muß aufhören, damit der Geist in seinen Urzustand zurückkehren kann. Hier, an einem erhabenen Ort, findet man Ruhe für die Meditation, für den Weg nach Innen. Man läßt den Dualismus hinter sich, der ständig zum Kampf zwischen Kopf und Herz herausfordert.[1] Dennoch ist dieser Dualismus eine psychische Notwendigkeit, damit der Mensch durch bestimmte Erfahrungen zu Erkenntnissen gelangen kann, die über den Bereich des Positiven und Negativen hinausgehen.

Der Berg ist mehr als ein Symbol aus der Welt der transzendentalen Bilder. Als Symbol der Mitte befindet sich der »Heilige Berg – wo Himmel und Erde aufeinandertreffen – im Zentrum der Welt. Jeder Tempel oder Palast, und in weiterem Sinne jede heilige Stadt und jede königliche Residenz, ist ein solcher Heiliger Berg und wird daher zu einem Zentrum.«[2] Aus Ashrams, den Wohnstätten von Meistern und Heiligen, werden Zentren, Orte, an denen der in der *Bhagavadgita* beschriebene Kampf ausgetragen wird.

Der Berg mit seinen Tälern und Felswänden, mit den zahlreichen Höhlen, den letzten Spuren unterirdischer Wasserläufe, erzählt davon, wie er im Verlauf von Jahrtausenden zum Nutzen aller wirkte, die von ihm lebten. Die Höhlen boten seit jeher Schutz für die Suchenden, die sich in die Einsamkeit zurückziehen, in der eine

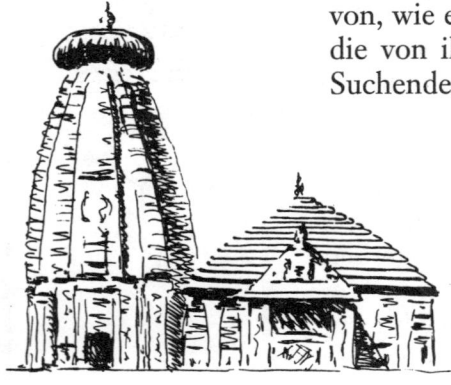

Verbindung zwischen den beiden Welten – der Welt des Menschen und der ihn umgebenden Welt – möglich wird. Sie ziehen sich zurück, um das Lied der Berge, das Gepolter der Berggeister oder die Stimme der Propheten zu hören.[3]

In den Berghöhlen findet eine Verwandlung statt, die sich jenseits des rationalen Bereichs abspielt. Es handelt sich dabei um den Prozeß einer Wiedergeburt. Es ist, als ob man sich in einen riesigen Mutterschoß zurückgezogen hätte, um dann aufs neue hervorzukommen.[4] Für die Menschen, die in die Berge gehen, um sich in der Abgeschiedenheit der Meditation zu widmen und die stark und mutig genug für ein solches Leben sind, dient bereits der Aufstieg als Vorbereitung. Ganz gleich, welche Kenntnisse des Hatha-Yoga jemand erworben hat, Tadasana, die Übung »Der Berg«, wird jeden Schüler durch das Labyrinth seiner Gedanken führen und Hindernisse beseitigen, so daß es ihm gelingt, die erste Stufe der Leiter zu erreichen. Ebenso wie die Tadasana-Übung symbolisiert auch die T'ai Chi-Stellung »Rückkehr zum Berg« einen Rückzug in die innere Stille, die dem Menschen die Kraft gibt, über sein Ego hinauszugelangen.

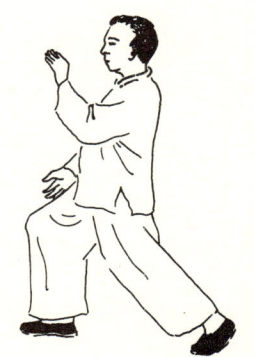

Der Berg ist also das Symbol für den Aufstieg zu einem Ziel, das man erreichen möchte. Die Berge als Wohnsitz der Götter sind mit den Quellen der Weisheit vergleichbar, aus denen Wissen nach allen Richtungen strömt, genau wie die von den Bergen herabfließenden Wasserläufe das Land fruchtbar machen.

Die Götter, von denen man glaubt, daß sie auf den Bergen wohnen, könnten vielleicht einmal Menschen gewesen sein, die sich über das Mittelmaß erhoben, um das in sich selbst erkannte Potential zu verwirklichen.[5] Diese Götter, die auf geniale Weise ihre spirituelle Evolution verwirklicht haben, sind der ruhende Pol in einer Welt der Unrast und der mental-emotionalen Aktivitäten. Innerhalb dieser Polarität ergänzen sich diese beiden Aspekte. Das 52. Hexagramm des I Ging trägt den Titel »Kên – Das Stillehalten, der Berg«. Wenn wir den Inhalt auf den Menschen beziehen, so untersucht dieses Hexagramm das Problem, wie die Ruhe des Herzens zu erlangen ist.

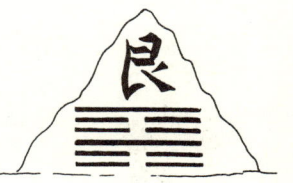

Die innere Stille entwickelt sich durch die neue Denkweise, Gehirn und Geist werden allmählich ruhiger. In den Bergen muß der Mensch ständig auf der Hut sein, um nicht von einer Lawine oder einem Bergsturz erfaßt zu werden, die alles unter sich begraben. Unser Vertrauen darf nie blind und bedingungslos sein. Wir müssen zwar stets gewisse Risiken eingehen, doch das darf nicht leichtfertig geschehen. Wir sollten ruhig unsere Urteilsfähigkeit gebrauchen und uns um einen klaren Blick und Einsicht bemühen. Erst dann gleicht der Mensch den griechischen Göttern des Olymp.

Der Berg Meru ist für die Hindus die Achse, um die sich die Erde dreht, der Punkt der Bewegungslosigkeit im Zentrum unaufhörlicher Bewegung, das unerforschliche Paradoxon. Kailasa[6] ist der Wohnsitz Shivas, der Gottheit des Yoga, den man auch als den »gütigen Gott« bezeichnet. Fromme Hindus haben den Wunsch, einmal im Leben eine Pilgerfahrt zum Kailasa zu machen. Auf diesem Berg hatte Vivekananda eine Vision des Gottes Shiva, doch es war ihm nicht möglich, sie an seine Schülerin, Schwester Nivedita, die ihn auf dieser Reise begleitete, weiterzugeben. Vivekananda weinte vor Schmerz, als er erkennen mußte, daß er nicht die Fähigkeit seines großen Meisters Ramakrishna besaß, Wissen und Erkenntnis zu vermitteln.

Ein Berg wie der Vesuv ist durch sein inneres Feuer lebendig. Wenn die Leidenschaft für das Allerhöchste wie ein Vulkan im Innern des Schülers brennt, dann wird durch eine innere Explosion die Asche des Überflüssigen herausgeschleudert.

Swedenborg, der Mystiker der Neuzeit, (1688 bis 1772), schreibt über die Berge »... weil unter den Bergen die, welche im Guten der Liebe sind, verstanden werden, da die Engel auf Bergen wohnen, auf höheren die, welche in der Liebe zum Herrn sind, und auf weniger hohen die, welche in der Liebe zum Nächsten sind, weswegen durch ›alle Berge‹ bezeichnet wird alles Gute der Liebe.«[7]

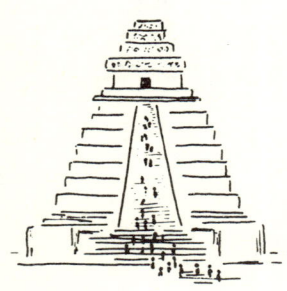

Die Bewohner der Wüstenländer und Ebenen, in denen es keine Berge gibt, etwa in Ägypten, Yukatan und Südamerika, haben immer wieder versucht, durch den Bau von Pyramiden Erhebungen zu schaffen, vom Menschen selbst errichtete Berge. Vom höchsten Punkt eines Berges oder einer Pyramide hat man einen weiteren Blick. Man sieht alles wieder in seiner wahren Dimension; so manches verliert eine unangemessene Bedeutung. Ein Berg bewegt sich niemals. Er scheint für immer und ewig fest an der selben Stelle zu stehen. Dennoch gibt es auch beim Berg eine gewisse Bewegung; sie ist allerdings kaum wahrnehmbar, es sei denn, es kommt zum Abgang einer Lawine oder zu einem Vulkanausbruch. Die Grenze zwischen dem Bewegten und dem Unbewegten wird aufgehoben. Erhabene Gedanken erscheinen wie aus dem Nichts am Horizont und werden von der Spitze des Berges im Innern aufgenommen.

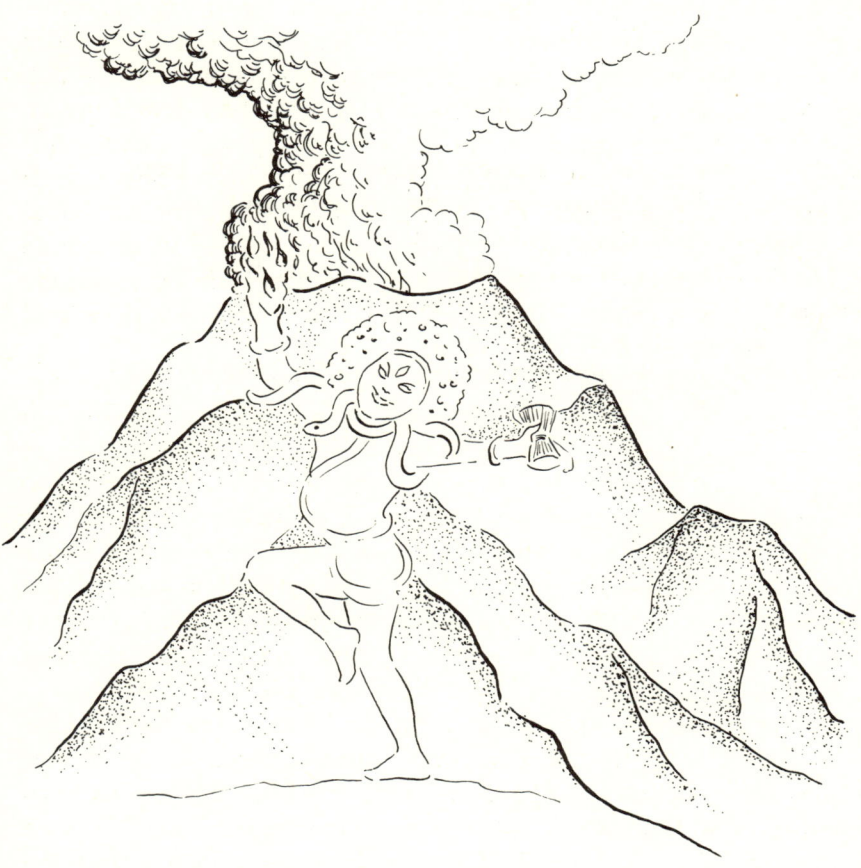

Der tanzende Gott Shiva, die zerstörerische Kraft im Vulkan

*Salamba* bedeutet »mit Unterstützung«, *Shirsha* heißt Kopf.
Bei dieser Stellung liegen die Unterarme auf dem Boden,
die Finger sind ineinander verschränkt,
so daß die Hände eine Schale bilden, in der der Kopf ruht.
Die Beine werden senkrecht zum Boden angehoben,
die Wirbelsäule ist gestreckt,
das Gewicht gleichmäßig auf Arme und Kopf verteilt.

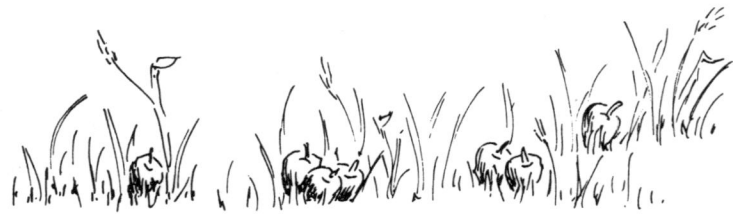

## *Salamba-Shirshasana*
# Der Kopfstand

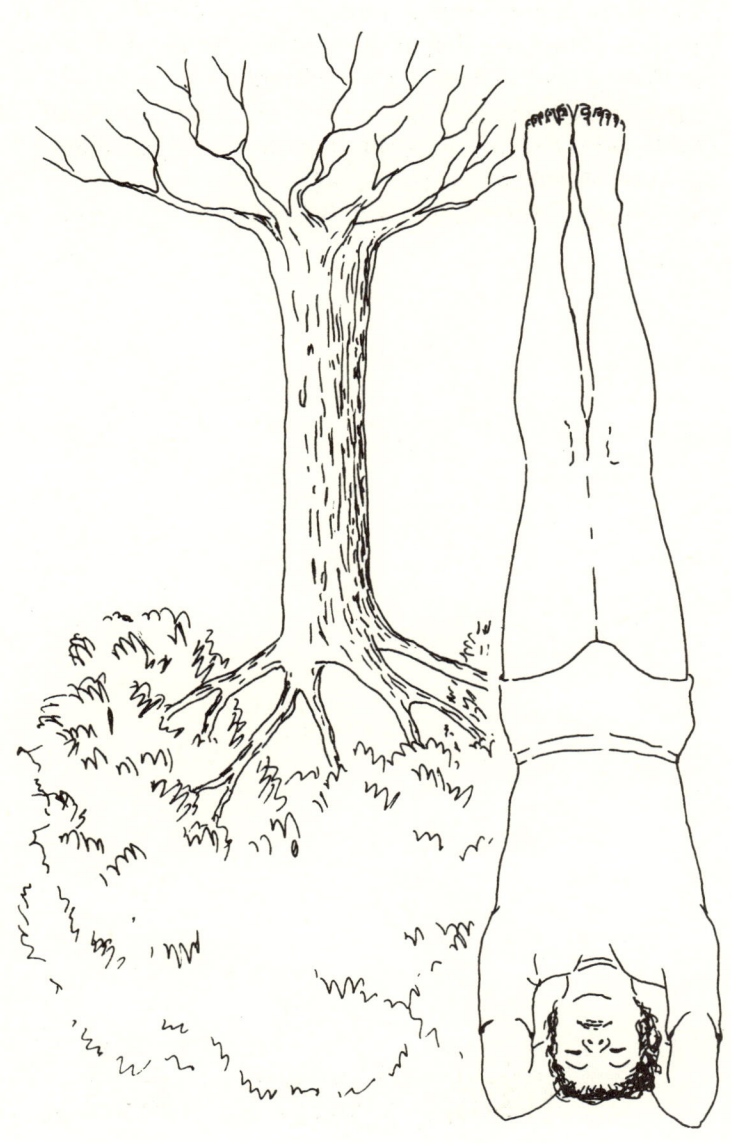

»Wenn Sie die Decke auf dem Boden ausbreiten, gibt es keine Dualität. Wenn Sie den Kopf auf die Decke legen und die Position einnehmen, gibt es keine Dualität. Doch in dem Augenblick, in dem Sie die Füße vom Boden heben, erfahren Sie die Identität des ›Ich‹. Lösen Sie sich davon und bewahren Sie die Einheit, jenes ungeteilte Bewußtsein, das fortbestehen soll, solange Sie in dieser Stellung verharren.«    B. K. S. Iyengar

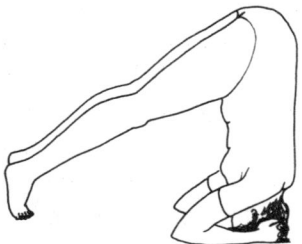

Die Füße sind das Fundament, auf dem wir stehen. Als Erdenbewohner sind wir mit dem Boden verwurzelt, ebenso wie mit einem bestimmten Land, mit einer Stadt oder mit einem Ort. Was bedeutet es, erdgebunden zu sein? Wir sind abhängig von körperlichen Bedürfnissen, vom Einfluß der Schwerkraft und von den zahlreichen Auswirkungen der Verhältnisse auf unserer Erde: Klima, Sonnenschein, Regen, Wind, Wechsel von Tag und Nacht.

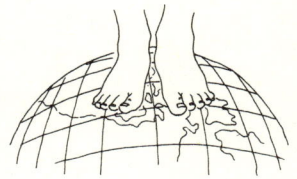

Wir haben uns durch Evolution aus dem Tierreich entwickelt, das den gleichen Einflüssen unterworfen ist. Doch nach Ansicht der Yogis muß es noch etwas darüber hinaus geben. Das menschliche Gehirn ist sorgfältig darauf vorbereitet, dem Menschen die Möglichkeit zu geben, ein Gefäß zur Aufnahme des göttlichen Funkens zu werden. Aus diesem Funken, dem Anfang, der noch vor der Schöpfung liegt (im biologischen Sinn die Aufnahme des Samens vor der Empfängnis), entsteht allmählich der Beginn des Bewußtseins, der Prozeß des Wachsens und der Entwicklung – der ganz individuelle Lernprozeß eines jeden Menschen.

Die Stelle, an der dieser Funke oder das Jiva sitzt, ist das Gehirn. Der Schädel enthält das Gehirn. Der Kopf ist mit den Füßen durch den Körper und dessen Organsysteme verbunden. Um das Jiva zu entwickeln, muß der Mensch selbst seine Wurzeln aus der Erde herausreißen, indem er die ganze Lebensauffassung, den Sinn des Lebens, auf den Kopf stellt. Beim Kopfstand wird das, was mit der Erde verwurzelt war, mit dem Himmel verbunden. Die Nahrung, die bisher aus der Erde kam, erhalten wir nun von höheren Mächten.

In dieser Stellung sieht man die vertraute Umgebung verkehrt herum. Dadurch können ganz unterschiedliche Emotionen, auch ein gewisses Unbehagen, ja sogar Angst entstehen. Wir kämpfen dagegen an, es kommt vielleicht sogar zu Auflehnung und Rebellion, und schließlich zur Verteidigung der bisher gehegten Ansichten. Alles hat sich in sein Gegenteil verwandelt. Was als das Beste und als der einzig richtige Weg galt, stellt sich nun ganz anders dar. Die gewohnte Bequemlichkeit und Sicherheit ist bedroht. Das ist nur schwer zu ertragen.

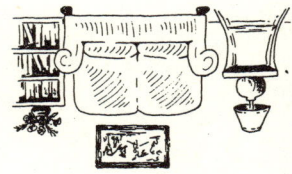

Vielleicht ertappen Sie sich bei dem Gedanken: Was könnte geschehen, wenn auch mein Leben so auf den Kopf gestellt würde? Ich stehe kopf – wie sehen jetzt meine festen Überzeugungen aus? In dieser Position bin ich wie ein entwurzelter Baum. Ich kann mich nicht bewegen. Weiß ich überhaupt, wo meine Wurzeln sind?

## Salamba-Shirshasana: Der Kopfstand

Das Unterste zuoberst, Kampf, Rebellion, Verteidigung, Angst, der göttliche Funke, Bewußtsein, der Entwicklungsprozeß, lernen; Gehirn, Kopf, Körper, Füße – Verbindungen; Wurzeln in der Erde; Wurzeln im Himmel? Entwurzelt sein.

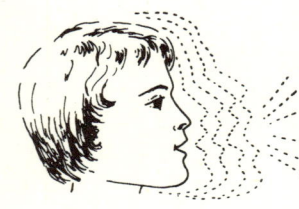

Der Kopfstand fördert die geistige Klarheit, nicht nur im Hinblick auf die Emotionen, sondern auch in der Sprache. Starke Suggestionen machen sich in Worten und Gedanken bemerkbar und entwickeln einen oft enormen Einfluß, der manchmal bis zu einer Art Selbsthypnose reicht. So wie mit dem verstärkt einsetzenden Blutstrom dem Gehirn Sauerstoff in großer Menge zugeführt wird, kann diese neue Form der Wahrnehmung das gewohnte Denken in ausgetretenen Bahnen hinwegfegen.

Wenn sich der Kopf auf dem Boden befindet, kann man nicht in den Wolken leben. Was immer Sie auch tun, was Sie entdecken, es muß gut fundiert sein und einer Prüfung standhalten. Die Instrumente dieser Prüfung sind Verstand und Logik, ihr Gebrauch fördert den Lernprozeß.

Sobald die Füße, die bisher symbolhaft in der Erde verwurzelt waren, mit dem Himmel verbunden sind, ist die Nahrung, die wir aufnehmen, nicht mehr intellektueller oder auch philosophischer, sondern spiritueller Natur. Die Wurzeln in der Luft, im Himmel zu haben bedeutet, Nahrung aus dem göttlichen Bereich zu empfangen. Es bedeutet, mit den Idealen und den ethischen Grundsätzen verbunden zu sein, die wir für uns selbst aufgestellt haben.

Während wir bei dieser Übung den Gleichgewichtssinn und den Mut ausbilden, erkennen wir, daß der bei dieser Stellung spürbare Druck von unserem eigenen Körper ausgeht, daß es nur unsere

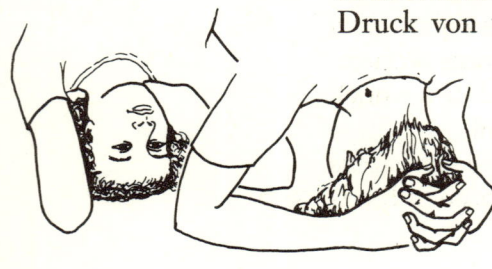

eigenen Lasten und Bürden sind, die wir im Leben zu tragen haben. Es ist nicht unsere Aufgabe, die Last oder Verantwortung für einen anderen Menschen zu übernehmen. Welche Bürde haben Sie zu tragen? Welche psychologischen Folgerungen ergeben sich, wenn Sie die eigene Last einmal aus einer anderen Perspektive betrachten?

Nach dieser Übung, nachdem Sie die vertraute Umgebung einmal verkehrt herum betrachtet haben, schreiben Sie ihre Reaktionen auf. Notieren Sie alle Gefühle und Gedanken. Wenn Sie bei diesem Vorgang auf starke Widersprüche in den eigenen Überzeugungen stoßen, dann übernehmen Sie einmal die Rolle Ihres eigenen Gegenspielers, argumentieren Sie für die Gegenseite. Danach werden Sie kaum mehr das Bedürfnis haben, sich mit anderen auseinanderzusetzen, denn in der Rolle Ihres eigenen Widerparts haben Sie bereits Ihre starke emotionale Bindung durchschaut. Es wäre gut, die gewonnenen Erkenntnisse und Ihre Reaktionen darauf ebenfalls zu notieren. Wenn Sie aus dieser Gegenposition heraus den Ängsten entgegentreten, noch ehe sie sich materialisieren konnten, so heißt das, Alternativen oder Lösungsmöglichkeiten zu erkennen. Es sind nämlich genau diese Bindungen oder langgehegten Vorstellungen, die uns vorsätzlich der Tatsache gegenüber blind machen, daß es auch in schwierigen und dramatischen Situationen immer wieder Alternativen gibt.

## Salamba-Shirshasana: Der Kopfstand

Verwurzelt im Himmel, Raum für meine Wurzeln; Gleichgewichtssinn und Mut; lebe ich mit dem Kopf in den Wolken? Festes Fundament, Verstand, Logik; emotionale Reaktionen, langgehegte Überzeugungen, vorsätzliche Blindheit; welche Bürde habe ich zu tragen? Ist es wirklich meine eigene Last?

Der physische Nutzen dieser Asana macht sich schnell bemerkbar. Der Körper gewinnt an Kraft und Flexibilität, die Bewegungen werden anmutiger, der Teint reiner, der Allgemeinzustand bessert sich. Bei dieser Umkehrstellung strömt das Blut in den Kopf, so daß das Gehirn mehr Sauerstoff erhält. Auch auf die Zähne, das Zahnfleisch und alle im Kopf befindlichen Organe wirkt diese Stellung wohltuend und kräftigend. Vom Standpunkt des Yogi aus sind dies jedoch nicht die entscheidenden Argumente für den Kopfstand.

Wenn der Kopf sicher mit der Erde verbunden ist, dann ist das gleichbedeutend mit einem gut entwickelten und praktischen Intel-

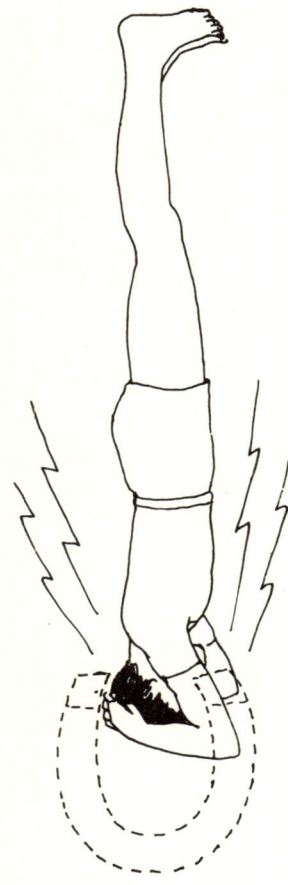

lekt. Finden die Füße statt in der Erde im Himmel Halt, dann wird die Inspiration auch den Test der praktischen Anwendung bestehen, und eine gesteigerte intuitive Wahrnehmung hilft, auch mit schwierigen neuen Situationen fertigzuwerden.

Die gesteigerte Wahrnehmungsfähigkeit läßt erkennen, daß große Inspirationen nicht aus dem Ego kommen, sondern daß dieses Ego vielmehr die Quelle aller Probleme und Schwierigkeiten ist. Sobald Sie in Ihrem neuen Denken verwurzelt sind, entsteht eine größere Flexibilität. Es wird anfangs nicht zu vermeiden sein, daß Sie ein bestimmtes System der inneren Einstellung einfach durch ein anderes ersetzen, bis eine tiefere Wahrnehmung Sie zum Licht im Innern führt.

Es dauert lange, bis man lernt, mit Freiheit und Unabhängigkeit ganz selbstverständlich umzugehen und sich dabei auch wohlzufühlen. Über die Bedeutung der Worte *Freiheit* und *Befreiung* muß sich jeder ganz allein klar werden. Der Schlüssel zu jeder Art von Freiheit liegt in unseren eigenen Händen. Yoga in seiner vielfältigen Gestalt ist ein solcher Schlüssel, und die einzelnen Übungen können uns dabei helfen, selbst die Verantwortung für diese Freiheit zu übernehmen.

Sobald es gelingt, diese Übung ganz locker auszuführen, entsteht ein Verständnis für das Gleichgewicht im Leben und für die Verbindung der beiden Welten, dem Reich des Körpers und der Welt des Geistes. Die durch Hatha-Yoga gewonnenen Einsichten werden nach und nach die rein physische Ebene überschreiten. Der Geist und das Zentrum des Bewußtseins müssen zu einem Magneten werden, der das große Licht des Bewußtseins anzieht, damit sich der Körper zu einem spirituellen Werkzeug entwickelt und der Schüler Nektar und Ambrosia der göttlichen Inspiration empfängt.

## Reflexionen: Der Kopfstand

Es ist unbedingt erforderlich, die psychologischen Aspekte des Kopfstandes zu erkennen, um auch seine mystischen oder spirituellen Aspekte zu begreifen. Man glaubt, wenn man mit den Beinen fest auf der Erde steht, den sicheren Stand zu haben, um allen Forderungen des täglichen Lebens gewachsen zu sein. Diese Auffassung muß beim Kopfstand völlig verändert, nämlich buchstäblich »auf den Kopf gestellt« werden.

Vor Ausführung dieser Übung lassen Sie vor dem geistigen Auge das Bild eines umgekehrten Baumes entstehen, bei dem die Wurzeln in die Luft ragen und die Krone auf dem Boden liegt[1]. Betrachten Sie die Wirbelsäule als den Stamm eines Baumes. Der Kopf auf dem Boden ist der tausendblättrige Lotos und enthält das Gehirn, in dem jeder aufgenommene Sinneseindruck interpretiert wird. Das untere Ende der Wirbelsäule ist der Sitz der Energie, das erste Chakra[2], die Quelle von Nektar und Ambrosia. Sobald Nektar und Ambrosia den Kopf erreichen, kommt es zu höheren Erkenntnissen und Inspirationen.

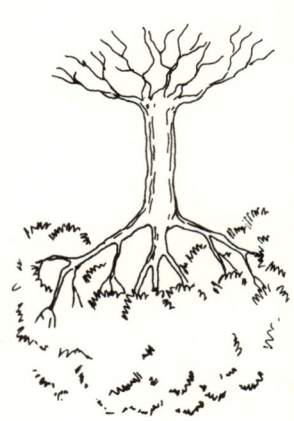

Im dritten Lotos oder Chakra, das sich im Bereich des Solarplexus, des Sonnengeflechts, befindet, wirkt die von den Emotionen genutzte Energie wie eine Flamme. In dieser Position kann der Flamme aber keine Nahrung mehr zugeführt werden, die sie am Leben erhält. Viele Bewegungen, die sonst dazu dienen, ehrgeizige Bestrebungen und Begierden zu befriedigen, kann man nicht ausführen, wenn man auf dem Kopf steht und dadurch fast unbeweglich ist.

In der normalen aufrechten Stellung nimmt der Geist die Anziehungskraft der Welt durch die Sinne wahr, und das Licht kann nicht in ihn eindringen. Höhere Inspirationen geraten in das Feuer der Leidenschaft und verbrennen. Beim Kopfstand aber bleiben sie erhalten, Nektar und Ambrosia gehen nicht in diesem Feuer verloren, die göttliche Energie kann in der richtigen Weise genutzt werden.

Während Sie auf dem Kopf stehen, beschäftigen Sie sich mit der Idee: Das ist eine andere Form der Hingabe. Besonders im Zusammenhang mit den ersten drei Chakras entwickeln Sie den Gedanken: Ich verzichte auf jede Unterhaltung, auf jeden äußeren Reiz, auf alles, was ich für amüsant halte. Ich will diese Dinge untersuchen. Ich will herausfinden, welche Bedeutung sie durch die Kraft der Illusion und der Begierde für mich erhalten haben. Wie erzeuge ich diese Begierde? Wie befriedige ich sie?

Die Devi der Sprache[3] spielt bei dieser Untersuchung eine wichtige Rolle. Ist mein Bedürfnis nach verbalem Ausdruck nichts anderes als die Befriedigung der Forderungen des Ego? Durch die Übung der Asanas schaltet man die übliche Geschwätzigkeit aus und erkennt, daß sie überflüssig ist. Das Bedürfnis wächst, jeder sinnlichen Erregung so weit wie möglich entgegenzuwirken. Dazu eignet sich der Kopfstand ganz hervorragend.

Alle Bewegungen, die nötig sind, um diese wichtige Position des Kopfstandes zu erreichen, haben ihre Bedeutung. Das Vorbeugen aus dem Stand, um den Kopf, den Sitz des Intellektes, auf den Boden zu legen, ist eine Demutsgeste. Es ist fast, als ob man dem Göttlichen damit Ehrerbietung erweist. Die Füße und Beine, unser festes Fundament, werden bis zur senkrechten Stellung vom Boden abgeho-

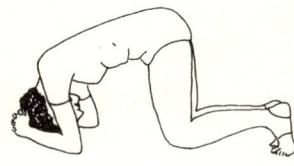

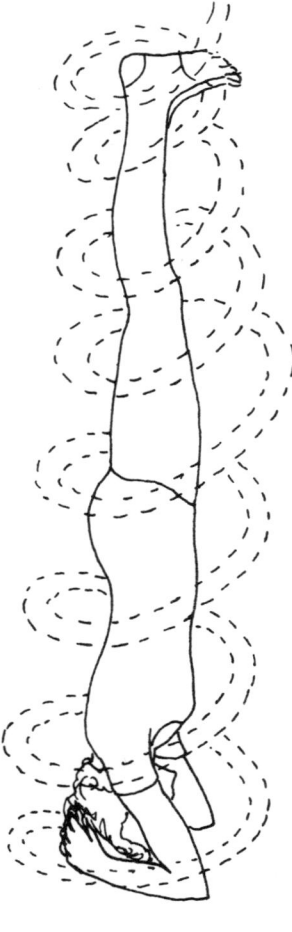

ben. Damit gibt man die Sicherheit der Erde auf. Jetzt ist nicht die Zeit für hochfliegende Gedanken; man kann seiner Phantasie nicht freien Lauf lassen, man kann auch nicht auf sinnliche Reize reagieren. Es ist derart ungewohnt, sich von der eigenen festen Basis zu entfernen, daß es der gesamten Aufmerksamkeit bedarf, diese Stellung beizubehalten. Es ist außerordentlich schwierig, das erforderliche Gleichgewicht zu halten. Wie das auch bei anderen Asanas der Fall ist, werden die eigenen Grenzen erkennbar, wenn man die Muskeln, Gelenke und Knochen einmal auf ganz neue Art wahrnimmt.

Mäßigung in allen Bereichen und eine angemessene Lebensweise sind die ersten Tore, durch die der Schüler eintritt, um den göttlichen Nektar und Ambrosia zu empfangen. Die noch immer schwache Stimme im Innern, die spirituellen Wahrnehmungen und Erkenntnisse, erscheinen in den Augenblicken der Stille, wenn im mentalen Bereich jede Aktivität aufhört und das Karussell der Gedanken zum Stillstand kommt. Wenn Sie nach eingehender Betrachtung der Umkehrposition wieder in die Normalstellung zurückgehen, haben Sie die Entdeckung gemacht, daß der Mensch die entscheidende Nahrung aus höheren Quellen erhält. Man kann diese als Gott, als das Absolute, als kosmische Intelligenz oder als göttliche Hierarchie bezeichnen.

Eine starke Wirkung hat der Kopfstand auch auf den Fluß der Prana-Energie durch den Körper[4]. Sobald man die Stellung ohne Mühe halten kann, sollte man einen passenden spirituellen Gedanken damit verbinden. Dazu kann ein Mantra aus der Überlieferung des Ostens dienen, der Schüler kann aber auch etwas aus dem eigenen religiösen Erfahrungsbereich benutzen. Daraus entsteht dann eine Art Energie, die durch den ganzen Körper fließt, vergleichbar mit einem einzigen Lichtpunkt, der dem Körper Kraft und zusätzliche Vitalität verleiht.

Das Bewußtsein der Anwesenheit dieser Energie in unserem täglichen Leben wirkt den psychischen Folgen der Verwurzelung in der Erde entgegen, so daß von diesem Zeitpunkt an jeder Augenblick zu etwas Wunderbarem wird. Dadurch ist es möglich, das Wunder einer Hand zu erkennen, alle die Dinge, die man damit tun kann. Es wird deutlich, was für ein herrliches Instrument das Auge ist, und welche Bedeutung der Zauberspiegel des Geistes, die Phantasie, hat. Der menschliche Körper wird als ein wunderbares Werkzeug wahrgenommen, das wir in Ehren halten und pfleglich behandeln müssen, und das wir nie als selbstverständlich betrachten sollten.

*Der Kopfstand* 67

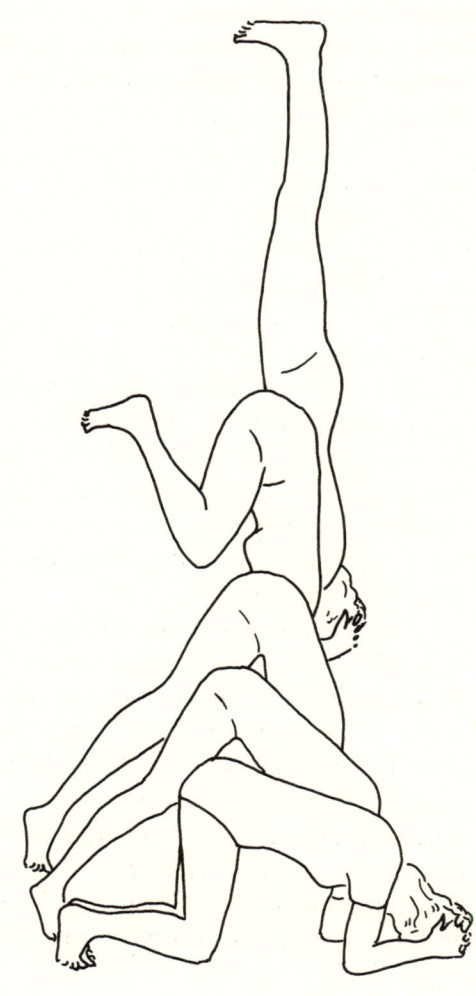

*Sarva* bedeutet ganz, vollständig. *Anga* sind die Gliedmaßen oder der Körper. *Salamba* bedeutet soviel wie mit einem Halt, mit Unterstützung. Aus der entspannten Liegestellung werden Beine und Rumpf in eine senkrechte Position gehoben, wobei das Gewicht auf den Schultern und dem Kopf ruht. Wenn erforderlich, können die Hände den Rücken abstützen. Im Endstadium streckt man die Arme zu beiden Seiten des Körpers aus. Der Schulterstand wird manchmal auch »Kerze« genannt.

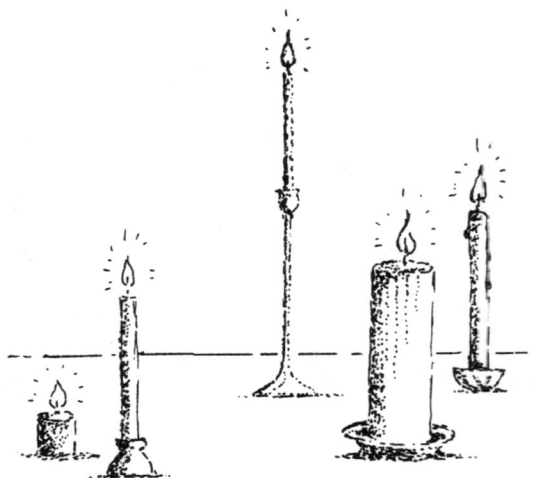

## *Salamba-Sarvangasana*
## Der Schulterstand

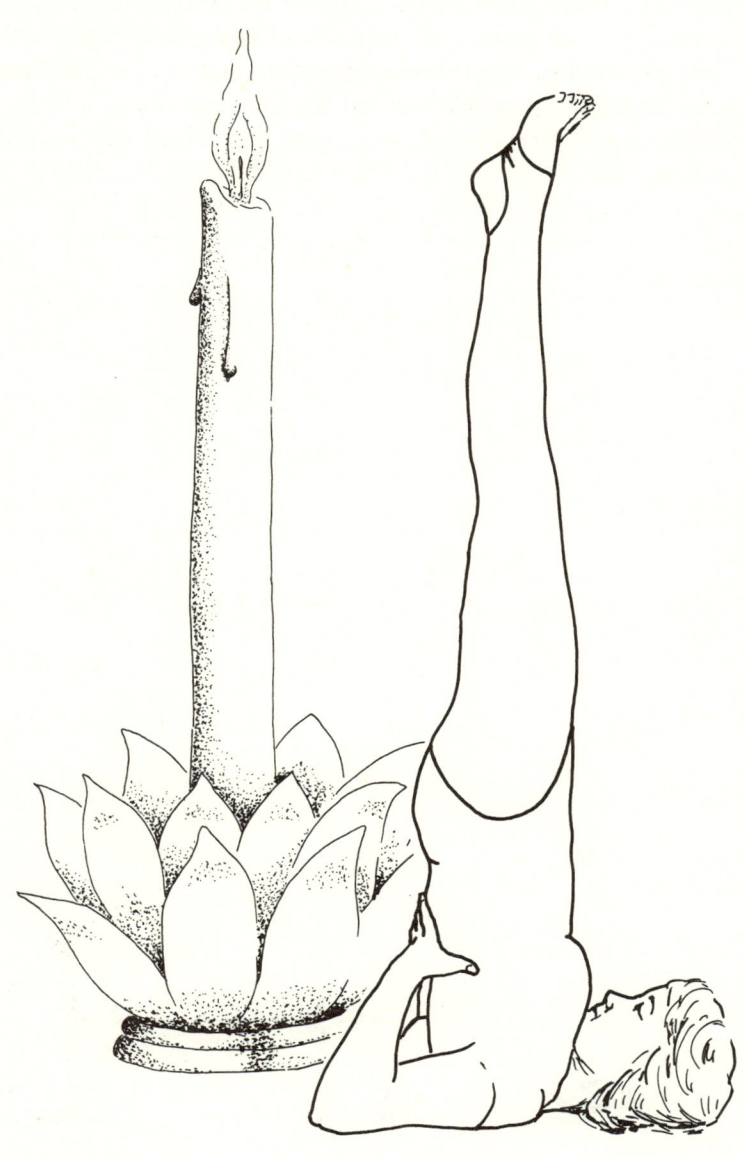

»Bei der Übung Paschimottanasana ist die Position des Göttlichen am Boden, bei Sarvangasana an der Decke des Raumes zu denken... In gleicher Weise kann man sich auch das Einströmen und Ausströmen des Atems bei Kumbhaka so vorstellen, als ob Er in seiner Gesamtheit deinen ganzen Körper in sich aufgenommen hätte.«  B. K. S. Iyengar

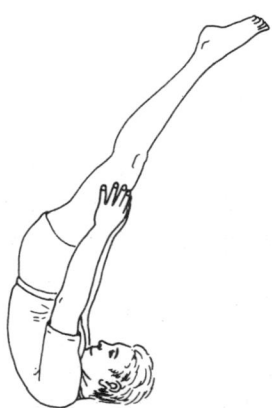

Im Gegensatz zu Tadasana ist der Schulterstand eine invertierte Stellung. Im Körper findet eine Umkehrung der Funktionen statt, in die auch der Geist mit einbezogen wird, denn es gibt hier – ebenso wie beim Kopfstand – kein Ausweichen. Wenn das Unterste zuoberst gekehrt ist, dann ist auch ein besseres Gleichgewicht erforderlich, eine andere Art der Kontrolle über die Muskeln, aber auch genügend Kraft in der Wirbelsäule.

Für die Ausführung des Schulterstandes ist aber nicht die Breite oder die Kraft der Schultern selbst entscheidend. Sehr viel mehr hängt von der Flexibilität des Hals- und Nackenbereiches ab. Diese Flexibilität erlaubt es, daß der Kopf flach auf dem Boden bleibt, während sich der Körper senkrecht aufrichtet. Der Hals gilt als Sitz des Eigenwillens. Diese Asana erscheint vielen deshalb so schwierig, weil damit auch ein Nachgeben, eine Beugung oder Unterwerfung des Willens verbunden ist.

Der Druck des Körpers beim Schulterstand bewirkt, daß die Blutgefäße im Kopfbereich anschwellen. Dieses unangenehme Gefühl zwingt den Geist zur Konzentration. Die Sicherheit, die wir im Sitzen oder Stehen gerade glaubten gefunden zu haben, wird sofort wieder erschüttert, wenn wir die Füße und Beine vom Boden abheben, und die Beugung oder Krümmung vom unteren Teil des Körpers auf die Schultern verlagert wird.

## Salamba-Sarvangasana: Der Schulterstand

Invertiert, Umkehrung, kein Ausweichen, das Unterste zuoberst, Gleichgewicht, Kontrolle, Kraft, Breite der Schultern, Unterwerfung des Willens, Flexibilität, Druck, Unbehagen, Sicherheit; Gefühl der Erschütterung; ich wußte nicht, daß mein Hals so steif ist; Versuch, die Beine ruhig zu halten; ich glaube zu ersticken.

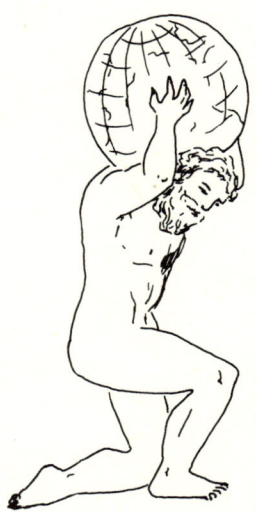

Wenn wir an Schultern denken, dann fallen uns meist zuerst die eigenen Schultern ein und es entsteht der Gedanke, wieviel wir doch

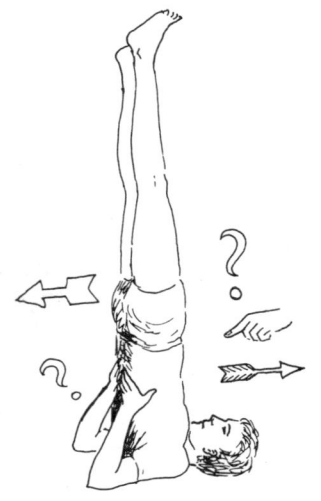

im Leben zu tragen haben: Verantwortung, Schmerz und Verlust. Vielleicht wird uns dabei auch bewußt, daß unsere eigene Selbstüberschätzung oft der Anlaß ist, daß wir auch da Verantwortung übernehmen, wo es uns gar nichts angeht. Es wird aber auch erkennbar, daß die Schultern und der Nacken durchaus in der Lage sind, die Lasten zu tragen, die sie auf sich nehmen müssen.

Drückt man den Hinterkopf fest gegen den Boden, dann ist das ganz ähnlich, als ob man sich im Stehen gegen eine Wand preßt. Es entsteht ein starker Druck auf Nacken und Kopf, und der allgegenwärtige Einfluß der Schwerkraft macht sich stärker bemerkbar. Die Umkehrung der Gewichts- und Druckverhältnisse richtet vielleicht die Aufmerksamkeit auf die falschen Entscheidungen, die man im Leben getroffen hat.

Eine ungewöhnliche Position wie der Schulterstand wirkt wie eine Warnung, stets bereit zu sein für das Ungewöhnliche oder Außergewöhnliche, das sich zu anderen Zeiten in unserem Leben ereignet. Das Instrument des Unterscheidungsvermögens gewinnt auch hier wieder an Bedeutung.

## Salamba-Sarvangasana: Der Schulterstand

Verantwortung, Schmerz und Verlust; Selbstüberschätzung, gegen eine Wand laufen, falsche Entscheidungen, Druck, Einfluß der Schwerkraft, schwere Lasten, Warnung. Das Außergewöhnliche, Unterscheidungsvermögen, Bewegung, Veränderung, leichter gehen, eine Schulter zum Anlehnen, Schulter an Schulter.

Man kann den Schulterstand nicht lange aufrechterhalten. Während Sie also in eine andere Position zurückgehen, denken Sie daran, daß das Leben Bewegung ist, daß nichts ewig dauert; und daß sowohl im Körper als auch im Geist ständig Veränderungen stattfinden. Wenn Sie sich aus dem Salamba-Sarvangasana lösen, konzentrieren

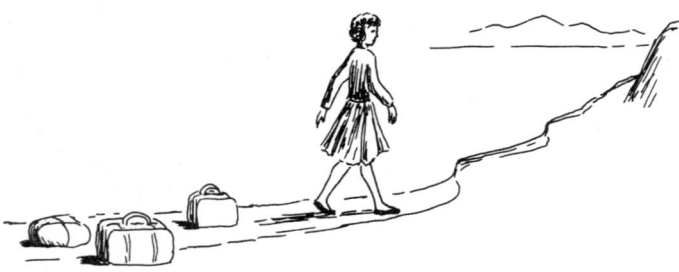

Sie sich auf den Gedanken: »Welche Last kann ich ablegen? Welche Bürde geht mich nichts mehr an?« Auf diese Weise werden Sie leichter und unbeschwerter den Weg der eigenen Weiterentwicklung gehen.

Dramatische Augenblicke im Leben geben uns Gelegenheit, freiwillig die Last eines Menschen in Not auf uns zu nehmen und ihm unsere Schulter als Stütze in schwerer Zeit anzubieten. Beim Nachdenken über die Bedeutung dieser Asana erkennen wir nicht nur, wie notwendig die eigene Unabhängigkeit ist, sondern auch, was für eine wichtige Rolle die Wechselbeziehungen zu anderen spielen. In diesem Augenblick nehmen wir wahr, daß wir tatsächlich Schulter an Schulter mit unseren Mitmenschen im Leben stehen.

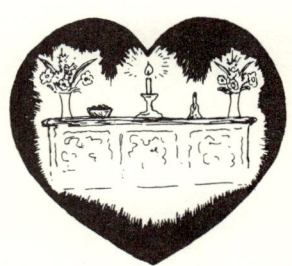

## Reflexionen: Der Schulterstand

Wenn das Leben bequem und angenehm verläuft, wird der Mensch selbstzufrieden. Erst der Druck bewirkt, daß wir wach werden und darüber nachdenken, was noch zu tun ist, um unser Ziel zu erreichen. Unser Bewußtsein macht nicht den geringsten Fortschritt, solange wir nicht unter Druck gesetzt werden.

Schmerzen im Nacken sind entweder selbst verursacht, oder sie entstehen durch andere, die sich unserem Willen nicht beugen wollen. Die für diese Asana erforderliche Hingabe ist ein Symbol für die Hingabe unseres Eigenwillens an das Allerhöchste. Sobald der physische Druck gelockert wird, kommt der Körper wieder ins Gleichgewicht. Etwas Ähnliches geschieht, wenn das Ego das Gewicht losläßt, an das es in seiner Selbstüberschätzung geglaubt hat, und die Last von ihm genommen wird. Da auch festgefügte Überzeugungen und Ansichten durchaus in Bewegung geraten können, wird deutlich, daß es kein Oben und kein Unten geben kann. Die Macht des Eigenwillens wird untergraben.

Man bezeichnet diese Stellung auch manchmal als »Die Kerze«. Das ist eine sehr schöne Zusammenfassung der Gedanken: Ich kann dazu beitragen, mich selbst zu »erleuchten«. Ich kann die spirituelle Flamme Tag und Nacht im Tempel meines Herzens brennen lassen, an dem Ort, an dem die beiden Welten aufeinandertreffen, in denen ich leben muß. Mein Eigenwille soll das erste Opfer sein, das ich auf dem Altar des Lebens bringe, und ein erster Schritt der Rücksicht anderen gegenüber wird mich zum Glauben und zur Liebe führen.

*Utthita* bedeutet ausgebreitet, ausgestreckt. *Tri* heißt drei, und *kona* ist ein Winkel. Diese Übung ist das ausgebreitete Dreieck, das zuerst nach der einen und dann nach der anderen Seite ausgeführt wird. Die Beine sind gespreizt, der Körper wird nach links gedehnt, die Bewegung geschieht aus dem Becken heraus und erfaßt auch das linke Bein. Beide Arme hängen anfangs an den Seiten herab, im Verlauf der Übung berührt die linke Hand den Boden oder den äußersten Knöchel das linken Fußes, die rechte Hand wird gerade nach oben gestreckt. Die Wirbelsäule bleibt gerade, die Brust ist offen, der Körper nach vorn gerichtet.

*Utthita-Trikonasana*
## Das Dreieck

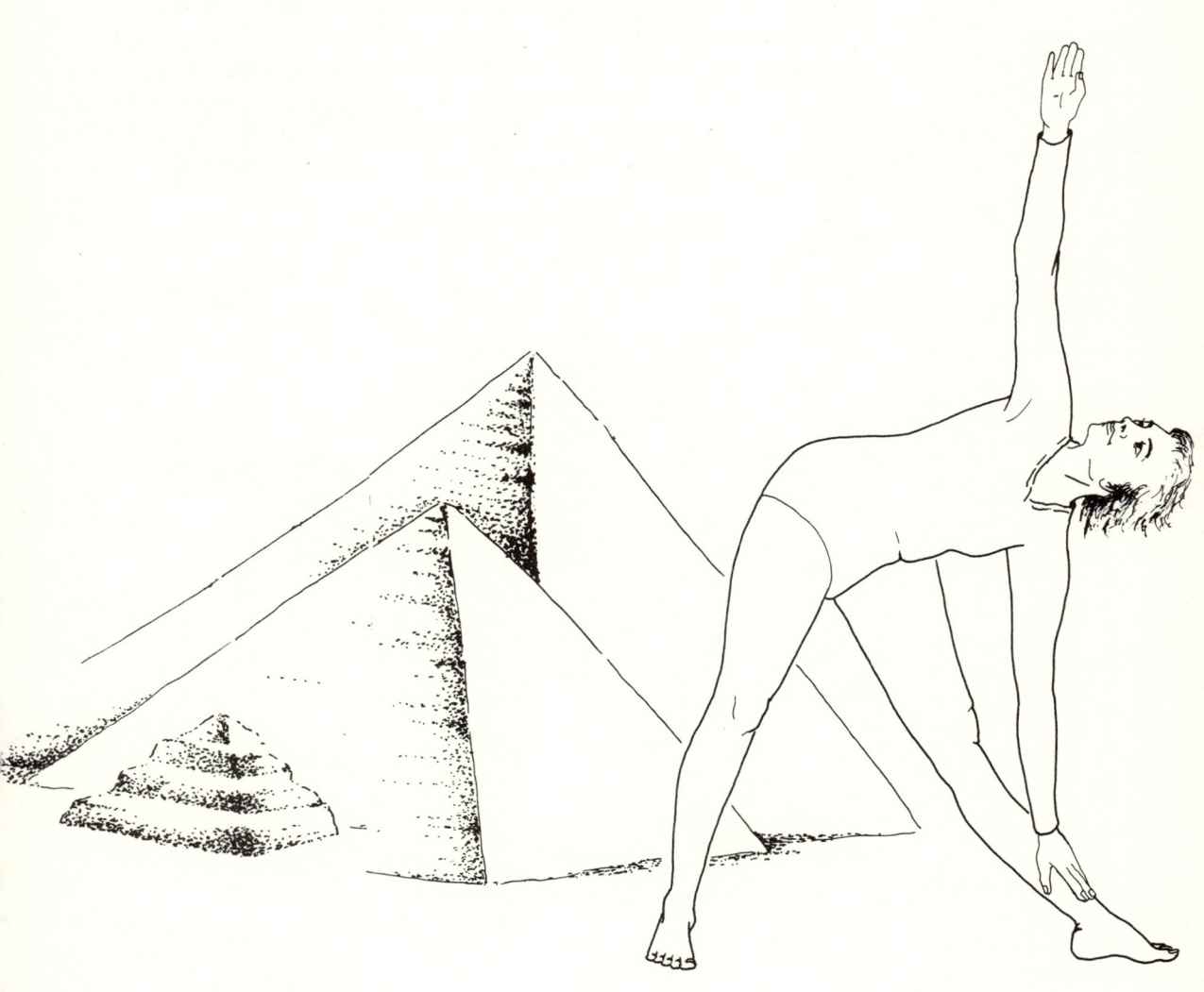

»Geist, Seele und Körper müssen eins sein:
Drei in Einem, und Einer in allen Dreien.«
B. K. S. Iyengar

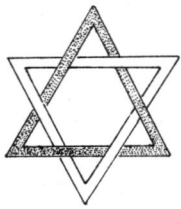

Es ist faszinierend, bei der Ausführung dieser Asana wieder einmal zu erkennen, wie eng der Körper mit der Umwelt verbunden ist. Die Dreieckstellung betont die drei Komponenten des Wechselspiels der Kräfte: die eigene Abhängigkeit, die gegenseitige Abhängigkeit, und die daraus entstehende Wechselwirkung.[1]

In unserer Umwelt finden wir das Dreieck in vielfältiger Gestalt. Logiker betrachten auch die Sprache als eine solche Dreierbeziehung zwischen dem Sprecher, dem gesprochenen Wort und dem Angesprochenen. In der Religion wird die Gottheit als Dreieinigkeit, Dreifaltigkeit oder Trinität bezeichnet. Man könnte hier auch eine Verbindung zur Regierungsform im alten Rom sehen. Dort bildete eine Gruppe von drei Männern, die außerordentliche Fähigkeiten besaßen, das Triumvirat. Der Meeresgott Neptun hat einen Dreizack als Symbol seiner Macht, und die Römer gebrauchten im Kampf einen Speer mit drei Spitzen, wie er den Inselbewohnern auch zum Fischfang diente.

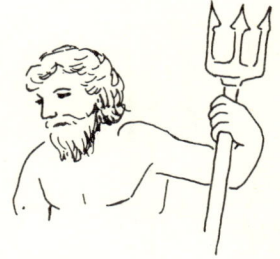

Die Merkmale des Dreiecks sind Kraft und die Fähigkeit, Gewicht zu tragen und Druck auszuhalten. Auch in der Statik benutzt man dieses Prinzip. Während Sie die Übung Utthita-Trikonasana ausführen, denken Sie daran, wieviel Halt Sie selbst bieten und ob Sie Druck widerstehen können.

## Utthita-Trikonasana: Die Dreieckshaltung

Eigene Abhängigkeit, gegenseitige Abhängigkeit, Wechselwirkung, Dreieinigkeit, Dreizack, Macht, Überlegenheit, Willenskraft, Standhaftigkeit, stützen, Druck widerstehen, schwanken, angespannt, unsicher, zusammenbrechen, Ängstlichkeit.

Das von den Fotografen benutzte Dreifußstativ, das der Kamera einen sicheren Halt gibt und scharfe Bilder ermöglicht, nutzt ebenfalls das Dreiecksprinzip. Sobald der Schüler bei der Ausführung dieser Asana die körperliche Balance halten kann, bekommt er auch

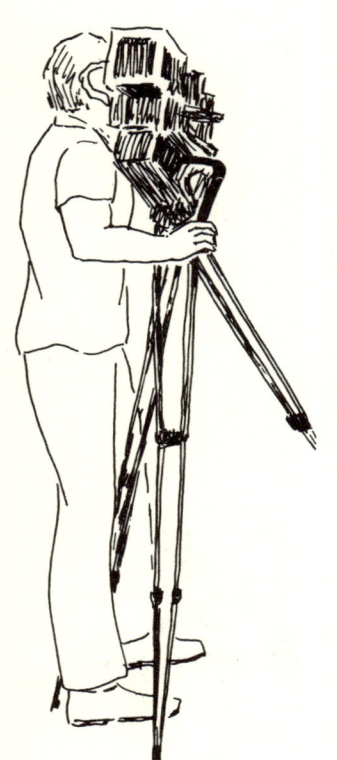

einen schärferen Blick für das Gleichgewicht der Kräfte. Ursprünglich war der Dreifuß ein großer Kessel mit drei Beinen, in dem man das Essen über dem Feuer zuzubereitete. Der Schüler braucht Nahrung für drei Bereiche: Körper, Geist und Seele. Ernährung ist ein recht wichtiges Thema, und im allgemeinen wird unser Körper gut ernährt. Die Emotionen nehmen sich ebenfalls die nötige Nahrung. Meist befriedigen die Menschen untereinander ihr Bedürfnis nach emotionaler Zuwendung. Die Nahrung für den Geist beschafft im allgemeinen der Intellekt. Der Teil des Geistes, der mit dem Göttlichen im Innern in Kontakt steht, die Seele, bekommt nur selten zuträgliche Nahrung. Spirituelle Nahrung kann aus der Meditation, aus dem Gebet oder aus der Reflexion über das Göttliche in jeder Form gewonnen werden, etwa durch die Betrachtung der christlichen Trinität Vater, Sohn und Heiliger Geist, oder der hinduistischen Dreiheit Brahma, Shiva und Vishnu.

## Utthita-Trikonasana: Die Dreieckshaltung

Dreifuß, standhaft, Gleichgewicht, innere Sicherheit, die richtige Brennweite (Einstellung), scharfe Bilder, der große Kessel, Nahrung für Körper, Geist und Seele; gespeist durch Emotionen, Reflexion, Meditation, Gebet, Trinität.

In den alltäglichen menschlichen Beziehungen spielt auch die Dreiheit von Vater, Mutter und Kind eine Rolle. In früheren Zeiten, als die Säuglingssterblichkeit sehr hoch war, galt die Geburt lebender Drillinge als besonderer Segen Gottes.
    Die drei Räder des Dreirads helfen dem Fahrer, das Gleichgewicht zu bewahren. Bei der Übung dieser Asana sind Körpergröße, Umfang und Spannweite des Körpers, der Beine und der Arme, also die richtigen Proportionen, die entscheidenden Faktoren. Die harmonische Ausführung der Utthita-Trikonasana bedeutet, daß der Schüler sich im Gleichgewicht befindet und seine Mitte gefunden hat.[2]

## Reflexionen: Das Dreieck

Triumphbogen als Symbol der Macht, Monumentalbauten mit zumeist drei bogenförmigen Toren, errichtete man zum Gedenken an bedeutende Siege. Diese Siegesfeiern galten der Eroberung und Unterwerfung anderer Menschen, nicht dem Sieg über sich selbst.

Hatha-Yoga, Bhakti-Yoga und Jnana-Yoga erscheinen uns zunächst als streng voneinander getrennte Formen, doch sie stellen im Grunde ein einziges großartiges Monumentalgebäude dar, das in unser Leben einbezogen werden muß.

Wenn man ein Dreieck in einen Kreis stellt, berühren alle seine Scheitelpunkte den Kreisbogen. Körper, Geist und Sprache sind die drei Scheitelpunkte, die bei der Bemühung um eine ganzheitliche Entwicklung dafür sorgen, daß die geraden Linien so aufgeteilt werden, daß ein Gleichgewicht entsteht. Dann befindet sich der Schüler im Innern eines vollkommenen Kreises. Drei Linien in unterschiedlicher Anordnung bezeichnet man als Trigramm. Es wird in der chinesischen und japanischen Weissagung verwendet. Obwohl die Orakel des bekannten *I Ging* gelegentlich hilfreich sind, können sie kein Ersatz sein für das Bestreben, mit den eigenen inneren Quellen in Berührung zu kommen. Das Triduum, ein dreitägiges Gebet, geht in vielen Religionen spirituellen Ereignissen und Übungen voraus. Auch eine Fastenzeit oder bestimmte Kulthandlungen dienen der Vorbereitung auf den inneren Weg.

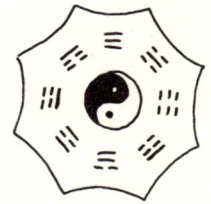

Jesus tröstete seine Jünger mit den Worten: »Denn wo zwei oder drei in meinem Namen versammelt sind, da bin ich mitten unter ihnen.« Er sagte aber auch voller Trauer zu Petrus: »Noch ehe der Hahn kräht, wirst du mich dreimal verleugnen.« Der Schüler muß solche Worte ernst nehmen, will er durch die Asana das erhoffte Gleichgewicht erreichen.

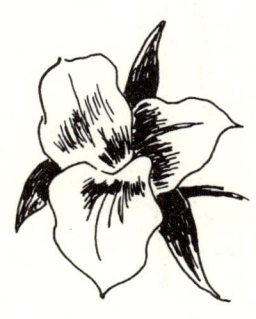

Wer Trillium, die Wachslilie mit ihren drei großen weißen Blütenblättern, pflanzt und pflegt, der läßt damit das Symbol des reinen Herzens, des reinen Körpers und des reinen Geistes wachsen. Das ägyptische Henkelkreuz ist das Symbol für die Lebenskraft, das Symbol für Prana und für die Kraft des Bewußtseins. Der Körper tanzt zur Musik der drei göttlichen Instrumente: der Vina (eine Bambuszither oder -gitarre), der Flöte und der Trommel. Es ist eine heilige Musik, die das Gegengewicht zum Lärm des Wettstreits bildet. Shiva, der Gott des Yoga, trägt das Zepter mit drei Spitzen und symbolisiert den Zustand des Satchitananda (Sein, Bewußtsein und Glückseligkeit) für alle, die ihn verehren. Was aber bedeutet Verehrung? Es bedeutet, den Körper zum spirituellen Werkzeug zu machen und den Geist zur Brücke zu einer anderen Welt.

*Paschima* heißt der Westen. Bei dieser Übung wird der westliche Teil des Körpers gestreckt. Darunter versteht man die ganze Rückseite vom Kopf bis zu den Fersen. Aus der sitzenden Position, die Füße gerade ausgestreckt, richtet man den Oberkörper aus dem Becken heraus auf. Die Arme werden über den Kopf gestreckt. Dann beugt man den Oberkörper nach vorn, die Hände greifen nach den Füßen. Die Entspannung dieser Position versetzt den Schüler in einen Zustand der Hingabe und demütigen Bescheidenheit.

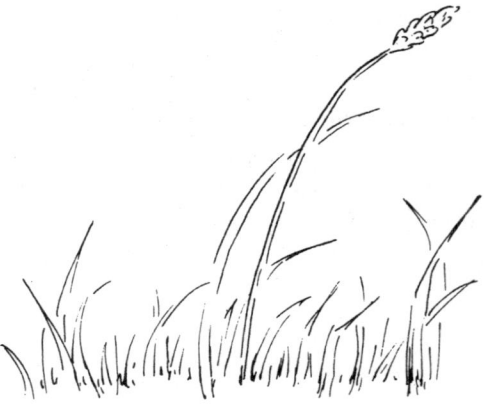

## *Paschimottanasana*
## Vorwärtsbeugen im Sitzen

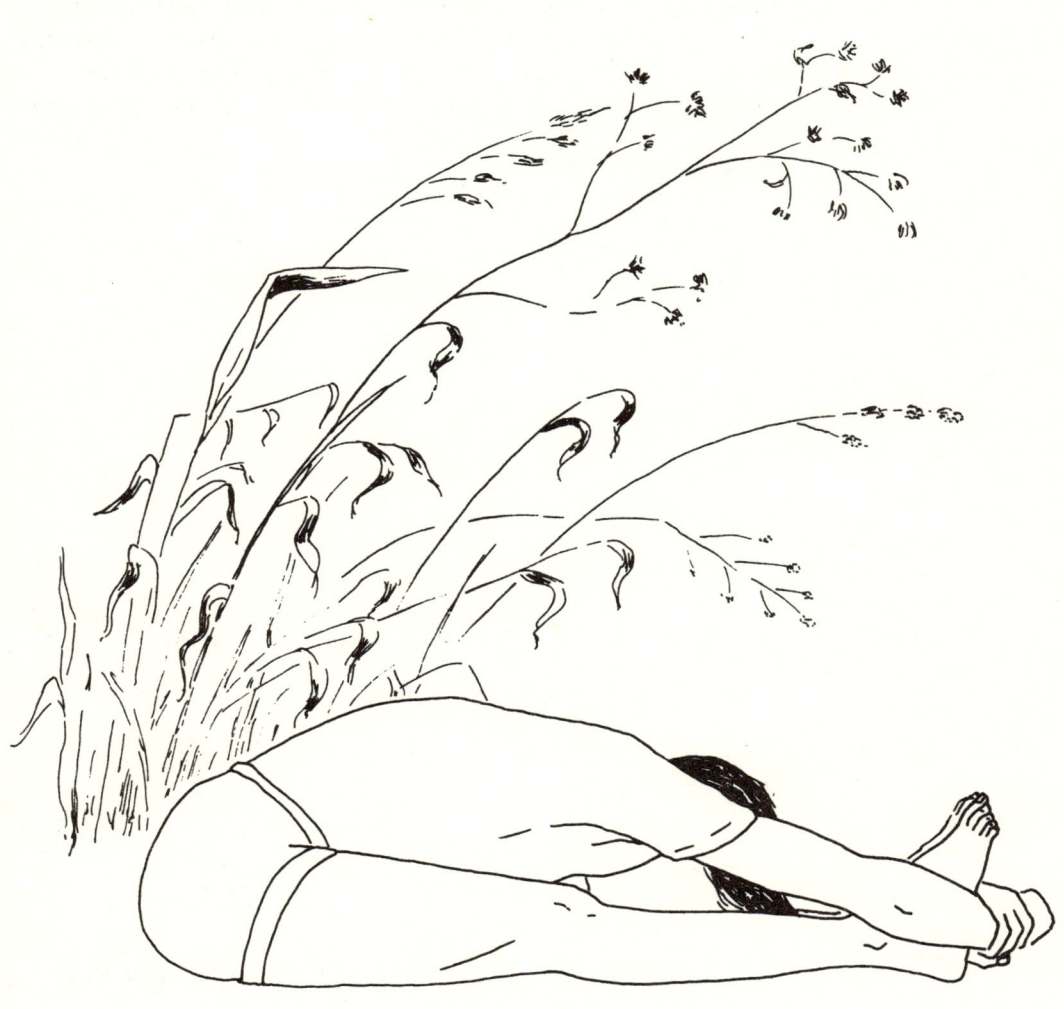

»Bewußte Anstrengung im Rückenbereich
und vorn die gezielte Anspannung der Sehkraft:
Gehirn und Geist müssen als Einheit zusammenwirken.«
B. K. S. Iyengar

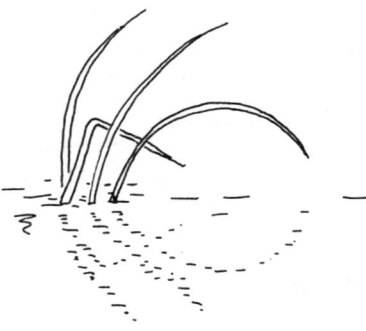

Beugt man den Körper aus den Hüften heraus nach vorn, dann ist es, als ob man sich in der Mitte in zwei Hälften zusammenfaltet, und die Sicht wird eingeschränkt. Bei Paschimottanasana ist sowohl ein positiver Aspekt erkennbar, nämlich die Fähigkeit zur Ausführung dieser Asana, aber zugleich ein negativer Aspekt, das begrenzte Sehvermögen. Diese Gegensätze vereinen sich in den Hüften, dem Drehpunkt dieser Bewegung.

Diese Asana vermittelt die wichtige Erfahrung der Hingabe. Tief im Innern wird ein Prozeß in Gang gesetzt, der den Schüler weicher macht und der zu einer Erweiterung führt. Innerhalb des beschränkten Spielraums der Körperbewegung dehnt diese Übung die Muskeln und Bänder, sie führt aber zugleich zur Ausdehnung der Grenzen des Denkens, des Fühlens, des Erkennens und des Verstehens. Die mit dieser Haltung verbundene Hingabe drückt sich besonders deutlich durch die Tatsache aus, daß man in dieser Stellung weder nach rückwärts noch nach oben blicken kann. In der willigen Hinnahme der Situation liegt Demut. Die Hände, der Ausdruck für die liebevolle Berührung und den sicheren Halt, strecken sich, um die Füße, das Fundament unseres Seins, zu umfassen. Mit Geduld und Hingabe nehmen wir uns dann genügend Zeit, uns zu dehnen und lang auszustrecken.

Alle Asanas haben das Ziel, die Wirbelsäule ins Bewußtsein zu rücken. Paschimottanasana bildet keine Ausnahme. Ehe es dem Schüler gelingt, sich mit gestreckter Wirbelsäule in der Mitte zusammenzufalten, hat er oft mit einem Buckel zu kämpfen, Sinnbild für ein Hindernis, das er auch im Leben überwinden muß. Erst danach ist die Hingabe tief genug, und er wird aufnahmebereit. Körper, Emotionen und Geist sind so stark geworden, daß sie die Unsicherheit des eingeschränkten Sehvermögens ertragen können.

Das Sanskritwort Paschimottanasana bedeutet soviel wie die intensive Streckung nach dem Westen. Bei der Ausführung dieser Übung kann der Schüler an die Bedeutung des Westens denken. Was heißt Westen überhaupt? Was bedeutet der Westen in meinem Leben?

# Paschimottanasana
## Sitzen in vorwärtsgebeugter Haltung

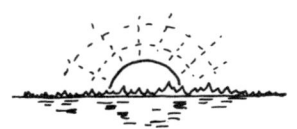

In zwei Hälften zusammengefaltet, begrenztes Sehvermögen, Gegensätze, Hingabe, weich werden, Erweiterung, Grenzen, Hinnahme, sicherer Halt, Geduld, bewußte Wahrnehmung der Wirbelsäule, Buckel, Hindernis, Aufnahmebereitschaft, Unsicherheit, der Westen; Beugung nach Westen, intensive Streckung.

Wenn man sich nach vorn gegen den Boden beugt, erkennt man die Notwendigkeit, auf die angeborene göttliche Natur zu vertrauen. Die Intensität der Streckung und die Erkenntnis, daß erst bestimmte Beschränkungen überwunden werden müssen, bevor die Übung vollständig ausgeführt werden kann, macht immer wieder demütig. Im Drehpunkt der Beugung nimmt man die beiden Hälften des Körpers, die beiden Teile des Geistes, wahr. Die Gegensätze, die sich durch unser ganzes Leben und Handeln ziehen, treten mit großer Deutlichkeit zutage. Aber gerade durch diese Klarheit verschwindet jede Unsicherheit. Je näher bei der Ausführung dieser Asana die Vollkommenheit rückt, um so deutlicher nimmt man beim Wiederaufrichten wahr, daß es unmöglich ist, sich nach rückwärts zu wenden.
Die Rückkehr zum Boden, das Wiedereingehen in die Erde, bedeutet keineswegs das Ende des Lebens, sondern einen neuen Anfang. Der bewußte Akt der Hingabe ist der Beginn einer äußeren und inneren Bewegung, durch die der Schüler auf dem geistigen Pfad weiterkommt. Diese Asana wird auch bei der Übung des Brahmacharya, der geschlechtlichen Enthaltsamkeit, angewandt.

## Paschimottanasana
## Sitzen in vorwärtsgebeugter Haltung

Nach vorn werfen, der Boden, Vertrauen, die angeborene göttliche Natur, Intensität, Demut, kein Zurück, der Drehpunkt, Gegensätze, Hingabe, Beginn der Bewegung, positive und negative Aspekte, Trennung, der geteilte Kreis, Antworten im Innern, Inspiration, Ehrfurcht, Staunen.

Bei Paschimottanasana berühren sich Oberkörper und Unterkörper, das Denken bewegt sich in Begriffen wie höher und tiefer, friedlich und gewaltsam, positiv und negativ. Wie ist beides auseinanderzuhalten? Gibt es wirklich eine Trennung zwischen Gut und Böse, so wie es eine eindeutige Unterscheidung zwischen Schwarz und Weiß gibt? Kann es tatsächlich so etwas wie einen unterbrochenen Energiekreislauf oder einen geteilten Kreis geben? Die Antworten auf diese Fragen sind nur im Innern zu finden. Sie führen vielleicht dazu, daß wir uns in Ehrfurcht und Staunen vor der göttlichen Weisheit verbeugen, die dem Menschen auf so vielfältige Art und Weise zufließt.

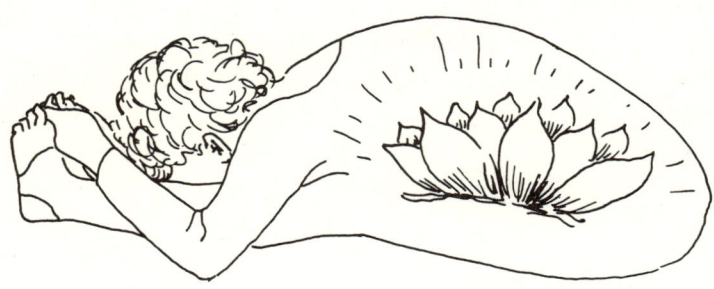

*Ardha* heißt wörtlich halb. *Matsyendra* war ein Weiser, der die Lehren des Yoga verbreitete. Bei dieser Übung liegt das rechte Bein angewinkelt auf dem Boden, so daß sich der rechte Fuß an der Außenseite des linken Oberschenkels befindet. Das linke Bein steht senkrecht und ist ebenfalls angewinkelt; der linke Fuß lehnt an der Außenseite der rechten Hüfte. Der Körper wird nach links gedreht, dabei steckt man den rechten Arm durch das gebeugte Knie des linken Beines; die Hände umfassen sich im Rücken. Der Kopf wird ebenfalls zur linken Seite gedreht und blickt nach hinten. Die Übung wird nach der anderen Seite wiederholt.

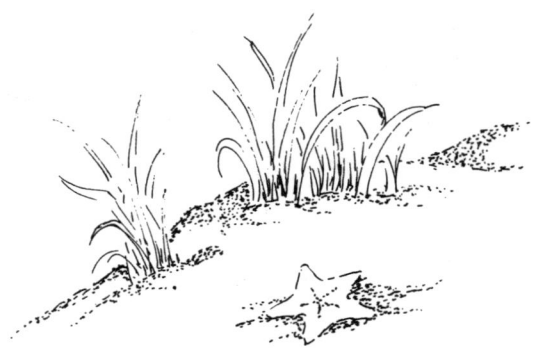

## *Ardha-Matsyendrasana*
## Die Drehung der Wirbelsäule

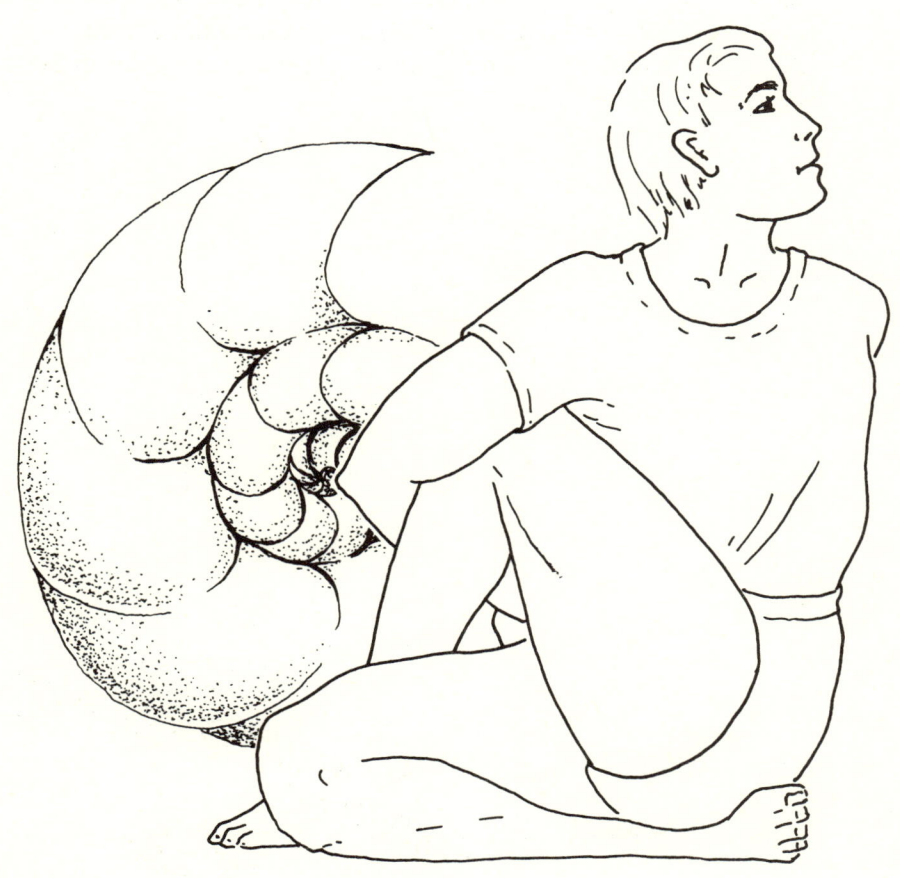

»Der Körper wird keinesfalls vernachlässigt, sondern in diese spirituelle Wachheit mit einbezogen, bis der ganze Mensch zur reinen Flamme wird. Eine aktivierte aufrechte Wirbelsäule schafft eine spirituelle Intensität und Konzentration, die alle quälenden Gedanken und das Brüten über Vergangenheit und Zukunft beseitigt und den Menschen einer jungfräulich frischen Gegenwart überläßt.«
B. K. S. Iyengar

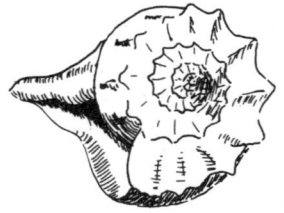

Bei Ardha-Matsyendrasana dreht man den Körper aus dem Sitzen heraus. Die Drehung der Wirbelsäule beeinflußt auch das Knochengerüst und die Funktion des Skeletts selbst. Es ist kaum möglich, daß man einen flexiblen Geist zusammen mit einer unbeweglichen Wirbelsäule findet. Wenn der Körper verkrampft ist, dann wird auch im geistigen und emotionalen Bereich eine Verkrampfung erkennbar sein. Sobald aber unsere Einsicht eine bestimmte Tiefe erreicht, erkennen wir, daß alles, was einmal verdreht wurde, auch wieder zurückgedreht oder gelöst werden kann.

Erstarrte Meinungen machen eine solche Lösung schwieriger, weil dabei auch der Stolz eine Rolle spielt. Kann sich nur der Körper in vielerlei Weise drehen und wenden, oder gilt das auch für den Geist? Es gibt kaum etwas, das nicht bis zu einem gewissen Grad gedreht oder verdreht werden kann, wie unbedeutend es auch sein mag: Geschichten, die wir hören und weitererzählen, aber auch die Aufzeichnung unserer Träume. Manchmal ist der Geist derart flexibel, daß er aus Dein ein Mein und aus Mein ein Dein macht.

Die Drehübung gleicht ein wenig einer etwas aus der Form geratenen Spirale. Die Drehung oder Krümmung kann ihren Ursprung in der niederen Natur des Menschen selbst haben, sie kann aber auch durch die Berücksichtigung von allzuvielen Gesichts- und Standpunkten entstehen, die aus dem Menschen schließlich eine Qualle, ein Wesen ohne Rückgrat, machen. Wenn man das eigene Denken entwirrt und die Dinge wieder geraderückt, wird auch die Verwirrung durch die Vielzahl von Emotionen gelöst, die uns von den wahren Zielen ablenken.

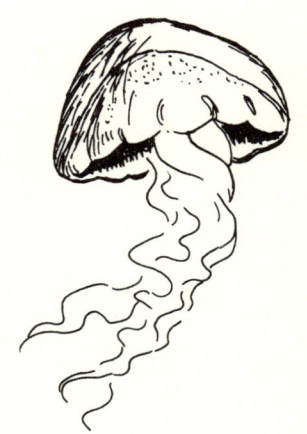

Um diese Haltung einzunehmen, muß man zuerst einmal die stehende Position aufgeben. Überlegen Sie: Wie komme ich auf den Boden hinunter? Was bedeutet es, auf dem Boden zu sitzen? Sitze und brüte ich über einem Problem? Womit hat es angefangen? Kann ich bis zu seinem Ursprung zurückgehen, bis zu dem Punkt, ehe es noch zu Verdrehungen und Verbiegungen kam? Um ein Problem zu lösen, geht man in Gedanken jeden einzelnen Schritt durch, so wie wir es bei der Ausführung der Asanas tun.

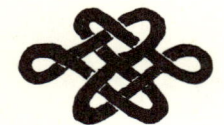

## Ardha-Matsyendrasana
## Die Drehung der Wirbelsäule

Knochengerüst, flexibel, unflexibel, verkrampft, Mein und Dein, verdreht, verbogen, aus der Form geraten, kein Rückgrat, verwirrte Gedanken und verdrehte Ansichten, über einem Problem brüten, ein Problem lösen.

Wenn man einmal beobachtet, auf welche Weise sich der Körper beugt und wie er eine bestehende Krümmung auflöst, wird es leichter, sich auch über die Biegungen und Verdrehungen des menschlichen Geistes klarzuwerden. Wir wünschen uns einen flexiblen und beweglichen Körper. Soll unser Geist ebenso flexibel und beweglich sein? Welches Ausmaß an Flexibilität ist wünschenswert? Ein allzu flexibler Mensch ist manipulierbar, ja er fordert die Manipulation geradezu heraus. Wenn jemand ein schwaches Rückgrat hat, muß er zuerst die Wirbelsäule stabilisieren und Kraft entwickeln.

Bei der Ausführung der Wirbelsäulendrehung werden Sie vielleicht bemerken, daß man dabei nichts hört, nichts sieht, auf nichts anderes achtet. Tatsachen können aus Gründen der Selbstrechtfertigung verdreht werden. Eine bewußt langsame Bewegung ist nicht unbedingt ein Anzeichen für besondere Sorgfalt, sondern deutet eher darauf hin, daß man Zeit gewinnen will, um die Wahrheit zu verdrehen oder einer Situation eine andere Wende zu geben, um sie besser unter Kontrolle zu behalten. Die Drehübung hat noch eine andere Perspektive. Unsere eigene Persönlichkeitsentwicklung ist kein linearer Prozeß. Wer mußte nicht schon erfahren, daß das Leben in Windungen und Krümmungen verlief, um schließlich doch noch zum Besseren zu führen?

Das Tier, das seinen Körper am besten biegen und drehen kann, ist die Schlange. Sie gilt sowohl als Symbol der Weisheit als auch als Sinnbild der Versuchung. Die Drehbewegung kann zur Selbstbeobachtung anregen. Sie kann aber auch das Merkmal für einen indirekten Umgang mit den Menschen sein und manchmal dazu dienen, sich der Kritik zu entziehen. Oft ist sie aber nichts anderes als Gewohnheit.

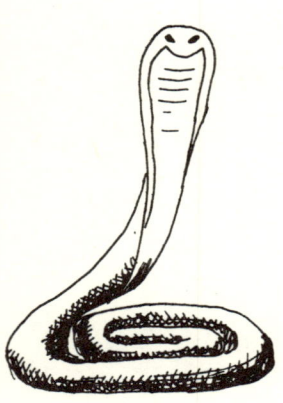

Wenn sich eine solche Gewohnheit erst einmal herausgebildet hat, ist es ziemlich schwierig und kraftraubend, den automatisierten Mechanismus zu unterbrechen. Doch was für ein herrliches Gefühl der Freiheit ist es, wenn man die ausgefahrenen Geleise verläßt, sich freimacht von der Unbeweglichkeit und schließlich seine Anpassungsfähigkeit wiedergewinnt!

Schmerzen oder Steifheit im Nacken- und Schulterbereich, die bisher bei keiner Asana aufgetreten sind, werden sich hier wahrscheinlich bemerkbar machen. Was verursacht diese Schmerzen im Nacken? Woher kommt der steife Hals? Wodurch ist die Verkürzung der Sehnen in den Hüften entstanden? Steifheit bedeutet ein Hemmnis für den Körper, aber sie wirkt auch als Fessel für den Geist. Was macht mich unbeweglich? Was hält mich davon ab, flexibel zu sein, mich anzupassen?

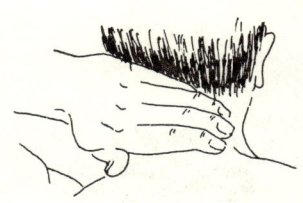

## Ardha-Matsyendrasana
## Die Drehung der Wirbelsäule

Manipulation, ohne Rückgrat, Selbstrechtfertigung, Verdrehung der Wahrheit, alles unter Kontrolle behalten, andere Perspektive, Gang der Ereignisse in Schlangenlinien, der indirekte Weg, sich der Kritik entziehen, Gewohnheit, automatisierter Mechanismus, Freiheit, steifer Hals, Nackenschmerzen, Steifheit, Unbeweglichkeit.

Sobald die durch die Verdrehungen bewirkten Blockierungen aufgehoben sind, ändert sich die Perspektive. Man sieht alles aus einem ganz neuen Blickwinkel. Das Zurückschauen ist kein traumatischer Vorgang mehr. Lockerung und Flexibilität haben nicht nur Auswirkungen auf die Wirbelsäule, sondern machen auch den Blick frei. Man sollte niemals auf diese Drehübung verzichten, die zur Selbstbeobachtung und zur Schau nach Innen anregt. Auch diese Haltung ist ein Schritt auf unserem Weg zum Gipfel des Berges, zur Freiheit.

Vielleicht verhilft die Asana dem Schüler zur folgenden Überlegung: Der Mensch nimmt zu seiner Selbstrechtfertigung die Mühe all dieser Verdrehungen auf sich und hat zu diesem Zweck sogar eine verdrehte Sicht seiner Umwelt entwickelt – könnte es nicht sein, daß er auch sein wahres Ziel völlig verdreht und verschleiert hat?

## Reflexionen: Die Drehung der Wirbelsäule

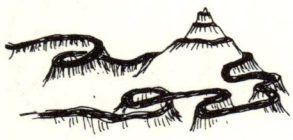

Man kann sich die Drehung auch als eine Spirale denken, deren Bewegung entweder nach oben oder nach unten gerichtet ist. Die Abwärtsbewegung hält den Menschen in seiner niederen Natur wie in einem Netz gefangen, während die Aufwärtswindung die Wahrnehmungsfähigkeit steigert und die Grenzen erweitert.

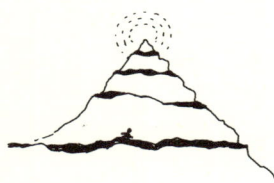

Beim Suchenden, der das starke innere Bedürfnis hat, spirituelle Ziele zu verfolgen, muß der Geist gefügig gemacht und in diese Richtung gelenkt werden. Es sind gesellschaftliche, kulturelle und persönliche Gewohnheiten zu verändern und zu überwinden. Wer diese Haltung einnimmt, ist dazu entschlossen, sich zu beugen und eine Veränderung der alten Lebensweise zu erzwingen, um das spirituelle Ziel zu erreichen. Veränderungen zeigen sich zuerst in der Persönlichkeit und ihren verschiedenen Aspekten. Manchmal erzeugt die Drehung oder Beugung genau wie bei der Spirale eine gewisse Spannung, die außerordentlich nützlich ist. Die Freisetzung dieser gespeicherten Energie kann verschiedenen Zwecken dienen. Konzentriert man sie auf spirituelle Praktiken, etwa auf ein Mantra, bringt sie den wahren Schüler seinem Ziel näher.

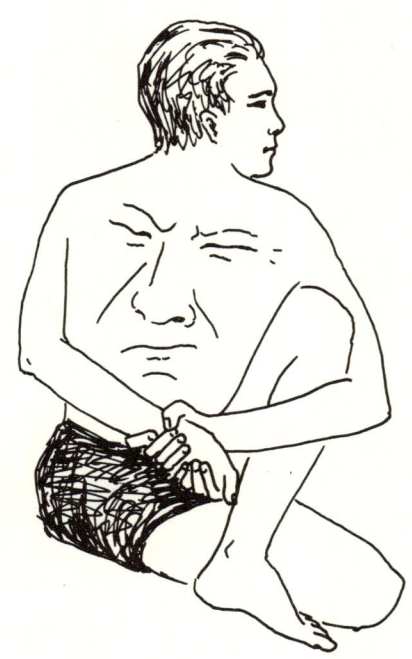

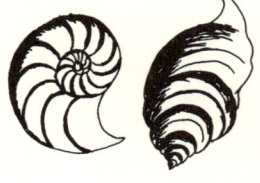

# Geräte

*Halasana*

Der Pflug

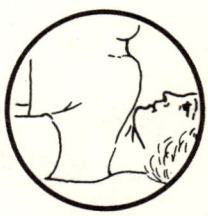

*Dhanurasana*

Der Bogen

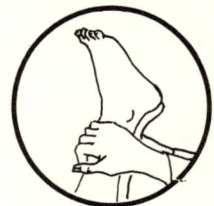

*Hala* heißt Pflug. Aus der entspannten Liegestellung, die Arme sind zu beiden Seiten ausgestreckt, hebt man die Beine über den Kopf, bis die Zehen den Boden berühren. Arme und Beine bleiben während der Übung ganz locker. Diese Stellung erinnert an einen Pflug.

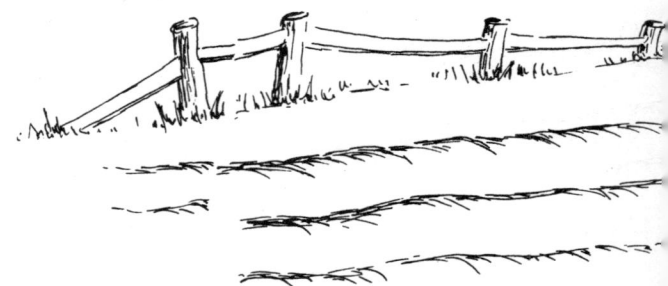

## *Halasana*
## Der Pflug

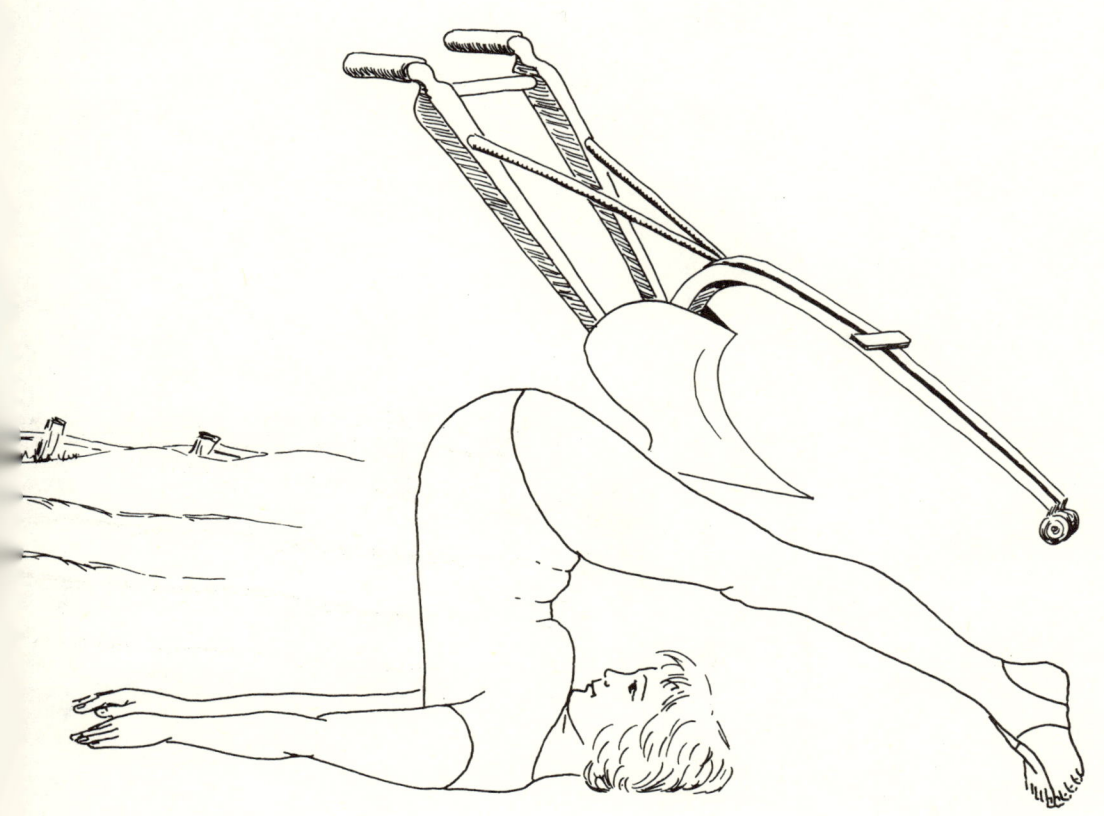

»Du sollst sein wie der Bauer: Am Tag der Aussaat
macht ihn nicht der Gedanke an die künftige Ernte glücklich.
Sein Glück besteht darin,
daß er gut gepflanzt und gut gesät hat.«

B. K. S. Iyengar

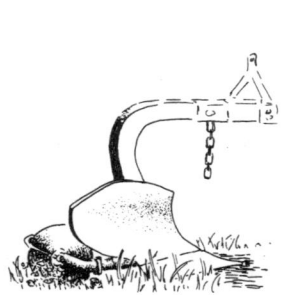

# Der Pflug

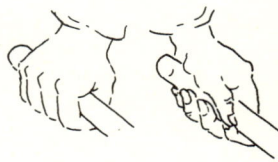

Als noch von Hand gepflügt wurde, brauchte man einen festen Griff und starke Muskeln, um die Erde aufzubrechen und für das Düngen und die Aussaat vorzubereiten, damit Nahrung für den Menschen gedeihen konnte.

Johann Jakob Bachofen schreibt im Zusammenhang mit dem Mutterrecht, daß »der männliche Pflug den Leib der Erde ebenso öffnet wie den der Frau«.[1] Damit setzt er die Erzeugung der Nahrung mit der Zeugung der Nachkommenschaft gleich, wobei er dem Mann die Rolle des Pfluges zuweist, der in den Leib der Frau eindringt, das Hymen zerreißt und den Schoß schwängert, damit die Art erhalten bleibt.[2]

Das Pflügen des Bodens ist ein ziemlich heftiger, ja sogar gewalttätiger Akt, der die Kruste aufbrechen soll, die sich möglicherweise gebildet hat, um zu schützen, was sich darunter befindet. Sowohl die Ernte der Früchte, die aus dem Schoß der Erde wachsen, als auch die Geburt eines Kindes aus dem Leib der Mutter sind recht gewaltsame Eingriffe.

Selbst die Hingabe ist nicht ohne ein bestimmtes Maß an Gewaltsamkeit möglich, denn am Anfang steht zumeist das Opfer, der Verzicht auf die eigenen Wünsche. Die Überwindung des Selbst und des Eigenwillens stellt immer einen Akt der Gewalt dar. Die Reibung zwischen zwei Gegensätzen ist die Grundlage der Kontinuität des Lebens.

Bei der Ausführung dieser Übung überlegen Sie: Welchen Bereich meines Lebens muß ich umpflügen? Welche harten Brocken muß ich aufbrechen? Was will ich auf meinem Boden pflanzen? Was möchte ich wirklich tun? Während ich die Beine über den Kopf strecke, fühle ich mich zwar eingeengt, dabei aber auch sicher. Engt mich die Sicherheit meines Lebens ein?

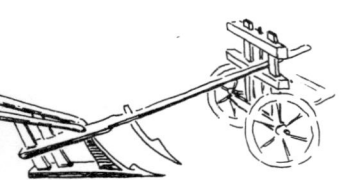

## Halasana: Die Pflugstellung

Fester Griff, starke Muskeln, der männliche Pflug öffnet den Leib der Erde, Aussaat, Gewaltsamkeit, aufbrechen, schützen, was ist darunter? Ernte, Früchte, Kind, Geburt, Hingabe, Opfer, der eigene Wille, Gegensätze.

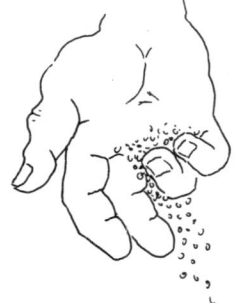

In der *Bhagavadgita* heißt es, daß wir auf die Früchte unserer Mühe verzichten und sie dem Göttlichen weihen sollen. Am schwersten fällt uns ein solcher Verzicht wahrscheinlich, wenn diese Früchte Anerkennung, Ruhm oder Reichtum heißen. Man könnte auch davon sprechen, den Boden des Lebens zu pflügen und ihn vorzubereiten für die Aufnahme des Samenkorns der göttlichen Inspiration. Die Frucht der eigenen Weiterentwicklung, die sich durch die Selbsterforschung herausbildet, wird automatisch zum Nährboden für weiteres Wachstum.

Selbst wenn man nichts anderes als den Keim der Einsicht und des Verstehens säen will, muß der Boden zuvor gepflügt werden. Das Unkraut (Vorstellungen, die fest verwurzelt sind wie die lästige Quecke) ist schwer zu entfernen. Das Samenkorn der Einsicht kann sich nur dort entwickeln, wo der fruchtbare Boden aufnahmebereit ist und die beste Nahrung bietet. Zugleich ist auch das Unterscheidungsvermögen gefordert, das gute, heilsame Gedanken vom Unkraut der Selbstüberschätzung und der Angst trennen muß, die ebenfalls neues Wachstum verdrängen. Das Unterscheidungsvermögen läßt erkennen, was wahre Inspiration ist und was sich immer noch auf dem Boden des Eigenwillens entwickelt.

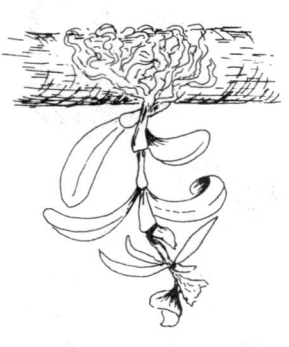

Wenn wir vorgefaßte Meinungen aus unserem Denken ausmerzen könnten, hätten wir nicht länger mit Einstellungen zu kämpfen, die uns gute Dienste leisteten, solange es darum ging, in dieser Welt zu überleben. Nun aber, da wir den Samen der göttlichen Inspiration empfangen haben, wollen wir uns nicht mehr mit tiefen Wurzeln hartnäckig an die Erde klammern. Vielleicht sind wir schon bereit, wie die Orchideen zu wachsen, die sich nur von Luft und Wasser ernähren. Sie entwickeln zwar genügend Wurzeln, um sich an einer Oberfläche, etwa an einem Baum, festzuhalten, aber sie leben nicht von diesem Baum. Dabei bringen sie zarte Blüten von unbeschreiblicher Schönheit hervor. Auch die Inspiration braucht Raum und Freiheit, um aufzublühen.

Beim Pflügen des Bodens muß man den Pflug fest und sicher in den Händen halten, damit die Erdschollen gewendet werden. Dadurch entstehen tiefe Furchen und Einschnitte; die Erde wird zermalmt. So wie der Boden jedes Jahr gepflügt werden muß, damit er locker bleibt und gut belüftet wird, so muß auch der Boden unseres Geistes immer wieder umgepflügt werden, damit er offen und aufnahmefähig bleibt.

Der Prozeß des Keimens und Aufblühens scheint schmerzhaft, weil in unserem Geist erst Hindernisse aus dem Weg geräumt werden müssen. Das ist eine Aufgabe, die jeder Mensch selbst erledigen muß, trotz seiner Zuwendung zu einer bestimmten Lehre oder seiner Hingabe an einen Lehrer. So wie die Erde durch die Furchen zerteilt wird, fühlt sich vielleicht auch der Yoga-Schüler zerrissen, wie in der Mitte durchgeschnitten, getrennt in ein physisches und ein spirituelles Selbst. Es ist klug, in solchen Augenblicken daran zu denken: Genau wie die Erde unterhalb der gezogenen Furchen noch immer ein Ganzes ist, so sind auf einer tieferen Ebene auch die beiden Teile unseres Selbst noch immer miteinander vereint.

Während wir die eigene Entwicklung beobachten und die spirituelle Saat aufgeht, können alte Wünsche und Begierden wieder auftauchen, manchmal mit größerer Kraft als je zuvor. Da wir jeden Wildwuchs vermeiden wollen, müssen wir diese Kräfte zähmen und die Energie der Emotionen, die nichts weiter sind als verkappte Hemmungslosigkeit und Genußsucht, nutzbar machen und auf die Entwicklung der Saat lenken.

Der Pflug muß immer in Ordnung und funktionsfähig gehalten werden. Beim Menschen ist das Unterscheidungsvermögen die Pflugschar, die stets geschärft werden muß. Kein Bauer würde sein

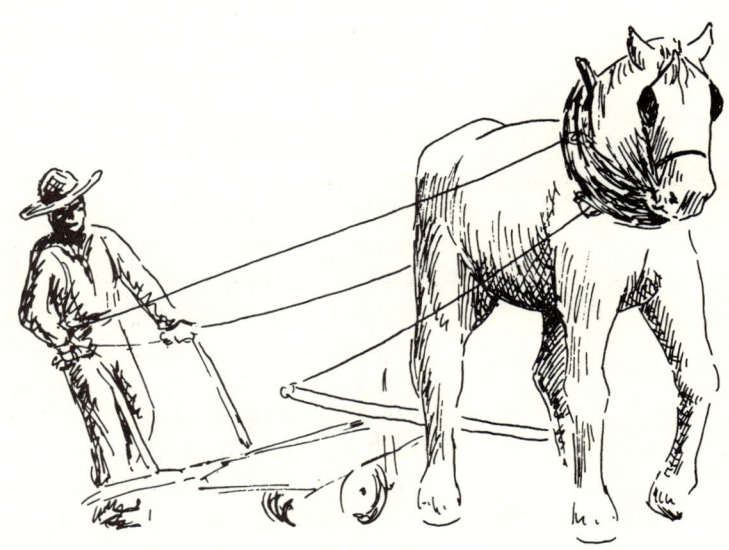

Land bei Nacht pflügen. Auch der Schüler muß im Licht der Erkenntnis an seinem Geist und seinen Emotionen arbeiten. Das Ergebnis der geleisteten Arbeit muß von Zeit zu Zeit überprüft werden, um sicherzugehen, daß die nötige Sorgfalt aufgewandt wurde. Zu viel Feuchtigkeit – zu viele Emotionen, zu viele Tränen – machen das Pflügen unmöglich.

## Halasana: Die Pflugstellung

Samenkorn, Unkraut, Blüten, Unterscheidungsvermögen, tiefe Furchen, Einschnitte, offen, aufnahmefähig, die Orchidee, vorgefaßte Meinungen, Einstellungen, das physische und das spirituelle Selbst, ein wenig tiefer blicken, Wildwuchs, zähmen.

So wie der Schüler seinen Körper durch die Übung der Asanas schult, muß er auch seine Emotionen, sein Denken, seine Phantasie und sein Verhalten anderen gegenüber ständig weiterentwickeln. Eine sorgfältige Beobachtung der Träume kann sehr hilfreich sein, denn im Traum wird sichtbar, was sich noch tief im Boden des Unbewußten befindet.

Es kommt vor, daß mancher Schüler nach den ersten Versuchen mit der Pflughaltung allzu optimistisch wird. Aber nur wiederholte Bemühungen können die unsichtbaren Hindernisse zutage fördern. Man kann Emotionen nicht aushungern, aber man kann sie so lenken, daß sie durch das Gefühl der Verehrung oder Ehrfurcht in zuträglicher Form Ausdruck finden.

## Reflexionen: Der Pflug

In China, Ägypten und Peru segnete der König die Arbeit der Bauern und verlieh ihnen dadurch ein gewisses Ansehen, daß er stets als erster den Pflug in die Hand nahm.[4] Im Altertum bestand zumeist eine enge Beziehung zwischen dem Ackerbau und der Religion. Man beschwor und verehrte verschiedene Götter und Göttinnen, um eine gute Ernte zu erhalten, die für das Überleben eines Volkes so wichtig war. Es überrascht nicht, daß Buddha, der aus einem kleinen Königreich im Norden Indiens stammte, das von der Landwirtschaft lebte und wo Grundbesitz und Vieh den Reichtum ausmachten, sehr oft Symbole und Metaphern aus der Natur benutzte, um seinen Schülern wichtige spirituelle Grundsätze zu vermitteln.

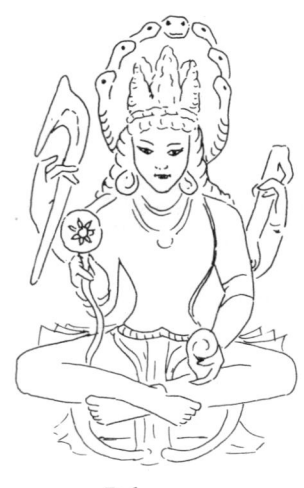

Balarama,
der ältere Bruder Krishnas,
hält die Pflugschar.

Eines Tages nahm er seine Schüler mit auf einen Berg, zeigte auf das Tal hinunter und sagte: »Seht den Bauern an, er bestellt zuerst den guten Boden. Nur wenn noch genug Zeit und Licht ist, wird er sich auch um das zweite Feld von mittlerer Qualität kümmern. Vielleicht findet er für den dritten, den geringwertigen Boden, und für alles, was danach kommt, überhaupt keine Zeit mehr.« Der gleiche Grundsatz gilt auch in bezug auf die Schüler. Für den Lehrer ist es nur sinnvoll, seine Zeit einem wahrhaft Suchenden zu widmen, also einem Schüler, der den guten Boden verkörpert.

In einem anderen Gleichnis sagte Buddha: »Der Glaube ist der Samen; gute Taten sind der Regen, der ihn fruchtbar macht; Weisheit und Sanftmut übernehmen die Rolle des Pfluges.« Er sagte auch: »Der Geist stellt die Zügel dar, und der Fleiß ist der geduldige Ochse (Kuh).«[5] Es besteht eine gewisse Ähnlichkeit zwischen dem Gleichnis Buddhas und dem vorchristlichen Bild vom Joch der Weisheit: »Beuge den Nacken unter das Joch, auf daß deine Seele die Weisung empfange: Sie ist nur schwer zu finden ... Tu deine Arbeit beizeiten, und wenn er die Zeit für gekommen hält, wirst du deinen Lohn erhalten.«[6]

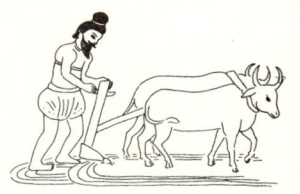

Es gibt in der Überlieferung des Ostens viele köstliche Geschichten, die dem Suchenden auf dem geistigen Weg dabei helfen können, sowohl die Pflichten als auch die Tabus stets im Gedächtnis zu behalten.[7] Das Feld ist Dharma; das Unkraut ist das Anklammern an unser weltliches Dasein; der Pflug ist der Weg zur Weisheit, das Werkzeug zu Aussaat und Ernte unvergänglicher Früchte.[8] Wäre Reinheit ein Samenkorn, das man aussäen könnte, und würde man alle Mühe und Aufmerksamkeit auf diese Aufgabe konzentrieren, dann müßten wir bei der Ernte nur noch einen kleinen Schritt vom Nirvana entfernt sein. Das Alte muß zerstört werden, ehe das Neue kommen kann. Das alte Ego, alle alten Aspekte der Persönlichkeit, die laut nach Aufmerksamkeit verlangen und Hindernisse bilden, müssen zerstört werden, um Raum für die neue Entwicklung zu schaffen. Die harte Kruste aus Geiz, Rachegefühlen, Unbarmherzigkeit und Taubheit muß aufgebrochen werden, damit die Saat des Verstehens und des Mitleids ausgebracht werden kann. Erst dann wird man sich der Frucht des wahren Selbst, eines von Liebe und Hingabe erfüllten Herzens und eines der göttlichen Weisheit geöffneten Geistes erfreuen.

*Dhanu* heißt Bogen. Zu Beginn der Übung liegt der Schüler ausgestreckt auf dem Bauch und blickt nach unten. Die Hände greifen nach hinten und umfassen die Fußknöchel. Wenn man nun Beine, Brustkorb und Kopf anhebt, erinnert die Bewegung an das Spannen eines Bogens, der sich durchbiegt und auf ein Ziel gerichtet ist.

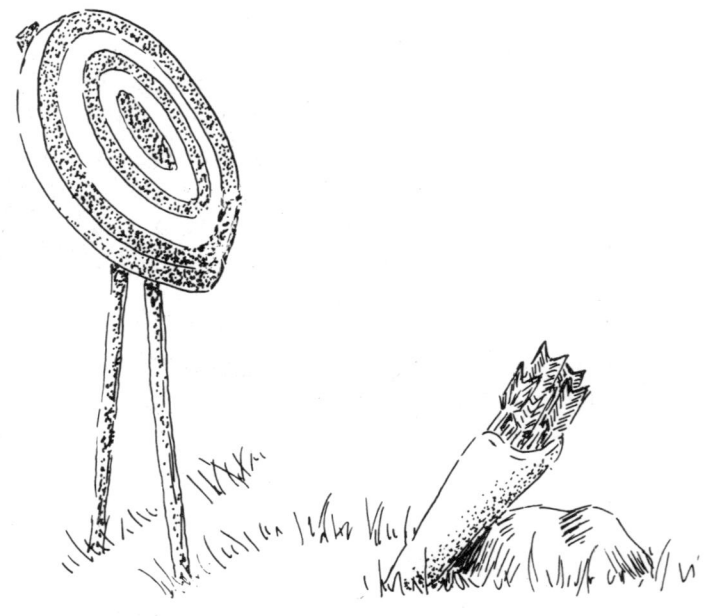

## *Dhanurasana*
### Der Bogen

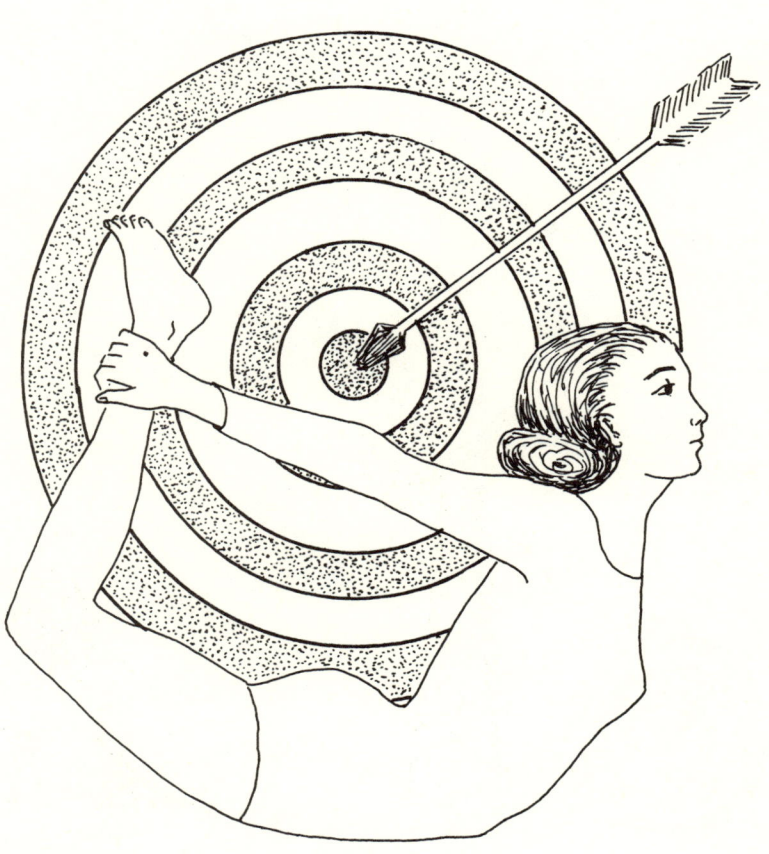

»Dein Ziel soll die Einzigartigkeit der Absicht sein.«
B. K. S. Iyengar

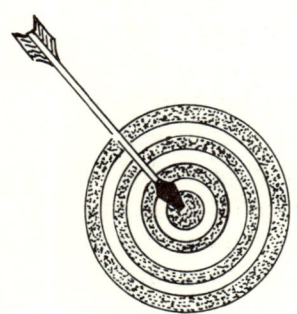

*Der Bogen* 105

In Japan schätzt man das Bogenschießen so hoch, daß es schon fast zu einer Religion geworden ist. D. T. Suzuki schreibt in der Einführung zu Eugen Herrigels Buch *Zen in der Kunst des Bogenschießens*, daß die »Ausübung des Bogenschießens... eine Schulung des Bewußtseins« bedeutet[1]. Der Schütze und sein Ziel werden zu einer einzigen Realität, es sind keine einander gegenüberstehenden Gegensätze mehr. Die Schüler genießen eine sorgfältige Ausbildung und Vorbereitung, die auch als ein Weg in Richtung eines spirituellen Zieles gilt. Bei der Kunst des Bogenschießens wird, wie im Zen, besonderer Wert auf das Atmen gelegt. Anspannung und Anhalten des Atems, Entspannung und Ausatmen sind genau aufeinander abgestimmt. Die Vorstellung, daß es unter allen Umständen jemanden geben muß, der aktiv handelt, weil sonst überhaupt nichts geschieht, stellt ein Hindernis dar, das sowohl beim Bogenschießen als auch ganz allgemein im Leben überwunden werden muß.

Der Bogen dient nicht nur dazu, den Pfeil in sein Ziel zu schicken. Wenn man mit einer Bogensäge arbeitet, steht ihr Holzgestell in ähnlicher Weise unter Spannung. Die Zerbrechlichkeit des empfindlichen Geigenbogens und seine Anwendung zeigt die außerordentliche Vielfalt, mit der sich der Mensch die Funktion des Bogens zunutze macht.

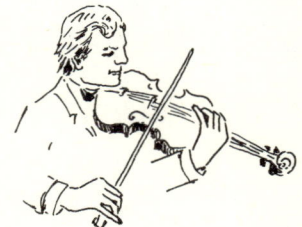

Es erfordert viel Mühe, festzustellen, auf wieviele möglichen Ziele der Bogen gerichtet werden kann, welch vielfältige Arten der Spannung damit zu erzielen sind. Die einzige Aufgabe des Pfeils ist es, geradewegs und unfehlbar ins Ziel zu fliegen[2]. Auch die Aufgabe des Bogens bedarf einer klaren Definition, denn eines ist nutzlos ohne das andere. Welche Rolle spielt das Ziel? Gibt es ein Endziel, ein größeres Ziel in der Ferne mit vielen Zwischenzielen auf dem Weg dorthin? Ist das Hauptziel genau festgelegt und klar? Was bedeuten die konzentrischen Kreise einer Zielscheibe? Derartige Betrachtungen deuten an, wieviel Sensibilität und Kraft notwendig sind, um einen Bogen zu handhaben und zu spannen. Wer diese beiden Eigenschaften bis zur Meisterschaft entwickelt, erlangt damit auch die erforderliche Behendigkeit.

## Dhanurasana: Die Bogenhaltung

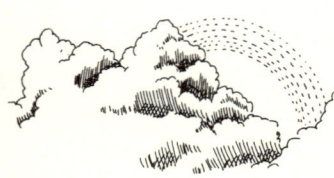

Übung, sorgfältige Ausbildung, das spirituelle Ziel, Atmung, anhalten, Entspannung, genau abstimmen, aktiv handeln, Streß, Zerbrechlichkeit, Vielfalt, viele Ziele, vielfältige Spannung, Sensibilität, Kraft, Behendigkeit; das Gefühl des Streckens, Druck auf den Solarplexus, das Gefühl der Nichtübereinstimmung; worauf ziele ich?

Der von den Menschen am meisten bewunderte und bestaunte Bogen ist der Regenbogen. Er wird bereits in der Bibel erwähnt. So heißt es in der Genesis: »Und Gott sprach: ... Meinen Bogen setze ich in die Wolken; er soll das Bundeszeichen sein zwischen mir und der Erde. Balle ich Wolken über der Erde zusammen, dann gedenke ich des Bundes, der besteht zwischen mir und euch und allen Lebewesen ...«[3] Obwohl diese Verheißung nur noch dunkel in unserer Erinnerung vorhanden ist, könnte sie dem Gefühl von Hoffnung und Optimismus zugrundeliegen, das der Anblick eines Regenbogens im allgemeinen hervorruft. Selbst im Islam, der Symbolik nur sehr sparsam einsetzt, wird die Macht des Göttlichen und seine Verbindung zum menschlichen Leben als Bogen dargestellt: »Der Griff in der Mitte des Bogens, der beide Teile verbindet, ist die Verbindung Allahs mit Mohammed.«[4]

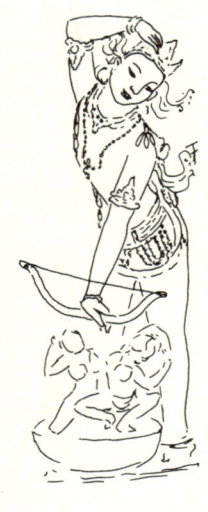

Bogen und Pfeil waren ursprünglich Kriegswerkzeuge. Doch in der indischen Philosophie führt Kama, der Gott der Liebe, einen anderen Kampf. Er will ins Herz treffen und sein Ziel mit Liebe erfüllen, damit die Kontinuität des Lebens gesichert ist. Er trägt einen ganz besonderen Bogen, an dem Blüten und farbige Bänder befestigt sind; zugleich ist dieser Bogen aber auch Gott Kama selbst. Es besteht auch eine Verbindung zwischen den fünf Pfeilen des Kama, »deren Spitzen duftende Blüten sind«[5] und den Bändern und Schlingen in bestimmten Ritualen, die Liebe und Hingabe hervorrufen sollen. Cupido könnte man als westliche Miniatur des Kama sehen.

Das Bild vom Herzen als Zielscheibe deutet darauf hin, daß es auch einen süßen Schmerz gibt. Die Aufgabe Kamas ist es, das Fortbestehen des Lebens zu sichern. Will jemand vermeiden, von Kamas Pfeilen getroffen zu werden, dann muß er den Bogen zerbrechen. Das symbolisiert die Abwendung von Bindung, Sinnlichkeit und Verlangen. In einer indischen Legende zerbricht Gott Krishna einen Bogen, der in der Beschreibung die Größe und die prächtigen Farben des Regenbogens hat. Der Bogen zersprang in dem Augenblick, als Krishna versuchte, ihn zu spannen, und der Ton, der dabei entstand, ging wie Donner durch den Himmel.[6]

Man könnte den Bogenschützen als einen aktiven Geist ansehen, der sich sowohl auf die göttliche Inspiration als auch auf seine eigene körperliche Kraft und Geschicklichkeit verläßt. Ramachandra,[7] einer der beliebtesten Götter des Hinduismus, wird mit dem Bogen in der linken Hand dargestellt. Solche uralten Symbole sollen den Schüler dazu anregen, sich tiefer in die Bedeutung der Dhanurasana zu versenken.

Um allen Anforderungen dieser Asana gerecht zu werden, ist Flexibilität, vor allem eine biegsame Wirbelsäule, erforderlich. Diese Flexibilität muß durch Kraft im Gleichgewicht gehalten werden. Die bei dieser Übung erforderliche Anspannung und die darauf folgende Entspannung erzeugen ein Wechselspiel der Kräfte und sind nicht voneinander zu trennen. Wenn die Vorwärtsbeugung einer Übung wie etwa Paschimottanasana durch eine Rückwärtsbeugung, wie sie etwa bei Dhanurasana entsteht, ihr Gegengewicht findet, dann werden wir daran erinnert, daß wir beides in uns haben, die Flexibilität und Entspannung (Demut und Hingabe) des Vorwärtsbeugens, und die Kraft und Anspannung des Beugens nach rückwärts. Wie weit darf man sich beugen? Wann ist es wirklich genug?

## Dhanurasana: Die Bogenhaltung

Regenbogen, der Bund Gottes mit den Menschen, Verheißung, Kampf, Cupido, Liebe, Bindung, Sinnlichkeit, Verlangen, den Bogen zerbrechen, aktiver Geist, Flexibilität, biegsame Wirbelsäule, Kraft, Anspannung, Entspannung, Rückwärtsbeugung, Gegengewicht.

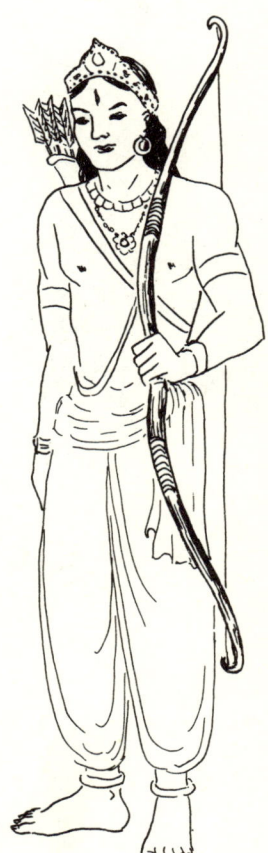

Manchmal spüren wir, daß das Schicksal oder die göttliche Macht unseren Bogen bis zur Belastungsgrenze anspannt und wir flehen verzweifelt um Entspannung, ohne dabei zu erkennen, daß wir selbst unsere Grenzen gezogen haben. Es ist sehr schwer, unsere Meinung über uns selbst aufzugeben, doch um von anderen akzeptiert zu werden, würden wir jede Beugung und Verbiegung auf uns nehmen, auch wenn das nicht ohne Widerwillen und Groll abgeht. Es kann jedoch manchmal genau das Richtige sein, wenn wir uns um der Versöhnung, des Friedens und der Harmonie willen beugen.

Die Bogenhaltung ist mit einer Schale vergleichbar, in die man sehr viel Güte füllen kann, die auf vielen Ebenen wirksam wird. Sie erinnert auch an die erste Hälfte eines vollkommenen Kreises, der mit der Zeit vervollständigt werden kann. Man akzeptiert bei dieser Stellung die gegensätzlichen Positionen, indem man Kopf und Füße nach hinten beugt und im Rücken zusammenbringt, so daß der Hals (die Kehle), der Sitz des Eigenwillens, ungeschützt und äußerst verwundbar ist. Symbolisch gesehen ist der Bogen zugleich männlich und weiblich, er vereint die Gegensätze von Kraft und Flexibilität, Spannung und Hingabe.

## Reflexionen: Der Bogen

In einer Geschichte aus China heißt es, daß Yi[8], ein ausgezeichneter Bogenschütze, der neun Sonnen am Himmel traf, nur deshalb so gut schießen konnte, weil er einen Zauberbogen besaß. Es scheint, als ob Bogen und Pfeil untrennbar sind, und daß die Klarheit, die der Mensch durch die richtige Erkenntnis, Beurteilung und Verfolgung eines spirituellen Zieles gewinnt, eine fast magische Kraft entstehen läßt.

Im Hinduismus stellt die geheimnisvolle Silbe OM den Bogen dar, der Geist ist der Pfeil, und das höhere Selbst (Brahma) ist die Zielscheibe. Die unerschütterliche Konzentration ist die Handlung. Das Durchbohren der Zielscheibe durch den Pfeil ist das vollendete Werk.[9] Wenn der Mensch erkennt, was er tun muß, um dieses Ziel der Vollendung zu erreichen, ist er vollkommen überwältigt. Diese Erfahrung bringt Arjuna im ersten Streitgespräch der *Bhagavadgita* zum Ausdruck. Arjuna sagt:

>»Wenn ich, o Krishna, meine eigenen Leute
>kampfbereit aufgestellt sehe,
>beben meine Lippen, mein Mund wird trocken,
>mein Körper zittert, und meine Haare sträuben sich.
>(Der Bogen) Gandiva gleitet aus meiner Hand,
>und meine Haut brennt heftig.
>Ich vermag nicht mehr zu stehen. Es schwindelt mir.«[10]

Wie Arjuna später erkennt, sind die im Buch genannten Freunde und Verwandten Aspekte seiner eigenen Persönlichkeit, die getötet werden müssen, ehe seine spirituelle Entwicklung fortschreiten kann. Bindung, die oft irrtümlich für Liebe gehalten wird, muß ebenfalls überwunden werden, um zur erforderlichen Konzentration zu kommen.

Vom unzuverlässigen Bogen des Gottes Indra ist im Mantra für das Manipura-Chakra die Rede, das sich mit dem Gesichtssinn und den Emotionen beschäftigt. Der folgende Text stammt aus dem Buch *Kundalini: Yoga for the West*:

Der Regenbogen hat keine Substanz,
er ist unberührbar und nicht zu fassen.
Der Regenbogen ist eine optische Illusion,
nur unter bestimmten Bedingungen für das Auge wahrnehmbar.
Manchmal schlägt der Geist eine Regenbogenbrücke
in eine andere Dimension.
Manchmal leuchten Einsichten wie Blitze auf,
wie Juwelen der Intuition.
Wer kann in die Sonne sehen, solange sie im Zenit steht?
Ihr Licht ist zu stark, zu blendend.
Es würde den Geist versengen.
Die dunkle Wolke bringt die ersehnte Ruhe.
Zeit, wieder Kraft zu schöpfen.[11]

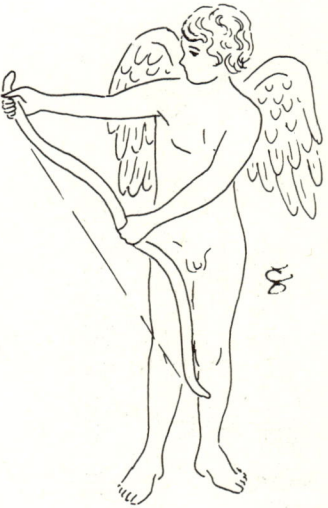

Wie viel überzeugender ist das Bild von Indras Bogen im Gegensatz zu der spielerischen Art, mit der Kama ebenso wie Cupido versucht, mit seinen Pfeilen ins Herz zu treffen! Gerade Kama, der Gott der Liebe, möchte den Menschen immer wieder von der tieferen Liebe zum Göttlichen ablenken, indem er ihn in Bindungen verstrickt. Solche Bindungen haben immer ihren Preis, und an einem bestimmten Punkt enden sie im Schmerz.

Kahlil Gilbran schreibt in seinem Buch *Der Prophet*: »Eure Kinder sind nicht *eure* Kinder. Es sind die Söhne und Töchter von des Lebens Verlangen nach sich selber ... Ihr seid die Bogen, von denen eure Kinder als lebende Pfeile entsandt werden ... Möge das Biegen in des Schützen Hand euch zur Freude gereichen; denn gleich wie Er den fliegenden Pfeil liebet, so liebt Er auch den Bogen, der standhaft bleibt.«[12]

Dies ist eine ähnliche Art von Liebe, von der der ehrwürdige Nagasena spricht, wenn er König Milinda beschreibt, wie sich der Schüler anderen gegenüber zeigen soll: »Gleich wie ... ein wohlgeschnitzter, geprüfter Bogen sich vom einen Ende zum anderen gleichmäßig biegen läßt, nicht spröde ist: So auch soll der Yogi ... nachgiebig sein und sich nicht hartnäckig zeigen.«[13]

# Pflanzen

*Vrikshasana*

Der Baum

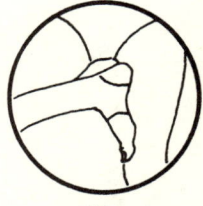

*Padmasana*

Der Lotos

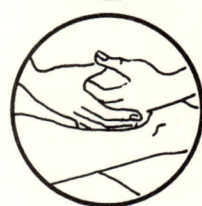

*Vriksha* bedeutet Baum. Bei dieser Übung erreicht man den sicheren Stand, indem man den einen Fuß gegen die Innenseite des Oberschenkels des Standbeins legt. Das Knie des angehobenen Beines zeigt nach außen, das Becken liegt frei. Die Handflächen werden wie zum hinduistischen Namaste-Gruß vor der Brust zusammengelegt und langsam über den Kopf gehoben, so wie sich die Äste des Baumes dem Sonnenlicht entgegenstrecken. Danach wechselt man das Standbein und wiederholt die Übung.

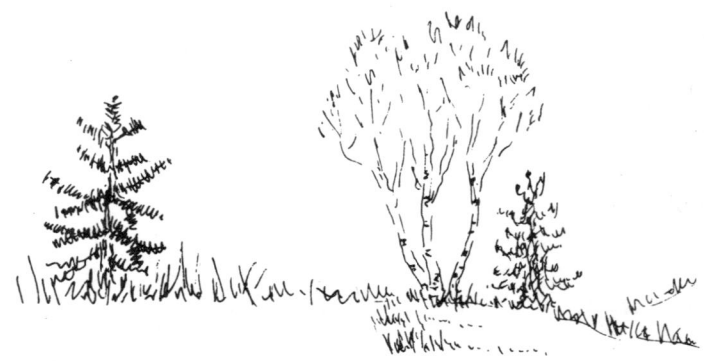

## *Vrikshasana*
## Der Baum

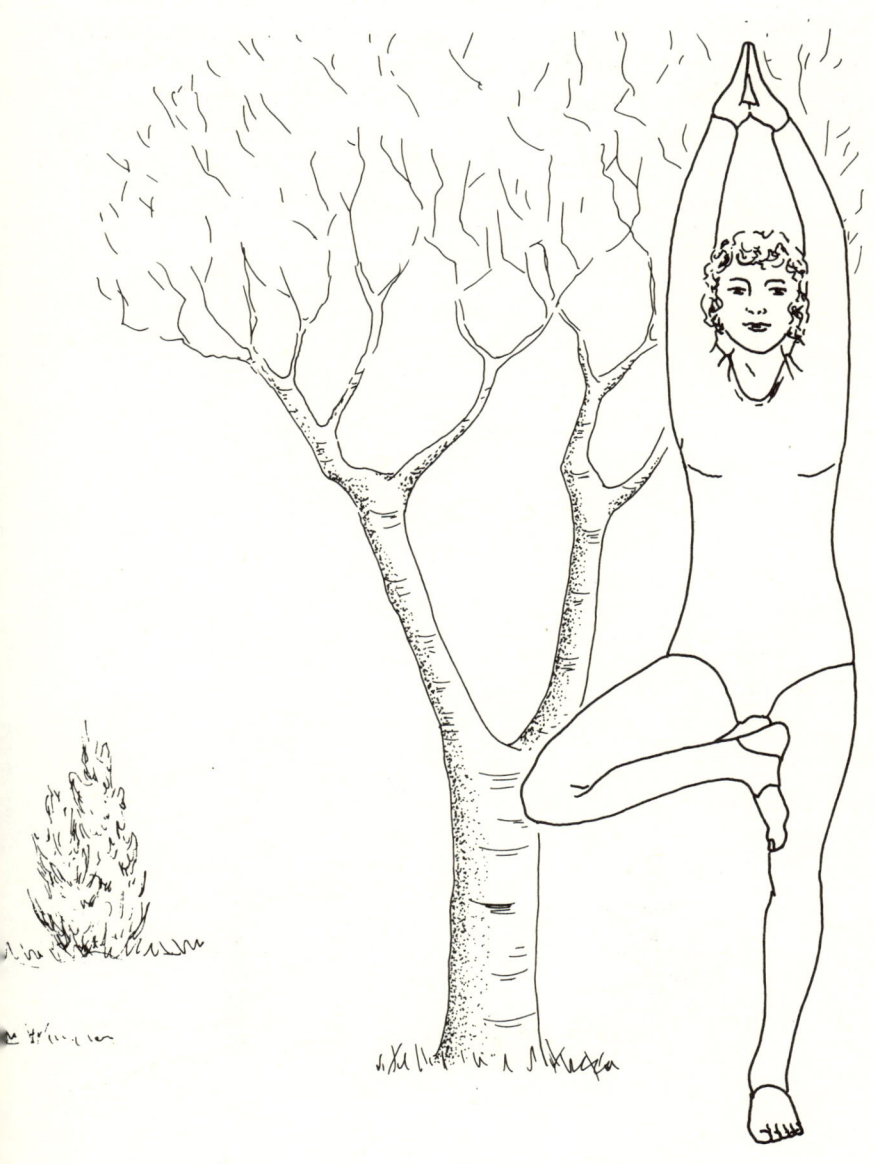

»Wie kann der Baum wissen, daß er Schatten spendet
und daß dieser Schatten gut ist? ...
Wie kannst du wissen,
welche Höhe du erreicht hast? ...
Setze deinen Weg fort.«            B. K. S. Iyengar

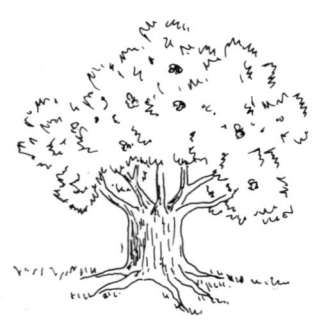

Wenn wir einen Baum betrachten, fallen uns als erstes der starke Stamm und die Krone auf. Welche Gedanken entstehen dabei? Es ist die Vorstellung der Geschlossenheit, des Aufrechten und der Stärke. Die Bäume des Waldes besitzen seit jeher die Fähigkeit, sich ohne Unterstützung von Zäunen oder Pfählen aufrecht zu halten. Es herrscht ein Gleichgewicht zwischen dem Unfang und der Verteilung der Äste der Baumkrone und dem Wurzelwerk, das sich in die Breite und Tiefe ausdehnt, um Nährstoffe aufzunehmen. Der Gedanke daran hat etwas Geheimnisvolles. Wie steigt das Wasser aus den Wurzeln nach oben, um alle Äste und Zweige bis in die äußerste Spitze zu versorgen?

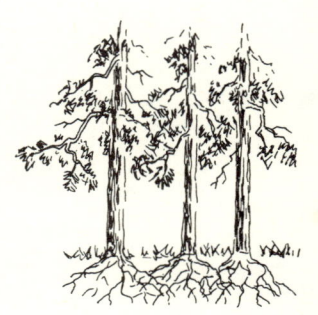

In dieser Stellung tauchen vielleicht Fragen wie die folgende auf: Wo haben sich meine eigenen Wurzeln ausgebreitet? Woher bekommen sie ihre Nahrung? Welches sind wirklich meine eigenen Wurzeln, welche gehören zu einem anderen? Mit welchen Rivalen müssen meine Wurzeln um die Nahrung kämpfen?

Die Bedeutung, die der Baum seit Urbeginn für die Menschheit im Physischen wie im Spirituellen besitzt, zeigt sich in den Sagen und Legenden alter Kulturen. Die Mythen, die sich um den Baum gebildet haben, weisen darauf hin, daß es bereits bei den Sumerern Menschen gab, die sich mit den Rätseln des Lebens beschäftigten und das Geheimnis der höheren Macht zu lösen suchten, die durch die gewöhnliche sinnliche Wahrnehmung nicht zu erfassen ist. In einer dieser sumerischen Überlieferungen heißt es, daß jeder Baum ein Tempel ist, eine Verbindung zwischen Himmel und Erde.[1] Im alten China glaubten die Menschen, daß die Seelen der Götter in Bäumen wohnen, daher waren auch ihnen die Bäume heilig.

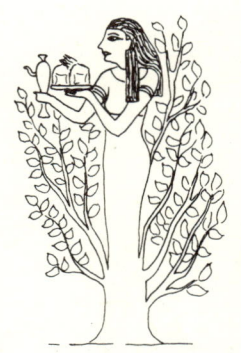

Die Himmelsgöttin Nut

Vom großen ägyptischen Gott Ra sagte man, er erscheine jeden Morgen zwischen zwei türkisfarbenen Sykomoren. Die Sykomore galt als heiliger Baum, weil man glaubte, daß manche Gottheiten in ihren Wipfeln lebten, so etwa die Göttinnen Nut und Hathor, bei denen es sich um Wesen handelte, die sich nicht mehr im Himmel befanden, die aber auch nicht den Boden berührten. Sie bildeten die Brücke zwischen der oberen und der unteren Welt.

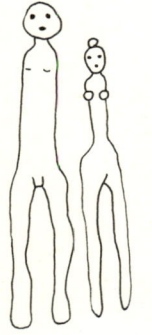

Die Situation des Schülers entspricht genau dem, was die Baumstellung symbolisiert.² Wenn man weiß, was für ein mächtiges Symbol der Baum für die Kulturen in aller Welt seit Urzeiten war, wird es leichter, die eigene Selbstüberschätzung zu überwinden und eine andere Perspektive des Lebens zu gewinnen.³

Philip Freund versucht in seinem Buch *Myths of Creation* eine Erklärung für die mühevolle Suche des Menschen nach dem Verständnis für die Geheimnisse des Lebens zu finden. Er schreibt, daß der Stamm der Yana-Indianer in Kalifornien dadurch entstanden sein soll, daß man geheime Worte über aufrecht stehende Stöcke sprach, die dadurch zu Männern und Frauen wurden. In Skandinavien berichtet die *Edda* vom Ursprung des Menschen. Dieser Sage zufolge fanden drei der hohen heiligen Götter zwei Bäume und schufen daraus zwei Menschen, Mann und Weib. Sie schenkten ihnen Atem und Seele. Mit diesen beiden begann das Menschengeschlecht.⁴ In Sagen und Märchen stößt man immer wieder auf das Motiv, daß holzgeschnitzte Figuren durch Rhythmus und Klang einer Trommel zum Leben erweckt werden.⁵

In manchen Kulturen heißt es, daß die Frau aus den Ästen eines Baumes gebildet wurde. Es kam vor, daß die Götter selbst nicht mit der Einsamkeit fertigwerden konnten und sich deshalb eine Gemahlin aus einem Baum formten. Es ist interessant, wie sehr auch ein männlicher Gott mit Trauer und Schwermut zu kämpfen hat, wenn er seine Einsamkeit erkennt.

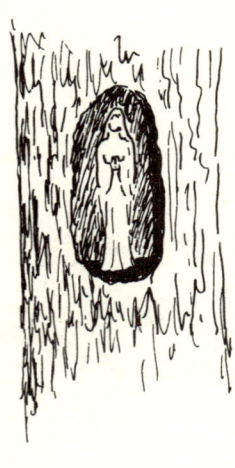

Wahrscheinlich ist die Eiche der Baum, der in den Überlieferungen der westlichen Welt die größte Rolle spielt. Die Eiche galt vor allem als Wohnsitz des höchsten Gottes. Ohne Eichenblätter wurde bei den Galliern keine rituelle Handlung vollzogen. Man nimmt an, daß Sokrates ebenfalls bei der Eiche, dem heiligen Orakelbaum, geschworen hat.⁶ Der Standort der Eiche galt auch als sichere Zuflucht. Homer berichtet, daß hier die Herrscher zusammentrafen und Abkommen schlossen, die über das Schicksal ihrer Völker bestimmten.

Als sich das Christentum bis in die entferntesten Winkel Europas ausbreitete, stellte man oft Statuen der heiligen Jungfrau in hohlen Eichenbäumen auf. Auf diese Weise wurde das Alte mit dem Neuen verbunden. Etwas Neues geschieht nicht ohne das Alte. Das Neue baut immer auf das bereits Gewesene auf. Trotz der Ausbreitung des Christentums blieben Einflüsse aus früheren Zeiten erhalten. Die Ritter und Edelleute trafen ihre Vereinbarungen unter einer Eiche. Dabei ließ jeder etwas Blut aus seinen Adern in ein Gefäß fließen, wo es sich mit dem Blut der anderen vermischte und dann dem Baum geopfert wurde. Hier ist das Fließenlassen des Blutes das Symbol für das Freilassen oder den Verzicht auf Anklage und Tadel, aber auch ein Zeichen für die Hingabe an die Eiche, dem Symbol männlicher Kraft und Stärke. Hingabe und mannhafte Stärke müssen sich vereinen, will der Mensch Kräfte und Fähigkeiten entwickeln, die über die Grenzen seiner gewohnten Erfahrungen hinausgehen.

Die mit dem Baum verbundenen Mythen und ihr reicher Symbolgehalt können unser Selbstverständnis und die Erkenntnis des eigenen Standortes in dieser Welt fördern, denn sie bilden eine Brücke zwischen der oberen und der unteren Sphäre. Wenn Sie die Baumstellung einnehmen, versuchen Sie, diese Symbolik zu personifizieren, indem Sie über die Bedeutung der im folgenden zusammengestellten Worte und Begriffe nachdenken.

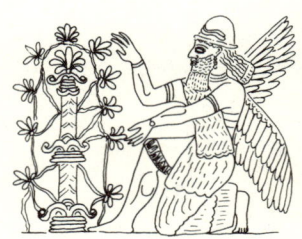

Assyrische Gottheit mit heiligem Baum (900 v. Chr.)

## Vrikshasana – Die Baumstellung

Geschlossenheit, Geradheit, aufrechte Haltung ohne Stütze, Gleichgewicht, Wurzelwerk, Geheimnis des Lebens, die höhere Macht, Tempel, Himmel und Erde, rituelle Handlungen, Blut fließen lassen, Loslassen – Verzicht auf Anklage und Tadel, Hingabe und mannhafte Kraft, Nahrung.

Bäume haben ihr Schicksal, genau wie die Menschen. Für das Überleben des Baumes hängt sehr viel davon ab, wie robust Stamm und Äste sind. Doch Festigkeit muß durch Flexibilität ergänzt werden. Die Eiche bricht im Sturm, während die Weide sich durch die Kraft des Windes biegt. Bin ich unnachgiebig wie eine Eiche, oder kann ich mich den Kräften des Schicksals beugen?

Die Rinde umhüllt den Stamm wie ein Gewand, sie schützt ihn vor dem Wetter, vor Schäden durch Wind, Sturm und Temperaturschwankungen. Während des Wachstums entwickelt der Baum Schicht um Schicht, doch jede reißt immer wieder auf. Welches rauhe Gewand bedeckt mich? Vor welchen Einflüssen schützt es mich?

Der Umfang des Baumes zeigt an, wieviel Platz die Wurzeln beanspruchen: Wie oben, so unten. Der Querschnitt durch einen mächtigen Mammutbaum oder eine alte Kiefer spiegelt wie ein Tagebuch die Geschichte des Baumlebens. Er berichtet von normalem Wachstum, von Zeiten der Dürre und von Nachbarbäumen, mit denen der Baum um die Nahrung kämpfen mußte. Ein solcher Querschnitt gibt dem Wissenschaftler viele Informationen über die

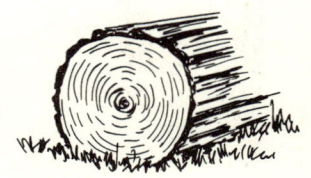

Vergangenheit. Die tägliche Reflexion von Tagebucheintragungen sagen mir viel über meine eigene Vergangenheit, über meine Beziehungen zu anderen Menschen, über meine Entwicklung – verlief sie normal oder war sie beeinträchtigt?

Der Zyklus der Jahreszeiten, der sich beim Wachstum des Baumes bemerkbar macht, ist mit den Jahreszeiten im Leben des Menschen und seinem Entwicklungsprozeß vergleichbar. Unter den Bäumen gibt es ebenso eine gewisse Konkurrenz wie unter den Menschen. Das Schicksal legt uns Steine in den Weg; das gilt für den Baum wie für den Menschen. Bei den Bäumen ist die Konkurrenz ein Kampf

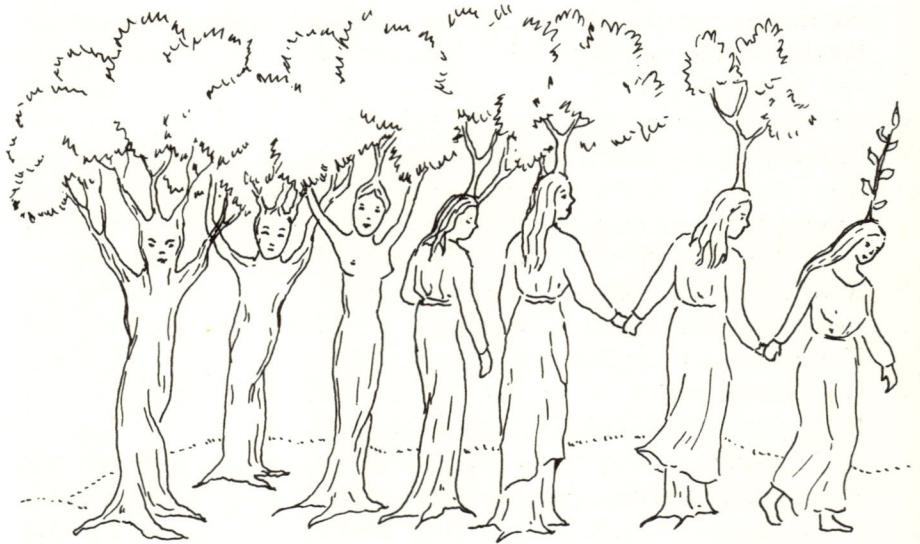

Weibliche Baumwesen, die sich allmählich aus dem Pflanzenreich lösen

ums Überleben. Bei vielen Menschen geht es längst nicht mehr allein ums Überleben, wenn sie mit anderen in Wettbewerb treten, sondern nur noch um Gier und Habsucht, die den Keim für die Zerstörung der Gesundheit und der Weiterentwicklung legen. Wenn die Blätter in ihrer überwältigenden Farbskala vom hellen Gelb bis zum tiefsten Rot den Boden bedecken, sind sie bereits tot. In diesem Tod liegt Schönheit, die Verheißung neuen Lebens. Im Leben des Menschen sind die toten Blätter mit den Aspekten seiner Persönlichkeit vergleichbar, die von den ganz feinen bis zu den groben Wesenszügen reichen. Zielt die Gier des Menschen nur auf den »Erfolg« ab, dann wird sich die Persönlichkeit – genau wie die Blätter des Baumes – zwar in den herrlichsten Farben darstellen, doch die Entwicklung hat längst aufgehört und der Prozeß des Verfalls bereits begonnen. Verdorrte Baumkronen zeigen an, daß das Schicksal des Baumes besiegelt und sein Tod nur noch eine Frage der Zeit ist.

In manchen Kulturen ist es Brauch, daß der Bauer unfruchtbaren Obstbäumen mit einer Axt in der Hand droht, die Äste abzuschlagen, wenn sie keine Früchte tragen. Vielleicht ist das bei uns übliche Beschneiden der Obstbäume auf diese alte Sitte zurückzuführen. Die Folge ist in der Regel eine bessere Ernte. Auch der Schüler muß unproduktive Äste und Seitentriebe entfernen.

Manchmal werden Bäume nur deshalb gefällt, weil man Feuerholz braucht, damit es der Mensch behaglich und bequem hat. Andere Bäume verarbeitet man zu Möbeln, und selbst wenn dadurch die herrliche Maserung zur Geltung kommt und bestaunt wird, macht sich kaum jemand Gedanken über den Baum, von dem das Holz stammt. Aus manchen Bäumen schneidet man die Bretter und Balken, die man zum Bau der Häuser braucht; dieses Holz absorbiert dann die von den Bewohnern ausgehenden Schwingungen. Diese Emotionen reichen von Besorgnis und Angst bis zum wütenden Zorn. Das Holz mancher Bäume reizt Bildhauer und Schnitzer zur Anfertigung von Kunstwerken; es wird der Bearbeitung durch spitze Gegenstände aller Art ausgesetzt und muß das Spalten, Schlagen, Hämmern und Klopfen ertragen. Was opfern wir um der Bequemlichkeit und des weltlichen Erfolgs willen? Handelt es sich dabei um Dinge, die wir lieber in uns bewahren sollten?

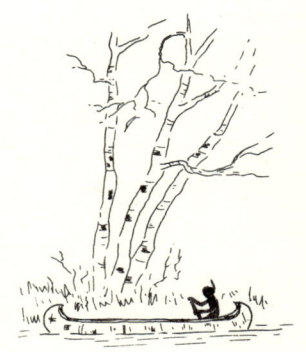

Der Baum ist dem Regen ausgesetzt, und seine kahlen Äste und Zweige tragen zentimeterhoch den kalten Schnee und das Eis. Wo immer der Baum auch steht, er muß stets teilen. Ist er groß genug, dann befestigen die Vögel ihre Nester an seinen Ästen. In gleicher Weise muß der Schüler eine feste Verbindung mit dem Göttlichen eingehen. Die Bäume tragen das Gewicht vieler Lebewesen, den Bär und den Tiger ebenso wie die Schlange, den Wurm oder den kleinen Käfer. Ich habe an meiner Vergangenheit zu tragen, an den Fehlern, der Achtlosigkeit, der gewohnten Lust an der Kritik, an Stolz und Vorurteil.

Der Baum befindet sich in einer ständigen Wechselbeziehung zur Erde, aus der er seine Nahrung nimmt. Er steht aber auch in ständiger Verbindung mit der Luft, die in einer kräftigen oder sanften Strömung von Nord nach Süd oder von West nach Ost zieht. Im Strom des menschlichen Geschicks muß jeder einzelne seinen Standort behaupten, er muß gut verwurzelt sein, nicht in der Erde, sondern im Himmel, und er muß das richtige Gleichgewicht zwischen Verstand und Intuition finden.

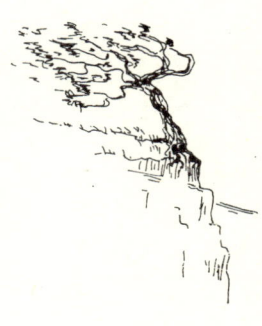

## Vrikshasana: Die Baumstellung

Schicksal, robust, Flexibilität, Eiche und Weide, die schützende Rinde, die Jahreszeiten des Menschenlebens, Konkurrenz, Kampf ums Überleben, Gier und Habsucht, Schönheit im Tod, Verheißung neuen Lebens, Erfolg, Verfall, Persönlichkeitsaspekte, Beschneiden, Bequemlichkeit, Teilen, feste Verbindung; Vergangenheit, Fehler, Vorurteil ertragen; Wechselwirkung, verwurzelt im Himmel, Verstand und Intuition.

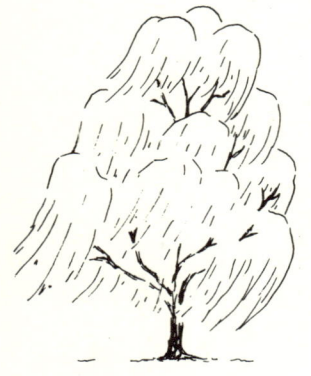

Alle diese wechselseitigen Einflüsse setzen sowohl eine gewisse Hingabe als auch die ständige Bereitschaft zur Anpassung voraus. Die Eiche muß stark sein, doch dabei nicht allzu starr; die Weide muß biegsam sein, aber sie darf sich nicht von jeder Laune des Schicksals zu Boden werfen lassen. Der Baum kann seinen Standort nicht selbst wählen, doch der Schüler, der sich den vielen Strömungen und Tendenzen des Schicksals gegenüber sieht, hat sehr wohl die Möglichkeit der Wahl und auch die erforderliche Urteilsfähigkeit.

## Reflexionen: Der Baum

Joseph Campbell beschreibt in seinem Buch *Primitive Mythology* den großen Weltenbaum.[7] An seiner Wurzel wacht eine Schlange, und in seiner Krone sitzt ein Adler. Es besteht ein deutlicher Unterschied zwischen dem Baum im Garten Eden, der den Menschen die Erkenntnis von Gut und Böse brachte, und diesem Schöpfungsbaum der Mythologie des Ostens, der durchaus von dieser Welt ist und die ganze Menschheit ernähren kann.

Prinz Gautama wurde »befreit« und erlangte die Erleuchtung, als er unter dem Bodhi-Baum meditierte. Dieser riesige Feigenbaum galt als Baum der Erleuchtung und der Weisheit.[8] Dieser Weltenbaum wird auch in der *Bhagavadgita* (XV, 1-2) beschrieben:

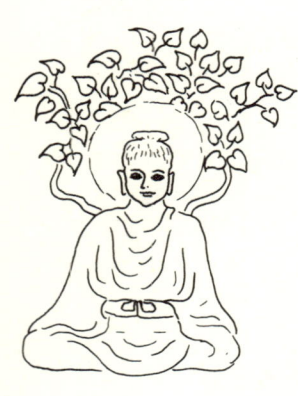

> Es gibt eine Sage
> Von einem Feigenbaum,
> Dem riesigen Aswattah,
> Dem immer lebenden,
> Der wurzelt im Himmel,
> Die Zweige abwärts gerichtet,
> Des Blätter jedes
> Ein Lied aus den Veden ist.

Wer dieses weiß,
Der kennt alle Veden.
Sein abwärts und aufwärts
Verzweigtes Geäst
Wird von den Gunas genährt.
Die Knospen, die er hervorbringt,
Sie sind die Ziele der Sinne.
Auch abwärts in diese Welt
Deutende Wurzeln besitzt er.
Sie sind die Wurzeln
Des menschlichen Handelns.

(*Bhagavadgita – Gesang des Erhabenen*, Verlag Hermann Bauer, Freiburg i. Br., 5. Aufl. 1989)

Der Baum des Lebens erscheint auch des öfteren in der von Zarathustra begründeten Religion. Die Kabbala berichtet ebenfalls von einem heiligen Baum, der das Geheimnis der uralten mystischen Überlieferungen in sich trägt. Manche Moslems glauben daran, daß es im Paradies viele Bäume mit unzähligen Blättern gibt und daß der Name jedes Menschenwesens bei seiner Geburt auf diese Blätter geschrieben wird. Der Baum gleicht so dem Buch des Lebens. Ich kannte Familien, die bei der Geburt eines jeden Kindes einen Baum pflanzten. In anderen Familien ist es Brauch, beim Tod eines Angehörigen zu seinem Gedenken einen Baum zu setzen.

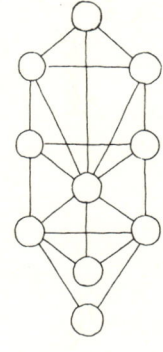

Der Baum der Kabbala

Ein faszinierendes ägyptisches Gemälde aus dem 13. Jahrhundert v. Chr. zeigt eine Muttergöttin, die aus den Zweigen des Lebensbaumes Speise und Trank verteilt.[9] Dabei ist die Göttin selbst Teil des Baumes. Aus Ostindien stammt ein aus Bronze gearbeiteter Baum, dessen zweimal sieben Zweige von einer Mittelachse, dem Sitz der Lotossonne und Quell des Lebens, ausgehen. Der Baum des göttlichen Lebens erstreckt sich durch das ganze Universum und bietet in seinen Zweigen und Ästen und unter seinen Blättern Zuflucht für Lebewesen aller Art. Seine göttliche Botschaft ist nur durch Intuition wahrzunehmen.

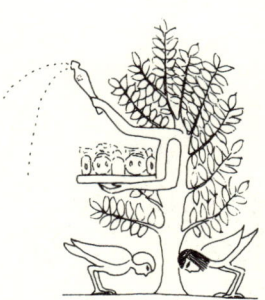

Ägyptische Muttergottheit

Die Weltesche Yggdrasil stellte für die Germanen die Verbindung zwischen den verschiedenen Lebensbereichen her. »Die Art und Weise, wie dieser Baum mit allen Teilen des Universums, mit allen Aspekten des Lebens, verbunden ist, macht ihn zu einer der eigenständigsten Schöpfungen der nordischen Mythologie.«[10] Wegen seiner bis in die Tiefe reichenden Wurzeln galt er als Symbol für den Brückenschlag zwischen der Unterwelt und dem Reich der Menschen, manchmal auch zwischen der Helden- und der Götterwelt. Drei seiner mächtigen Wurzeln sind von besonderer Bedeutung: Eine erstreckt sich tief hinunter bis zur Quelle (dem Grundwasserspiegel) und ernährt alle Lebewesen; eine zweite stellt das Gewebe dar, das aus den Fäden des Lebens und der Natur gewoben ist; die dritte Wurzel fördert die Weisheit zutage. Aber Schlangen, Hirsche und andere Tiere nagen an den Wurzeln und fressen die Rinde und Blätter der großen Esche. Der Hirsch ist das Symbol für die spirituellen Erfahrungen, die Schlange symbolisiert die Weisheit. Hoch im Wipfel dieses riesigen Baumes nistet ein Adler, zusammen mit einem Hahn und einem Habicht. Sie halten Ausschau und warnen die Götter, wenn sich Feinde nähern.

In Skandinavien gibt es eine Sage über die Zerstörung der Welt. Danach haben wir es nur dem Überleben einiger weniger Menschen zu verdanken, daß die Menschheit fortbesteht. Sie waren im Stamm des Weltenbaumes Yggdrasil versteckt, der sie vor Feuer, Flammen und Dunkelheit schützte. Diese Menschen ernährten sich vom Morgentau, bis die Erde von Baldur, dem Gott des Lichtes, wieder zu neuem Leben erweckt wurde. »Denn die neue Welt war – im Gegensatz zur alten – nicht vom Verhängnis bedroht . . . ›Der schwarze Drache hat das Weite gesucht, und die glänzende Schlange in der Tiefe hat ihre Grube verlassen‹.«[11]

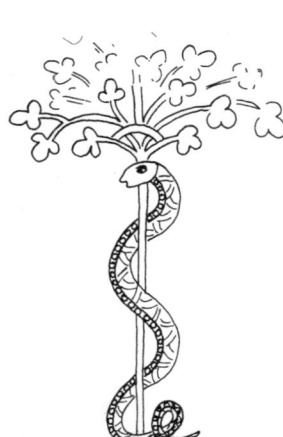

Die glänzende Schlange symbolisiert die Gabe der Weissagung, die man empfängt, sobald man sich zum Licht hin entwickelt und den schwarzen Drachen Egoismus besiegt. Das Überleben ist also nichts anderes als die Überwindung der Widrigkeiten, mit denen wir es im Leben zu tun haben.

Blätter und Rinde vieler Bäume sind heilkräftig und dienen als Arznei. Der Baum ist aber auch das Symbol für eine andere Art des Heils. So bedeutete beispielsweise das Überreichen eines Olivenzweiges Frieden.[12] Wir denken in diesem Zusammenhang natürlich auch an das hölzerne Kreuz, an dem Christus starb.[13] Die Palme ist ebenfalls eng mit der Gestalt Christi verbunden. Sie ist das Sinnbild für den Sieg über den Tod. Beim Symbol des Weihnachtsbaumes steht Grün für das Leben und erinnert daran, daß es etwas Heiliges ist. Der Weihnachtsbaum ist aber auch das Symbol für die Allgegenwart der Lebenskraft, die Allgegenwart Gottes. Die Lichter am Baum sind das Symbol für das Licht in uns, das durch die Kraft unseres Strebens und Verlangens erhalten wird. Immergrüne Bäume sind für uns eine Bestätigung, daß die Weisheit stets lebendig ist und allen zur Verfügung steht, die dafür bereit sind.[14]

Ein Baum kann sich nur in der Umgebung kräftig und gesund

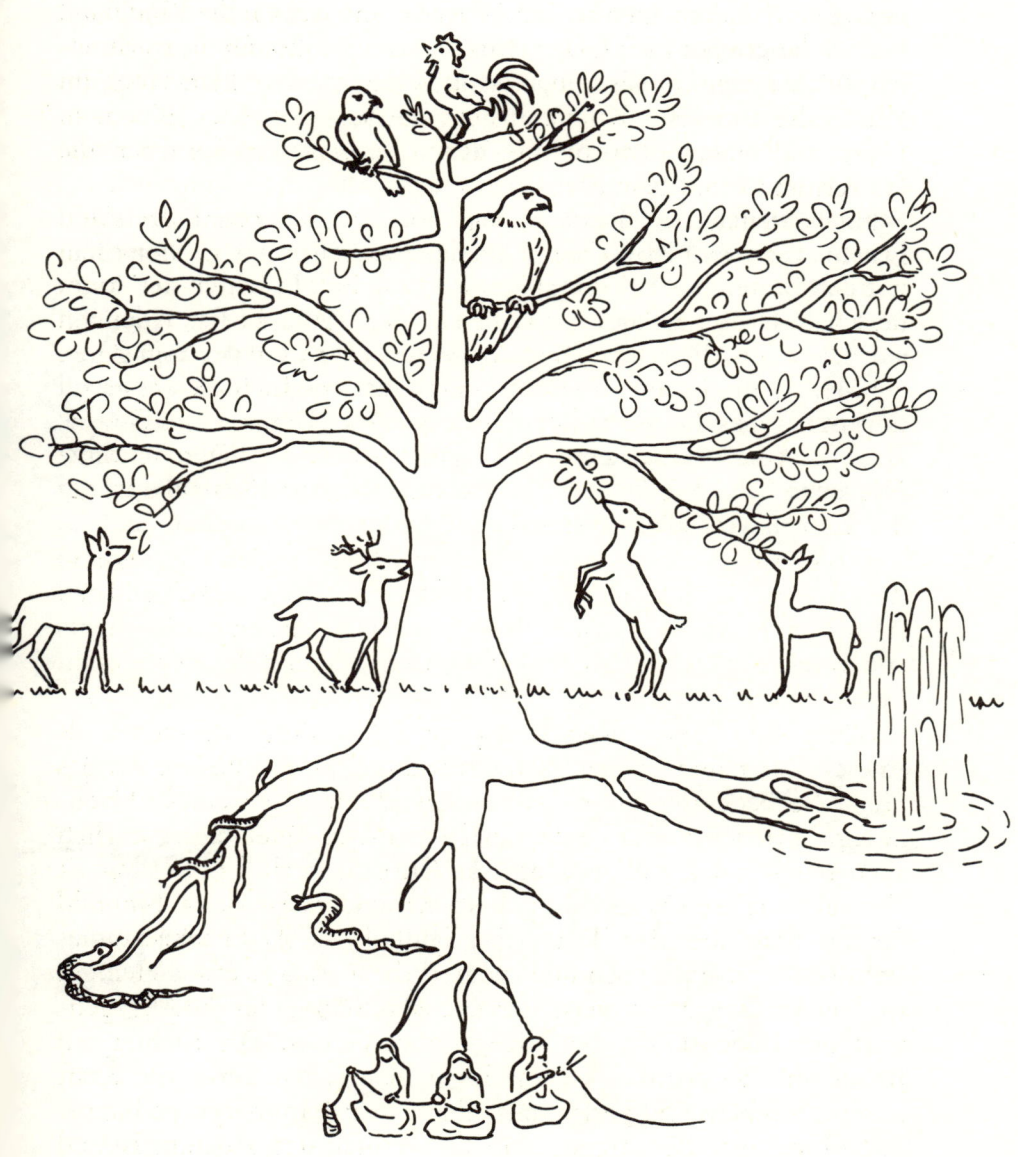

Die Weltesche Yggdrasil

entwickeln, die seinen Bedürfnissen entspricht. Es gibt aber keinen Baum, der seine Wurzeln einziehen kann. Der Baum hatte auch keinen Einfluß darauf, wohin das Samenkorn fiel, aus dem er gewachsen ist. Der Schüler muß vielleicht alle seine Wurzeln einziehen und nach einer Umgebung suchen, die seine Entwicklung in der richtigen Weise fördert. Er muß sich möglicherweise sogar seinen eigenen »Himmel« schaffen. Der Schüler hat keine andere Wahl, als um das Überleben, um Gesundheit, Kraft und Harmonie zu kämpfen. Im Mittelpunkt des Lebens steht der Baum der Erkenntnis, um ihn dreht sich alles.

Die folgenden Antworten gab der weise Nagasena auf die Frage des Königs Milinda nach den drei Eigenschaften des Baumes, die der Schüler anzunehmen habe: »Gleichwie... der Baum Blüten und Früchte trägt: so auch soll der Yogi, der Yogabeflissene, gesegnet sein mit den Blüten der Erlösung, gesegnet mit den Früchten der Asketenschaft. Das... ist die erste Eigenschaft... Wie der Baum den ihn aufsuchenden Menschen Schatten bietet: so auch soll der Yogi gegen die Menschen, die ihn aufsuchen und zu ihm kommen, sich liebevoll erweisen, sei es durch weltliche Hilfe oder durch geistigen Beistand. Das... ist die zweite Eigenschaft... Wie ferner der Baum hinsichtlich seines Schattens keinen Unterschied macht: so auch soll der Yogi bei keinem von allen Wesen einen Unterschied machen und...

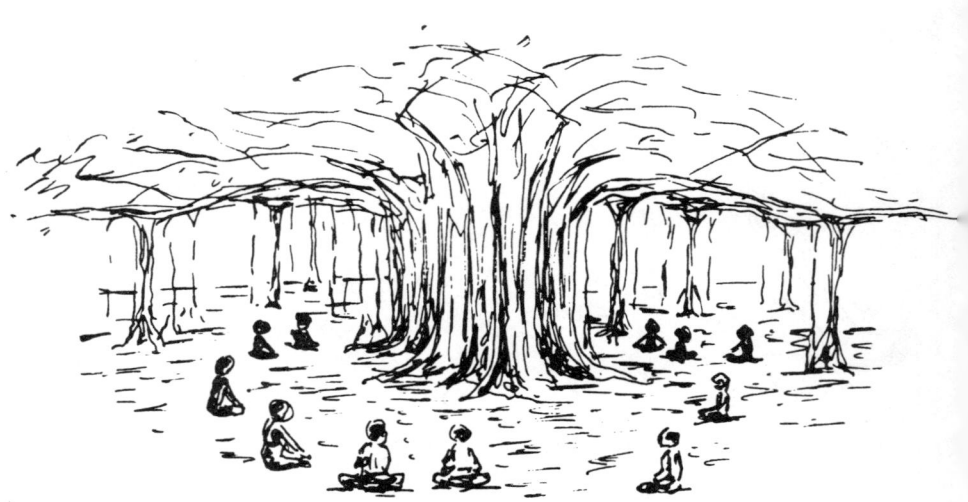

Der Banyan-Baum
(Ficus bengalensis)

genau dieselbe Liebe entfalten ... Das ist die dritte Eigenschaft des Baumes, die er anzunehmen hat.«[16]

Von Bäumen ähnlicher Art wachsen meist mehrere Exemplare in einer Gruppe. Sie stehen zusammen. Auch Menschen mit spirituellen Zielen tun gut daran, zusammenzustehen: Verbindung aufzunehmen, Gedanken auszutauschen, gemeinsam unter einem Baum zu singen und zu meditieren.

*Padma* bedeutet Lotos.
Bei dieser Stellung sind die Beine gekreuzt, die Füße ruhen auf den Oberschenkeln, dabei zeigen die Sohlen nach oben. Die Wirbelsäule ist aufgerichtet, die Hände liegen mit den Handflächen nach oben auf den Knien oder ruhen im Schoß.

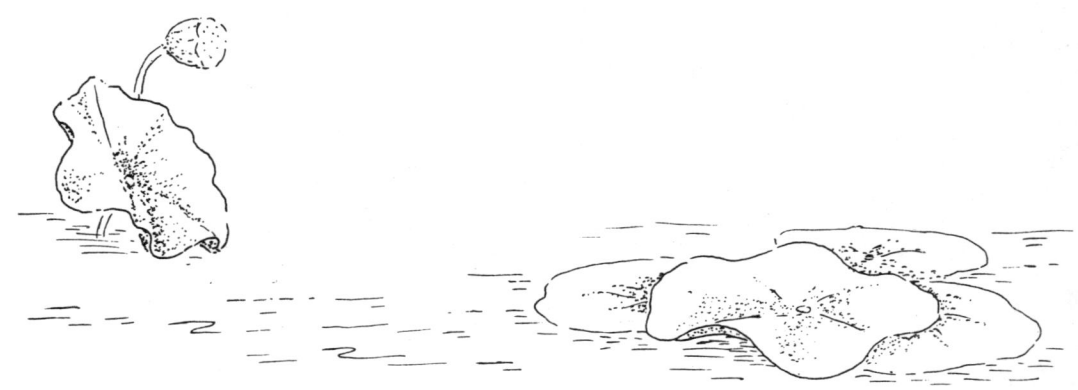

## *Padmasana*
## Der Lotos

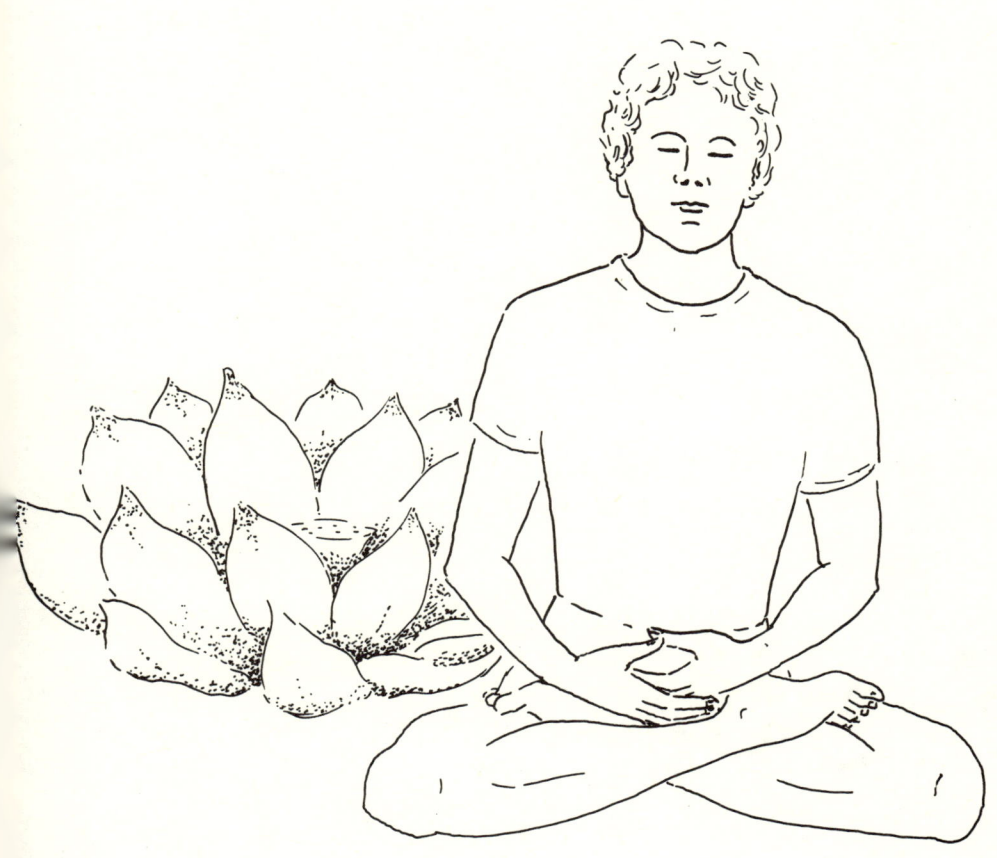

»Der Lotos wächst im schlammigen Wasser,
aber seine Blüte zeigt keine Spur davon;
genau so sollen wir in dieser Welt leben.«
B. K. S. Iyengar

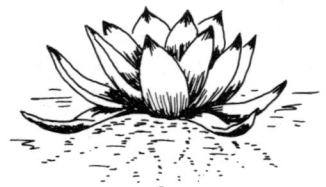

Sowohl die Blüten der Seerose als auch die Lotosblüten gelten als Symbol außerordentlicher Schönheit, gerade weil sie auf der Wasseroberfläche schwimmen und sich unserem Zugriff entziehen. Sie wurzeln im Schlamm, und ihre Stengel wachsen durch das trübe Wasser nach oben ans Licht. Genauso schlammig und wenig vertrauenswürdig ist das Meer unserer Selbstsucht, und manchmal erscheint es dem Schüler unmöglich, jemals das göttliche Bewußtsein in sich zum Blühen zu bringen.

Nicht nur die Lotosblume, sondern auch die Lotosstellung selbst scheint einen derartigen Zauber auszuüben, daß sich jede Mühe lohnt, sie zu erlernen, auch wenn es noch so schwierig erscheint. Man bezeichnet diese Stellung auch als »Königshaltung«, und wer Padmasana ohne Anstrengung ausführen kann, darf sich glücklich schätzen. Es ist, als ob man mit der Lotoshaltung die Schönheit, die Anmut und die göttliche Vollkommenheit dieser Blüte annimmt.

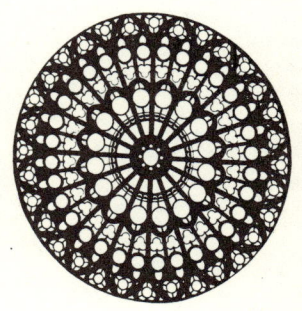

Der Lotos symbolisiert den Gegensatz von Geburt und Tod, des Männlichen und des Weiblichen, und die Wechselwirkung der kreativen Kräfte. Er galt überall als eine »Blume des Lichts« und erscheint zusammen mit den Sonnengöttern der Ägypter und Hindus und mit der Großen Mutter, der Mondgöttin.[1] Die Verehrung der Lotosblume findet ihren Ausdruck in vielfältigen Darstellungen an Häusern, Tempeln und Kirchen. In Europa, wo der Lotos nicht in der Natur vorkommt, wird sein heiliger Charakter in den farbigen Glasfenstern durch die Rose symbolisiert, die sogenannten Fensterrosetten der alten Kirchen und Kathedralen. Herrliche Kuppeln und Deckengewölbe in der Form des Lotos findet man in fast allen Ländern des Mittelmeerraumes.

Für die Chinesen stellt der Lotos »Vergangenheit, Gegenwart und Zukunft dar, da die Pflanze gleichzeitig Knospen, Blüten und Früchte trägt«[2] Auch im Alltag wird deutlich, wie wertvoll der Lotos ist, denn der Mensch kann alle Teile der Pflanze nutzen.[3] An den Statuen und in der Malerei Ägyptens ist zu erkennen, daß der Lotos zu den wichtigsten Blütenelementen gehört. Das ist ein Hinweis darauf, daß er schon in frühester Zeit seinen Platz in den religiösen Ritualen

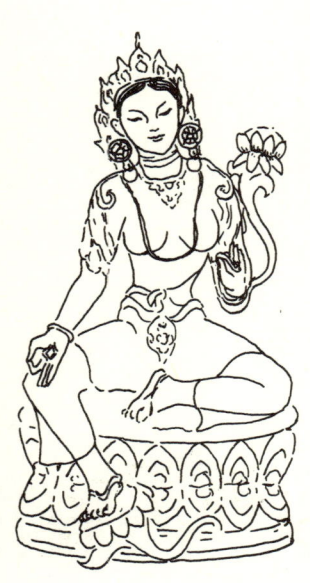

hatte.[4] Der blaue Lotos gilt als die Blume der Tara, das ist für die Buddhisten in Tibet die Mutter des Erbarmens. Wo immer die Lotosblume heimisch geworden ist, hat sie sofort eine heilige Atmosphäre der Schönheit und der Ehrfurcht um sich geschaffen. Es ist viel Übung erforderlich, bis der menschliche Körper die Lotosposition einnehmen kann. Neben allen feinstofflichen psychischen Einflüssen dieser Haltung werden auch starke grobstoffliche Auswirkungen im körperlichen und intellektuellen Bereich spürbar. In dieser traditionellen Meditationshaltung entsteht eine große Ruhe, zuerst im Äußeren, dann auch im Inneren. Lassen Sie sich von all diesen Gedanken und Betrachtungen über den Lotos durchströmen.

## Padmasana: Die Lotoshaltung

Schönheit, schwimmen, sich dem Zugriff entziehen,
Selbstsucht, schlammig und trübe, schwierig,
Königshaltung, Anmut, göttliche Vollkommenheit,
Geburt und Tod, das Männliche und das Weibliche,
kreative Kräfte, Blume des Lichts,
Knospen, Blüten und Früchte, der heilige Charakter,
Schönheit, Ehrfurcht, Übung, feinstoffliche Einflüsse,
starke grobstoffliche Auswirkungen, Ruhe.

Im Osten stellt der Lotos die verschiedenen Bewußtseinsebenen dar, und die weit geöffnete Blüte wird sowohl Buddha als auch anderen wichtigen religiösen Gestalten und Gottheiten zugeordnet. Der Lotos gilt als Hinweis auf einen Thron von ganz besonderer Kostbarkeit. Buddha, den man auch den »Lotosgeborenen« nennt, und die Weltenmutter unter ihren vielen Namen (es sind insgesamt 108 Namen bekannt) werden auf einem Lotos sitzend oder stehend dargestellt. Das zeigt an, daß sie ihrer Natur nach über dem Menschen stehen.[5] Sowohl für Hindus als auch für Buddhisten ist der Lotos das Symbol für die spirituelle Entwicklung, für die Entfaltung des ganzen menschlichen Potentials.

Eine der schönsten Überlieferungen von den vielen, die sich mit der Erschaffung des Universums beschäftigen, beschreibt die Mitte des Lotos als die Wiege der Welt, wobei der Stiel der Lotosblüte in Vishnus Nabel verwurzelt ist. Brahma oder das Absolute des Lebens hat an dieser Stelle seinen Ursprung. Jedes einzelne Blütenblatt symbolisiert sowohl eine eigene Welt als auch eine Stufe in der Entwicklung des Schülers.

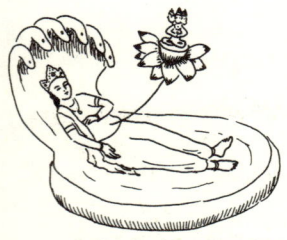

Manchmal wird die Erde mit einem Lotosblatt verglichen, das auf der Oberfläche des Weltenmeeres treibt.[6] Häufig bezeichnet man den physischen Körper als den Boden, der die Voraussetzung zur Entwicklung des Bewußtseins schafft. Beide Ebenen, so wird uns versichert, werden vom gleichen Licht erhellt. Die angeborene Natur des Menschen ist göttlich, und der leuchtende Lotos des inneren spirituellen Wesens wird in all seiner Herrlichkeit erscheinen, wenn die trüben Wasser weichen und Schlamm und Schmutz entfernt werden.

Eine weitere Besonderheit unterscheidet den Lotos von allen anderen Pflanzen: Fällt ein Wassertropfen auf ein Lotosblatt, dann hat es einen silbrigen Glanz, denn es spiegelt das Grün des Blattes unten und das Blau des Himmels darüber.

Die vollkommene Rundung der grünen Blätter mit dem schmalen hochgebogenen Rand läßt auch an die kleinen Kinder denken, die man gut geschützt auf solchen Blättern fand. Sie sind kräftig genug, das Gewicht eines Säuglings zu tragen. Könnte es sein, daß man in früheren Zeiten unerwünschte Babys auf diese Weise aussetzte, damit sie von mitleidigen Seelen gefunden werden konnten? Woher kommt die Vorstellung, daß eine große Seele in diese Welt gestoßen worden oder »lotosgeboren« sein soll?

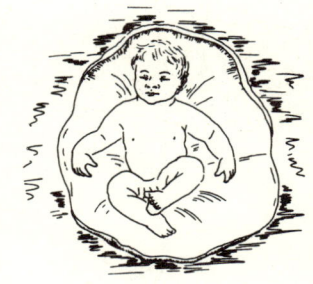

Vielleicht könnte man sich das Lotosblatt auch als Wiege für das spirituelle Kind in uns denken, das auf dem Lotosteich unseres Geistes neu geboren wird.

## Padmasana: Die Lotoshaltung

Ebenen des Bewußtseins,
Buddha,
spirituelle Entwicklung,
die Entfaltung des menschlichen Potentials,
leuchtender Lotos, trübe Wasser,
Wassertropfen, silbriger Glanz,
Spiegelung, vollkommene Rundung,
Wiege, das spirituelle Kind in uns,
neu geboren werden.

Die großen Blätter der Lotospflanze sind auch ein Schutz für kleine Fische. Die Pflanze bewegt sich mit dem Wasser und leistet keinen Widerstand, während die raschen Bewegungen der Fische Wellen erzeugen. So entsteht ein Tanz, dessen harmonische Schwingung

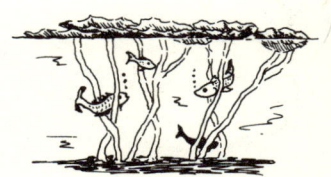

alles erfaßt, was auf der Wasseroberfläche treibt. Für den Schwimmer ist es nicht angenehm, zwischen die Stengel und Blätter der Lotospflanze zu geraten. Es ist fast so, als ob der Lotos alles festhalten möchte, was in seine Mitte kommt, bis es etwas von seiner Schönheit und Leichtigkeit übernimmt und sich ebenso sanft im Tanze wiegt wie die Lotosblüten. Die leuchtende Schönheit des Lotos und die Dunkelheit des Wassers weisen auf die Gegensätze hin, aus denen unser Leben besteht.

Die Erinnerung an Homers Odyssee taucht auf, wir denken an Odysseus und seine Männer, die der Sturm von ihrem Kurs abgetrieben hatte, bis sie bei den Lotosessern an Land gingen. Doch als die Männer die »honigsüßen Früchte des Lotos« kosteten, vergaßen sie ihren Auftrag und die Heimfahrt. Sie wollten im Land der Lotophagen bleiben und sich ebenfalls von Lotos ernähren. Wenn der Mensch mit den Schönheiten des spirituellen Lebens in Berührung kommt, dann will er diesen Bereich nicht mehr verlassen und in sein vorheriges düsteres Leben zurückkehren.

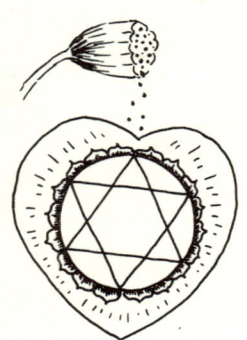

Es ist erstaunlich, wie langlebig die Samen dieser Pflanze sind. Botaniker fanden kürzlich einen Lotossamen, der zweitausend Jahre überdauert hatte und noch keimte, als man ihn ins Wasser legte. Ganz ähnlich ist es mit dem Keim des Spirituellen, der im Herzen eines jeden Menschen ruht. Er setzt sich zusammen aus Liebe, Schönheit, Frieden und Glück. Er erwacht zum Leben, wenn man für die geeigneten Bedingungen sorgt, selbst wenn er zuvor im Verlauf zahlloser Geburten schlief. Dieser spirituelle Kern ist der Träger der Idee des ewigen Lebens. Vom Zentrum der inneren Lotosblüte in unserem Herzen strahlt das göttliche Licht aus.[7]

Sowohl die Lotosblüte als auch die Seerose entwickelt sich unter dem Schutz einer Schicht grüner Blätter, die sich ganz langsam öffnet und die Farbe der Knospe darunter zuerst nur ahnen läßt. Der Schüler, der die spirituellen Fähigkeiten pflegt, braucht sehr oft eine ebensolche schützende Umgebung, bis sich die Blüte seiner Spiritualität so weit entwickelt hat, daß sie den Stürmen des Lebens gewachsen ist. Nur wer beharrlich nach der göttlichen Weisheit strebt, der wird – wie die Lotosblüte – den Kopf oben behalten, trotz aller Wirbel und Strömungen des Lebens.[8]

## Reflexionen: Der Lotos

Der Lotos wächst nicht in kristallklaren Bächen, sondern er wurzelt in dem Geröll, das sich am Grund eines Sees ansammelt. Doch während die Blüte langsam durch das trübe Wasser an die Oberfläche steigt, wird sie nicht schmutzig. Gelegentlich kommt es vor, daß sich eine Lotosblüte schon dicht unter der Wasseroberfläche vorzeitig öffnet. Ebenso ist es möglich, daß ein Schüler spirituelle Erlebnisse hat, bevor sich die trüben Wasser seines Geistes geklärt haben. Doch auch in einem solchen Fall wird am Ende die Blüte der Erkenntnis rein und unbefleckt auftauchen.

Der wahre Schüler wird nicht durch die schlammigen Fluten des Lebens beschmutzt. Die spirituelle Erkenntnis wird sich entwickeln, wenn er stets versucht, die selbstsüchtigen Äußerungen seiner niederen Natur auszuschalten. Gerade für diese Art der Kontrolle über Körper und Geist scheint das Wort von der »Wissenschaft des Yoga« eine besonders zutreffende Bezeichnung zu sein. Man sollte nicht nach Trost suchen, solange das Gesicht naß ist vor Tränen. Der Schmerz geht tief, wenn man sich von den Wünschen und Begierden und den selbstgeschaffenen Welten losreißt. Im frühen Stadium läßt ein Gefühl der Sentimentalität das Opfer übergroß erscheinen, denn der Mensch möchte gerade das nicht aufgeben, was seinen Schmerz verursacht. Doch die Freiheit rückt näher, wenn man diese Arbeit am eigenen Selbst freiwillig auf sich nimmt und als Geschenk des Herzens betrachtet.

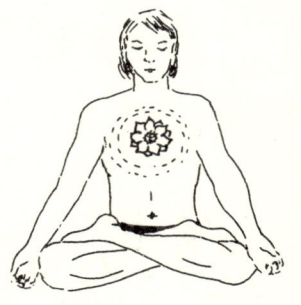

Der Sieg über das Selbst ist nur durch schweren Kampf zu erringen. Doch wir können nicht erwarten, daß uns die Befreiung wie ein Geschenk von Gott oder von einem Guru ohne eigene Anstrengung in den Schoß fällt. Die Enttäuschung darüber wird manchmal auf den Lehrer übertragen, doch die Kritik an einem anderen bringt unsere eigenen Fehler nicht zum Verschwinden. Sobald ein hohes Maß an spiritueller Erkenntnis erreicht ist, wird sich dem Schüler das innere Wesen erschließen, rein und unbefleckt wie eine Lotosblüte, die durch das trübe Wasser an die Oberfläche steigt. Das sollte Vorsatz und Aufgabe des Schülers sein: Sich stets auf Glauben und Vertrauen zu konzentrieren und allmählich zu erkennen, daß dieses Vertrauen selbst eine Kraft ist.

Der weise Nagasena stellte fest, daß der Lotos zwar im Wasser entstanden und groß geworden ist, aber dennoch vom Wasser unbenetzt bleibt. Sobald der Schüler einmal die Fähigkeit zur Meditation und die Kraft des Glaubens entwickelt hat, werden die Versuchungen der sinnlichen Begierde, Zorn, Grausamkeit und negatives Denken

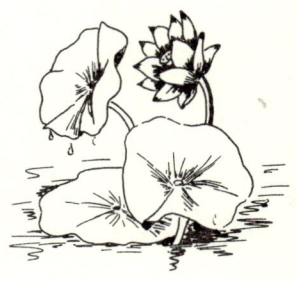

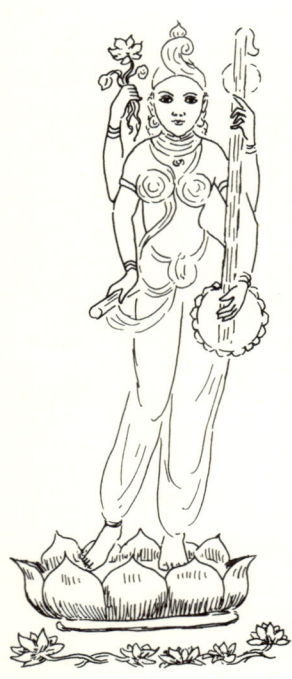

Sarasvati,
die Devi der Sprache

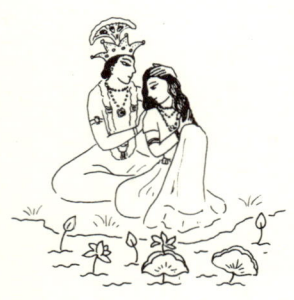

Radha und Krishna

aller Art ebenfalls von ihm ablaufen und sich auflösen; sie werden nicht mehr an ihm hängenbleiben, weil Stolz, Selbstgerechtigkeit und Eigensinn verschwunden sind. Der Schüler ist in einer Welt geboren, die so trübe und unrein ist wie das Wasser, in dem der Lotos seine Wurzeln hat, doch die Blüte der Spiritualität bleibt unbefleckt. Selbst Ruhm, Ehre und Bewunderung können sich nicht mehr festsetzen. Wenn der Wind über das Wasser geht, erzeugt er kleine Wellen, und selbst der Lotos erzittert. Wenn unsere Wahrnehmung auf die Entdeckung des Lichts gerichtet ist, dann kann der Lotos im Sturm hin- und herschwanken, doch er wird dadurch nicht zerstört.

In der *Satapatha-Brahmana* heißt es über den Lotos, daß er eine wichtige Rolle bei den Einweihungszeremonien spielt. Dabei wird mit jeder Opfergabe eine Lotosblüte dargeboten. Sarasvati, die Devi der Sprache, erhält beispielsweise zusammen mit einem Reisopfer eine solche Lotosblüte. Der Lotos bekräftigt den religiösen Charakter des Opfers. Für den Schüler wird er zum Symbol für die Hingabe an den Allerhöchsten.

Die *Gitagovinda* des bengalischen Hofdichters Jayadeva betont die Bedeutung, die der Lotos für die erotische Liebe hat. Padmini ist die Lotosdame, die Tränke und Düfte zubereitet, um einen Liebhaber anzuziehen. Lee Siegel schreibt in seinem Kommentar zu diesem Buch: »Die Darstellung des Lotos ist von dynamischer Ambiguität. Zu seinen Eigenschaften gehört es, daß er Spannung erzeugt. Als Symbol weist er zugleich auf das Erotische und auf das Religiöse hin, er bringt daher die beiden Dimensionen einander nahe und hält sie sinnlich erfahrbar zusammen. Wenn Radha beim Gedanken an die Lotosblüten leidet, dann weckt das in der Regel erotische Vorstellungen, denn der Lotos deutet eine erotische Stimmung an und erhöht sie zugleich, und dadurch veranlaßt er den von der Liebsten Getrennten zur Klage. Doch beim Lotos schwingt auch stets eine religiöse Bedeutung mit, denn er ist als Symbol des Krishna auch ein Hinweis auf das Opfer ... Die Liebe des Menschen wird durch dieses Symbol mit der ungeheuren Energie gleichgesetzt, die bei der Schöpfung des Universums wirksam war.«[9]

Lotosblüte und Seerose öffnen sich erst, wenn sie mindestens vier Stunden lang dem Sonnenlicht ausgesetzt waren. Der Schüler kann daraus lernen, daß auch der innere Lotos das von Hingabe gespeiste Licht der göttlichen Weisheit braucht, will er Verzicht und Entsagung als eine glückhafte Erlösung erleben und nicht als eine schwere Aufgabe.

Die Anstrengungen, die wir aufwenden, bis es gelingt, den Lotossitz ganz bequem auszuführen, können wir als Symbol dafür ansehen, daß wir unseren unruhigen Geist zum Schwingen bringen müssen, damit das Licht des Lotos im Innern sichtbar werden kann. Das zeigt, daß diese Anstrengung sehr wohl der Mühe wert ist. Wer den klaren Blick behält und über den Wolken der Emotionen bleibt, gewinnt als Lohn die Erfahrung, daß im Mittelpunkt des Lotos seines Herzens eine niemals zuvor erfahrene Seligkeit entsteht.

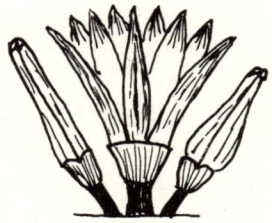

Ägyptische Lotosblüte

# Fische
# Reptilien
# Insekten

*Matsyasana*

Der Fisch

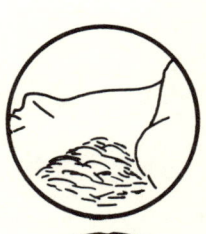

*Bhujangasana*

Die Kobra

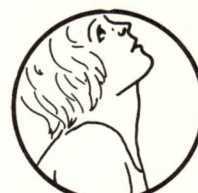

*Kurmasana*

Die Schildkröte

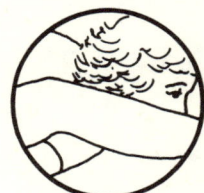

*Vrishchikasana*

Der Skorpion

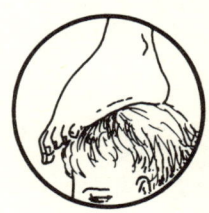

*Matsya* bedeutet Fisch. Bei dieser Stellung liegt der Brustkorb völlig offen, die Wirbelsäule ist durchgedrückt, das Körpergewicht ruht auf dem Scheitel und auf dem unteren Teil der Wirbelsäule. Die Beine werden entweder ausgestreckt oder in den Knien angewinkelt und übereinandergelegt. Die Hände können die über Kreuz gelegten Füße umfassen, man kann sie aber auch wie zum Namaste-Gruß vor der Brust zusammenlegen, oder sie umfassen die Ellbogen über dem Kopf, wobei die Unterarme auf dem Boden bleiben.

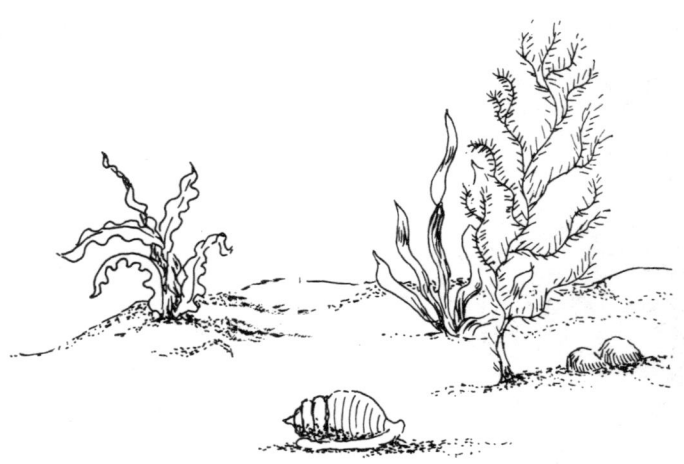

## *Matsyasana*
## Der Fisch

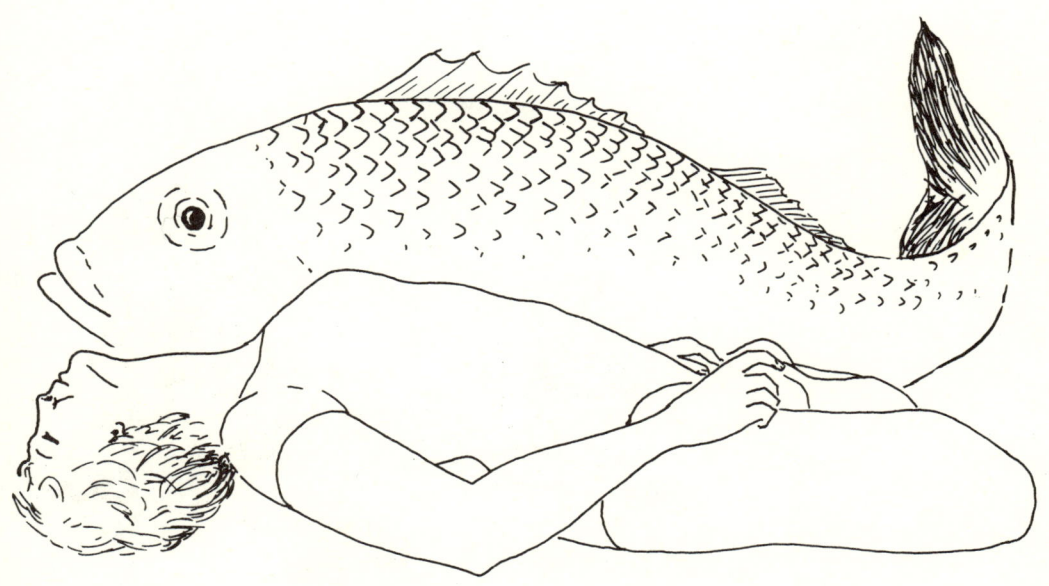

»Öffnet sich die Brust,
dann öffnet sich auch der Geist,
wir fühlen uns emotional ganz klar,
es entsteht Stabilität.
Das ist die emotionale Stabilität.«
B. K. S. Iyengar

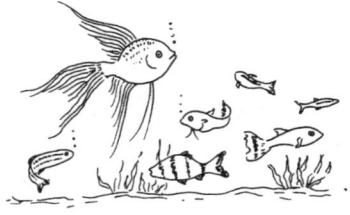

Das Wasser¹ besitzt eine ungeheure Kraft. Nur der stromlinienförmiger Körper ermöglicht es den Fischen, in diesem Element zu leben.² Wasser leistet Widerstand. Das zeigt sich schnell, wenn man ein Boot rudert. Der Fisch braucht Kraft und Flexibilität in der Wirbelsäule, denn er muß »die Wasser spalten«. Flossen und Schwanz des Fisches sind zugleich kräftig und grazil. Das verleiht seinen Bewegungen Anmut und Eleganz. Fische können sich sehr rasch bewegen, aber auch fast regungslos stehenbleiben. Die Beweglichkeit ist ihr Schutz in einer feindlichen Umwelt, in der der jeweils größere den kleineren frißt.

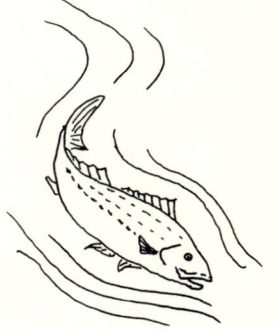

Wenn man einmal Fische im Wasser beobachtet, wird man bemerken, daß sie unaufhörlich in Bewegung sind, um Nahrung zu suchen. Auch der Mensch sucht rastlos nach Nahrung, in erster Linie auf der emotionalen Ebene, bis er allmählich durch die Übung der Asana zu begreifen beginnt, daß er in Wahrheit unbewußt nach spiritueller Nahrung sucht.

Hebt man bei dieser Übung den Brustkorb, dann wird der Rücken durchgedrückt. Dabei können uns viele Gedanken durch den Kopf gehen, etwa: Was hebe ich empor – meine Lunge, mein Herz? Warum entsteht dieses Ziehen in Hals und Nacken? Ist das ein Anzeichen für Halsstarrigkeit? Habe ich mich auf etwas versteift? Habe ich einen unbeugsamen Willen? Bei Matsyasana sind Brust und Herz schutzlos preisgegeben. Sie bilden jetzt den höchsten Punkt des Körpers, etwa vergleichbar mit dem Gipfel eines Bergmassivs. Stärke zeigt sich, wenn es gelingt, trotz aller Verwundbarkeit in dieser Stellung zu entspannen. Auf diese Weise wird der Glaube und das zugrundeliegende Vertrauen direkt erfahrbar.

## Matsyasana: Die Fischstellung

Kraft, stromlinienförmig, Widerstand, Flexibilität, Anmut, Eleganz, grazil, rasch, regungslos, Beweglichkeit, Rastlosigkeit, Nahrung, Brust und Herz, Halsstarrigkeit, steif, unbeugsam, Verwundbarkeit, Glaube und Vertrauen.

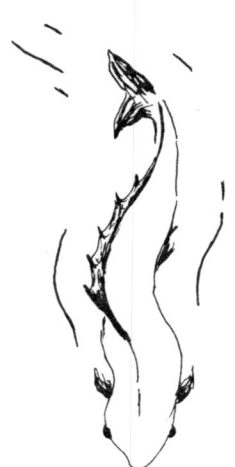

Der Fisch lebt in einem Element, das er mit vielen anderen Lebewesen teilt. Nicht jedes wird ihm gefährlich, aber es sind ihm auch nicht alle freundlich gesinnt. Der Mensch kann überall auf dieser Erde leben, in den Niederungen wie auf den Bergen, und kurze Zeit sogar im Wasser. Aber an jedem Ort trifft er auf Mitmenschen oder auf andere Arten, mit denen er sich den Platz teilen muß.

Beweglich wie ein Fisch zu sein bedeutet nicht, daß man kein Rückgrat besitzt. Der Fisch hat eine sehr leichte und zierliche Wirbelsäule, die ihm zusammen mit den Muskeln eine derartige Kraft verleiht, daß jeder Schüler, der sich mit den Asanas beschäftigt, eine Menge davon lernen kann. Eine steife Wirbelsäule läßt den Menschen alt erscheinen. Beschwerden in diesem Bereich deuten auf ein geringes Selbstwertgefühl, auf Depressionen und Aggressivität, aber auch auf einen besonders ausgeprägten Eigenwillen, der jene Flexibilität verhindert, die ein so wichtiger Faktor in den zwischenmenschlichen Beziehungen ist. Ich bin Gurus begegnet, die diese Flexibilität dadurch bewiesen, daß sie dem einen Schüler gegenüber stahlhart und beim anderen weich wie Butter waren.

Die sinnliche Wahrnehmung der Fische unterscheidet sich von der des Menschen. Fische reagieren aber ebenso wie der Mensch empfindlich auf Berührung und Geschmack. Ichtyologen haben herausgefunden, daß sie über einen sechsten Sinn[3] verfügen, der es ihnen ermöglicht, das Leben in einer ungewöhnlichen Umgebung zu meistern. Sie besitzen keine Ohren, das verleiht ihnen eine außergewöhnliche Sensibilität für Vibrationen und Schallwellen.

Dieser sechste Sinn könnte der Ursprung der unzähligen Mythen, Fabeln und Geschichten sein, die es über den Fisch gibt.[4] Der Fisch löst im Menschen widersprüchliche Empfindungen aus, nicht allein deswegen, weil er ein uraltes Symbol ist, sondern vor allem, weil er einen starken persönlichen Einfluß auf den Menschen ausübt. Wenn wir hier von der Symbolkraft sprechen, heißt das nicht, die historischen Bezüge zu leugnen. In der Mehrzahl der Fälle ist dem Mythos oder der Sage eine reale Begebenheit vorausgegangen.

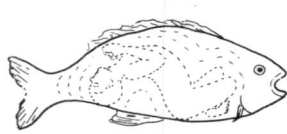

Unter den Hindu-Legenden gibt es neben anderen bedeutsamen Geschichten auch die des großen Weisen Vyasa, der von einer Fischjungfrau geboren wurde.⁵ Die Griechen sagten, daß der Fisch in seinem Magen eine menschliche Seele trägt. Ist der Ursprung dieser Legende vielleicht in einer Zeit zu suchen, als Fisch nur von den Priestern im Rahmen einer rituellen Handlung gegessen wurde? In Tibet findet man als Glückssymbol die Darstellung zwei einander zugewandter Fische auf einem Sockel aus Lotosblüten, und im *Ägyptischen Totenbuch* heißt es, daß zwei Fische neben dem himmlischen Boot des Sonnengottes schwimmen, um es vor Unheil zu bewahren.

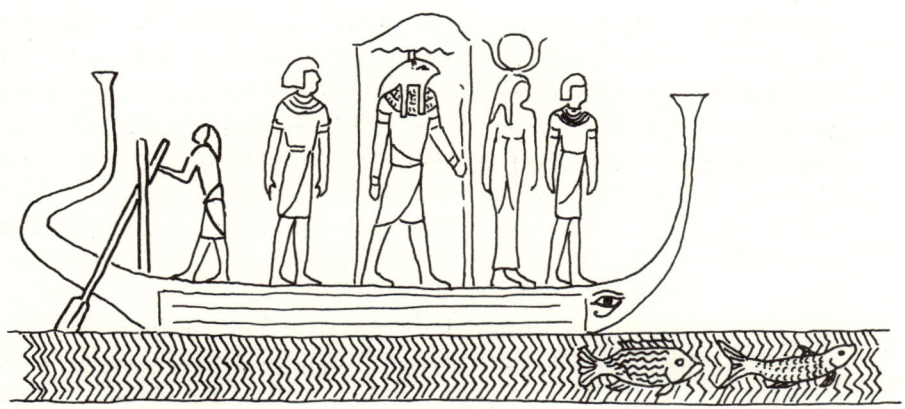

Der unglaubliche Menschengeist schuf auch E-A (Oannes), den großen Gott der Sumerer, der halb Mensch und halb Fisch sein soll. Aus Mesopotamien stammt die Vorstellung einer Frau mit einem Fischschwanz, die die südlichen Meere bewohnte und durch ihren Herzschlag die Gezeiten und Wellenbewegung steuerte. Die Sumerer nannten ihre Seejungfrau NIN-MAH. Der Name der Jungfrau Maria lautet im Hebräischen Miriam, das bedeutet etwa »das salzige Wasser des Meeres«, poetischer könnte man es auch mit »Tränen des Meeres«, »das Innerste« oder »das Herz des Meeres« übersetzen.

Das gegenwärtige Interesse an der Astrologie scheint einer uralten Wissenschaft neuen Auftrieb zu geben. Die Beobachtung des Himmels bewegte die Menschen in früherer Zeit zur Verehrung der Götter, denn man hielt die Himmelskörper für deren Wohnsitz. Die indische Astrologie gründet sich beispielsweise auf eine Avatara oder Verkörperung Vishnus, der als großer Fisch inkarnierte, um die Welt zu retten, das Leben zu bewahren und die Veden zu erhalten.⁷ George Michanowsky spricht auch von einem Gott des nur am südlichen Himmel sichtbaren Sternbilds Vela mit Namen E-A. Er berichtet, einer seiner Namen sein HA-AN gewesen, das bedeutet »Fisch des Himmels«. Unser Sternbild der Fische wurde ursprüng-

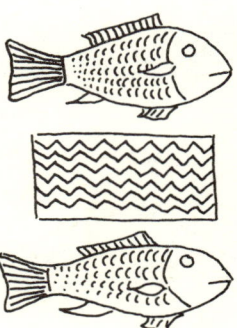

lich nicht, wie in der modernen Astrologie, als zwei in entgegengesetzte Richtungen schwimmende Fische gedeutet. In der alten Überlieferung ging man vielmehr davon aus, daß beide Fische in die gleiche Richtung schwimmen, um Venus und ihren Sohn Cupido vor dem gefährlichen Typhon zu retten.

Es wurde bereits darauf hingewiesen, daß das Fischsymbol schon in heidnischen Kulturen bekannt war. Später haben es die jüdischen und danach die christlichen Religionen übernommen. In Inschriften, in der Kunst und in der Literatur erscheint es oft als Hinweis auf die Christusgestalt. In der Bibel gibt es mehr als sechzig Einträge, die den Fisch erwähnen oder die sich symbolisch darauf beziehen. Durch den Fisch wird in vielen Kulturen und Glaubensgemeinschaften die Aufopferung für einen würdigen Zweck symbolisiert. Bei der Ausführung dieser Asana sollten Sie darüber nachdenken, was Sie in ihrem Leben opfern oder was noch geopfert werden muß.

Der Menschengeist sucht, genau wie der Fisch, die Tiefen des Unbewußten, des dunklen, trüben Wassers, bis wohin das Licht von oben nicht mehr durchdringt. Der kritisch prüfende Geist braucht aber das Licht der Erkenntnisse, die aus dem Herzen kommen und die sich einstellen, wenn wir bei dieser Stellung Herz und Brust offen darbieten. Erst dadurch kommen wir zur vollen Einsicht. Doch unser zwiespältiger Geist, der immer wieder danach trachtet, den wahren Einsichten auszuweichen, sucht lieber nach zweifelhaften Schätzen, die er sich aneignen könnte.

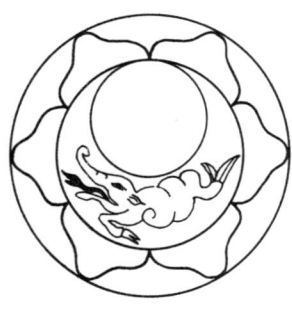

Das zweite Chakra

Es ist wichtig, daß der Schüler zwischen echter Sensibilität und übermäßiger Empfindlichkeit zu unterscheiden lernt. Die meisten Menschen sind nur sensibel, wenn es um das eigene Ich geht. In der westlichen Psychologie verkörpert das Wasser das Unbewußte und die Emotionen. Wir sprechen beispielsweise von Freudentränen oder von den Tränen des Schmerzes. Im Kundalini-Yoga ist das Wasser das beherrschende Element des zweiten Chakras (Svadhisthana), das die Phantasie symbolisiert. Das dritte Chakra (Manipura) ist mit den Emotionen verbunden. Vereint machen diese beiden Kräfte den Menschen außerordentlich verwundbar. Es entsteht ein Prozeß, der durch Begriffe wie »Verschlingen«, »Versinken«, »Sterben«, »erhoben werden«, »im Glauben gestärkt sein«, »aus den Tiefen der Verzweiflung wieder auferstehen« zu beschreiben ist. Wenn sich der Schüler zwanglos in den Gewässern der Phantasie und Emotionen bewegen kann, wird sich der sechste Sinn (ein Gewahrwerden der Mitmenschen und Anteilnahme) entwickeln.

## Matsyasana: Die Fischhaltung

Gefährlich, freundlich, Mitmenschen, andere Arten, den Platz teilen, kein Rückgrat, Kraft, alt, jugendlich, geringes Selbstwertgefühl, Depressionen, Aggressivität, Eigenwille, zwischenmenschliche Beziehungen, Sensibilität, sechster Sinn, Vibrationen, Opfer, das Unbewußte, Licht, Einsichten, der kritische Geist, der zwiespältige Geist, ausweichen, Schätze, Empfindlichkeit, Phantasie, Emotionen, Verschlingen, Versinken, Sterben, erhoben werden, Glaube, aus der Verzweiflung auferstehen, Gewahrwerden, Anteilnahme.

Der Bericht von einer großen Flut auf der Erde taucht in vielen Kulturen und Religionen auf. Es überrascht also nicht, wenn wir ihn auch in indischen Schriften finden. Vishnu in seiner Gestalt als Bewahrer der Welt machte sich Sorgen um den Fortbestand der menschlichen Rasse. Er kam in Form eines kleinen Fisches zu Manu, dem Vater der Menschheit, und bat darum, für ihn zu sorgen, bis er groß genug geworden sei, ins Meer hinaus zu schwimmen. Als Gegenleistung versprach er, Manu vor der Flut zu erretten, die die Erde zerstören sollte. Er befahl Manu, ein seetüchtiges Fahrzeug vorzubereiten, groß genug, um je ein Paar von jeder Art von Lebewesen an Bord zu nehmen. Als die Flut kam, befestigte Manu das Boot am Kopf des Fisches und segelte bis weit zu den Bergen im Norden hinauf.

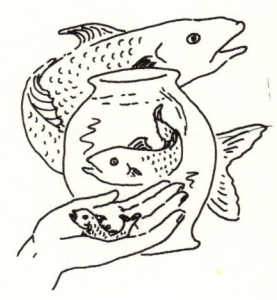

Der Körper ist die Erde, die Emotionen sind das Wasser, das den Geist überflutet und die freie Sicht verhindert. Wieviel kann der Mensch »sehen« oder »erkennen«, wenn er von Emotionen überschwemmt wird? Plötzlich wird deutlich, daß der Geist nicht nur zu übermäßiger Vereinfachung und zwiespältigen Reaktionen neigt, sondern daß er auch als pedantischer Zensor wirkt. Es ist unbedingt notwendig, daß wir uns einen Weg durch das Meer der Emotionen bahnen, damit wir klar sehen. Wenn wir uns um die bewußte Wahrnehmung bemühen, fördern wir die geistige Klarheit. Das aufmerksame, wachsame Bemühen um Selbsterkenntnis wird die beiden Aspekte des Selbst, das Bewußte und das Unbewußte, sichtbar machen. Manu überlebte die große Flut. Auch der Schüler kann die Turbulenzen des Lebens überstehen, wenn er ein Gefühl für die göttliche Führung entwickelt und ihr folgt.

Gelingt es nur dem Gläubigen, sich im Meer des Lebens leicht und mühelos wie ein Fisch zu bewegen?

### Reflexionen: Der Fisch

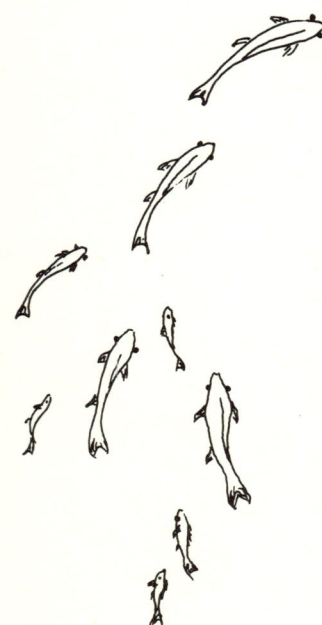

Wer hat nicht schon einmal fasziniert einem Schwarm kleiner Fische in einem natürlichen Gewässer oder in einem Goldfischteich im Garten zugeschaut? Hunderte von Fischen bewegen sich schnell und im Einklang miteinander. Auf welche geheimnisvolle Weise stehen sie in Verbindung? Sie schwimmen nicht in einer regelmäßigen oder geometrischen Formation. Wer gibt ihnen den Befehl, zusammenzubleiben? Wer sagt ihnen, wann sie sich blitzschnell voneinander trennen und verteilen müssen, um einer Gefahr zu entgehen? Es bietet einen gewissen Schutz, wenn man sich zusammentut und im Gleichklang miteinander tätig ist.

Ein einzelner Fisch ist leicht zu fangen. Die Gruppe stellt einen unvergleichlichen Schutz dar. Allein wird der Schüler leicht vom geistigen Weg abgelenkt, doch in der Gemeinschaft mit anderen, die sich ebenfalls um ein Leben nach den spirituellen Gesetzen bemühen, findet er Unterstützung und Kraft.

Das erinnert an die Anfänge des Christentums, als man die Christen für eine religiöse Sekte hielt, die von den älteren, seit langer Zeit bestehenden religiösen Gemeinschaften abgelehnt wurde. Die Mitglieder der neuen Gemeinschaft zeichneten einen Fisch in den Sand, daran erkannten sie einander. Der Fisch war ihr Kennzeichen, wenn sie sich heimlich versammelten, um einander Kraft und Beistand zu geben. Der »Weg des Fisches« brauchte keine feste Organisation, keine Gliederung und keinen Plan. Alle seine Zweige und Mitglieder vereinte ein gemeinsames Ziel und die Bindung an dieses Ziel.

Das Element Wasser in seinen vielen Erscheinungsformen übt seit jeher eine starke Anziehungskraft aus. Es wird von Wunschbrunnen und Zauberquellen berichtet; im Märchen springt Wasser aus dem Felsen und verspricht ewige Jugend, göttliche Weisheit und andere Kräfte und Fähigkeiten. Überall auf der Welt waren die Menschen seit jeher fasziniert vom eigenen Spiegelbild, das die ruhige Wasseroberfläche reflektiert. Der Schüler muß sich genügend Zeit zur Reflexion nehmen und ganz tief in das Wasser des Geistes blicken.

Gründet sich die Faszination, die das Wasser auf uns ausübt, auf gedankliche Assoziationen über die Anfänge des menschlichen Lebens, wenn der Embryo schwerelos im Fruchtwasser schwimmt, so wie der Fisch im Meer? Seine Finger und Zehen sind mit Schwimmhäuten versehen, genau wie die Fischflossen; seine Augen sind weit offen und die Augenlider noch nicht entwickelt; er ist vor der nächsten Entwicklungsstufe zum Fetus dem Fisch sehr ähnlich. Diese Tatsache führte einige Wissenschaftler zu der Annahme, daß die

Evolution des Menschen im salzigen Wasser des Weltmeeres begonnen haben muß.

Die Faszination des Wassers, die den Menschen zur Erfahrung der ungeheuren Weite und Tiefe des Meeres und der vielen hier vertretenen Lebensformen verhilft, ist der Anlaß einer Reihe unglaublicher Geschichten. Berichte über die Intelligenz der Delphine oder des Killerwals haben dazu beigetragen, die Phantasie des Menschen lebendig zu erhalten. Viele der Geschichten über Seeungeheuer und Wassernixen (das besonders bewegende Beispiel einer Gestalt, die halb Mensch und halb Fisch ist), brachten in den Köpfen der Seefahrer und Inselbewohner die farbigsten Blüten hervor.

Auch im Meer in unserem Innern leben viele Wesen, die unsere Phantasie hervorgebracht hat, schreckliche Ungeheuer und schöne Meerjungfrauen, die einander fürchten. Sie sind wunderbare Symbole für den Kampf, der sich unaufhörlich in uns abspielt. Kämen sie an die Oberfläche, dann wäre ihre Wirkung ebenso verblüffend, als ob man tatsächlich einem Seeungeheuer oder einer Nixe begegnete.

Der Strom des Unbewußten ist mit der Unterströmung eines großen Gewässers vergleichbar. Um in diesem unbekannten Bereich zu überleben, ist es notwendig, sich langsam, vorsichtig und achtsam zu bewegen, die richtige Motivation zu entwickeln und aus einer starken Position heraus flexibel zu handeln. Starrer Widerstand hemmt den Fluß. Wenn man dem Herzen erlaubt, sich auszudehnen, dann kommt es zur Entspannung, und nach Beendigung der Übung entsteht das tiefe Gefühl der Erleichterung und Befreiung. Wenn man lernt, mehr im Unbewußten zu leben und sich jene Bereiche zu erschließen, die vielleicht einmal, so wie das Meer, unsere Heimat waren, dann verlieren die unergründlichen Tiefen im Innern ihre Schrecken.

Jetzt kann das Licht des Herzens unseren Geist erhellen. Das Selbst ist frei geworden, und wäre es auch nur für einen Augenblick; es kann sich hoch hinauf in das Reich der Ruhe erheben, und das andächtige Gefühl der Hingabe kann erblühen. Der Duft der Dankbarkeit wird das ganze Wesen einhüllen und selbst zu einem Segen werden. Der Schüler kann lernen, sich frei wie der Fisch im Wasser im Meer der göttlichen Weisheit zu bewegen. Solange er sich darum bemüht, ist er noch nicht Teil davon geworden. Der kleine Tropfen unseres Bewußtseins verlangt danach, sich mit dem Weltenmeer zu verbinden.

*Bhujanga* bedeutet Schlange. Man beginnt die Übung in liegender Position, das Gesicht nach unten, die Handflächen ruhen unterhalb der Schultern flach auf dem Boden. Die Wirbelsäule ist gestreckt, das Gesäß angespannt. Nun hebt man Kopf und Brust langsam hoch, die Ellbogen bleiben dabei eng am Körper, die Augen schauen nach oben. Dann geht man wieder langsam in die Ausgangsstellung zurück.

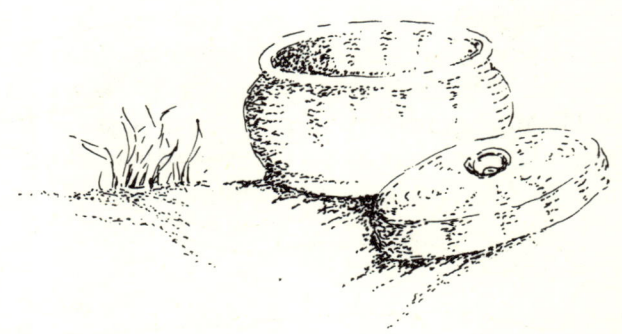

## *Bhujangasana*
## Die Kobra

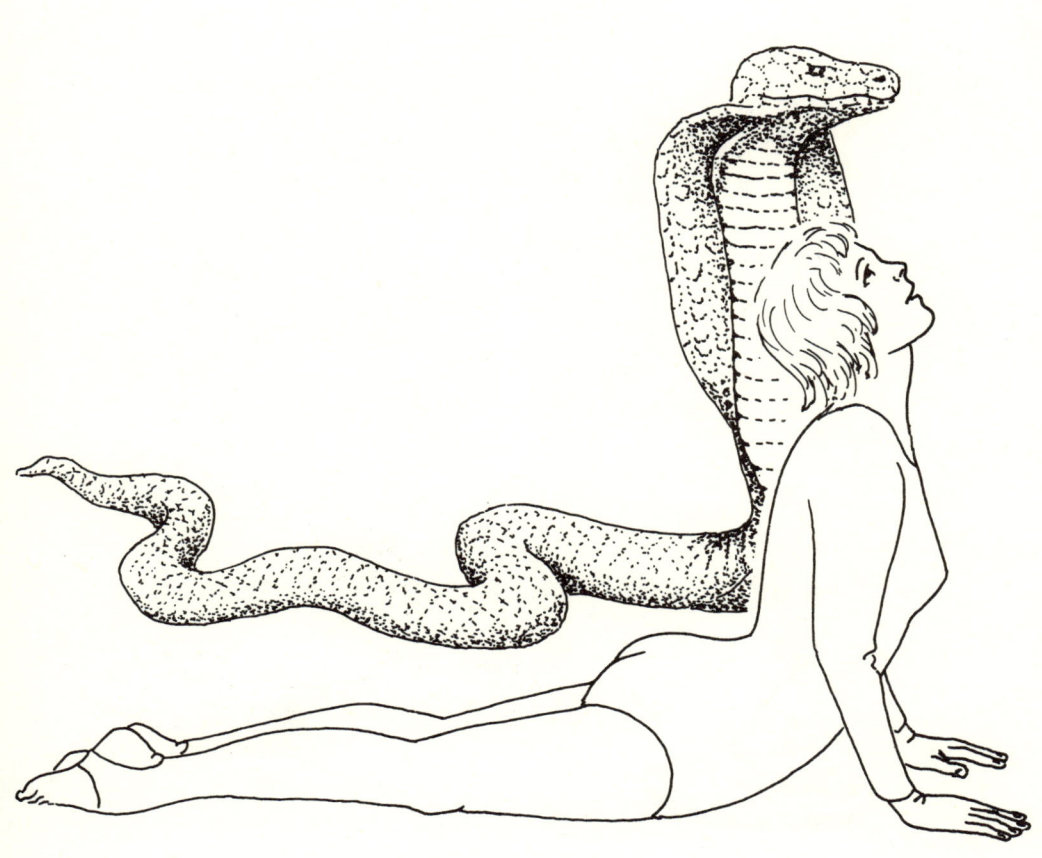

»Wie bei der Schlange soll die Bewegung die Wirbelsäule in ihrer ganzen Länge erfassen. Wenn die Schlange den Kopf bewegt, läuft diese Bewegung durch bis zum Schwanzende.«

B. K. S. Iyengar

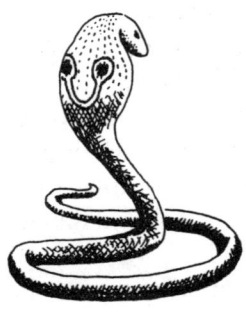

Nur wenige Menschen haben keine Angst vor Schlangen. Als die stärkste und schrecklichste Schlange gilt die Kobra. Sie wird sogar von den Eskimos gefürchtet, die in Gebieten wohnen, in denen es überhaupt keine Schlangen gibt. Meine Untersuchung hat gezeigt, daß das Symbol der Kobra in zweiundzwanzig der wichtigsten Länder der Welt zu finden ist. Ihr Gift bedeutet den augenblicklichen Tod, doch ihre Fähigkeit, die Haut abzustreifen, ist auch ein Symbol für die Erneuerung und Auferstehung[1]. Sie verkörpert die Fruchtbarkeit[2], Geburt und Tod, Weisheit und Versuchung, das Gute und das Böse, die Paradoxie des Lebenskampfes.

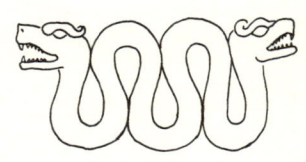

Psychologisch ist die Schlange ein Ausdruck der Angst, plötzlich von dem Gift überwältigt zu werden, das das Leben bei jeder Gelegenheit gegen uns einsetzt: wirtschaftlicher Ruin, Zerstörung der Gesundheit, Vernichtung des Lebens. Es ist ein unentwegter Kampf. Die Folgen sind oft Erschöpfung und Hilflosigkeit, bis wir eines Tages zu der Erkenntnis kommen, daß wir niemals über unsere Kraft hinaus versucht werden, wie es schon der Apostel Paulus ausdrückte.

Wie kann ich, während ich mit dem Gesicht nach unten auf dem Boden liege wie ein kriechendes Tier, einer plötzlich auftretenden Versuchung Herr werden? Dies ist eine demütigende Stellung, die auch Angst macht: Wie leicht könnte man auf mich treten! Ich stemme meine Hände fest gegen den Boden, hebe Rumpf und Kopf. Eine solche Bewegung ohne Beteiligung der Füße empfindet man ganz eigenartig. Ich habe ein merkwürdiges Gefühl im Magen, und es dauert eine Weile, ehe die Anspannung, der Kloß im Hals, sich löst. Mein Kopf ist schwer, ich habe einen steifen Nacken, ich mache ein finsteres Gesicht, das Herz scheint mir bis zum Hals zu schlagen. Wird sich meine Brust öffnen und der Großen Schlange darbieten – der großen schöpferischen Kraft?[3]. Wird die spirituelle Kraft, die in mir schläft, jemals erwachen? Eine Schlange kann rhythmische Bewegungen ausführen, aber ich fühle mich in dieser Position völlig blockiert, wie eingesperrt. Was blockiert mich? Kann ich meine alte Haut abstreifen? Kann ich mich erneuern?

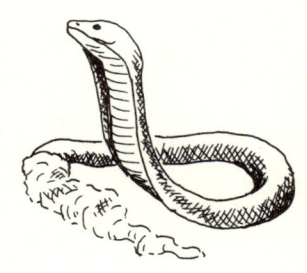

Da ich das in mir latent vorhandene Kräftepotential nicht kenne,

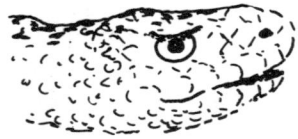

erscheint die geforderte Anstrengung riesengroß. Ich denke an die Schlange. Sie besitzt keine Augenlider, ihre Augen sind immer offen, sie sieht alles, sie ist stets wachsam und auf der Hut. Wird mir meine Unwissenheit ständig ins Gesicht starren? Ich kann diese Art der Wachsamkeit nicht vertragen. Die Schlange spricht nicht. Ich verzettle mich den ganzen Tag über mit nutzlosen Worten und Gedanken, weil ich nicht den Mut habe, einmal nachzusehen, was sich hinter der großen Stille in mir verbirgt. Würde die Innenschau eine Büchse öffnen, aus der die Würmer wie kleine Schlangen hervorkriechen, so zahlreich, daß ich nicht mehr damit fertig werden könnte? Vor meinem geistigen Auge ziehen die Bilder in schmerzhafter Folge vorbei; sie machen mir ihre Existenz bewußt, schaffen aber keine Erleichterung. Wie kann ich meine alte Haut abstreifen? Ich möchte wirklich ein neuer Mensch werden.

## Bhujangasana: Die Kobrastellung

Stark, schrecklich, tödliches Gift, die Haut abstreifen, Erneuerung, Auferstehung, Fruchtbarkeit, Geburt und Tod, Weisheit, Versuchung, Gut und Böse, Paradoxie, überwältigt werden, Erschöpfung, Hilflosigkeit, Gesicht nach unten, demütigend, steifer Nacken, finsteres Gesicht, große schöpferische Kraft, rhythmische Bewegungen, in dieser Position blockiert sein, das latent vorhandene Kräftepotential, Unwissenheit, Wachsamkeit, Innenschau, Büchse mit Würmern.

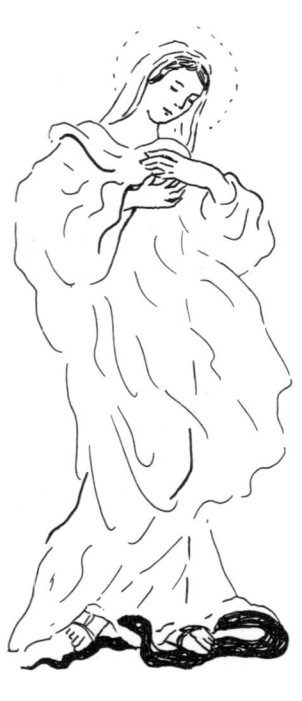

In den Sagen und Mythen aller Zeiten finden sich immer wieder negative Aussagen über die Schlange. So symbolisiert die Schlange beispielsweise in der jüdisch-christlichen Überlieferung die Versuchung. Erst seit der Mensch aus dem Paradies vertrieben wurde, richtet er sein Denken auf die Zeugung, um den Fortbestand der Art zu sichern. Allerdings wird auch die Jungfrau Maria oft mit dem Fuß auf dem Kopf einer Schlange abgebildet. Dem liegt eine ähnliche Idee zugrunde wie dem Tanz des Hindu-Gottes Krishna auf dem Schlangenkopf. Beide Darstellungen sollen darauf hinweisen, daß unser Bewußtsein das Böse erkennen und überwinden kann.[4]

Die Schlange galt in vielen Kulturen als Symbol für die göttlichen Kräfte oder als Sinnbild der Weisheit. Die altnordischen Menschen schätzten den Einfluß der Schlange so hoch ein, daß sie ihren Schwertern das Schlangenbild einprägten. Das wurde sogar zu einem besonderen Merkmal ihrer Kunst. Odin, der höchste Gott in der altnordischen Mythologie, nahm gelegentlich die Gestalt einer Schlange an. Den höchsten Rang erreichte die Schlange jedoch als Seele im »Jenseits«.

Nicht nur im Norden, sondern auch in anderen Ländern Europas und des Mittleren Ostens räumte man der Schlange eine hohe Stellung ein. Das Ornament auf dem Brustharnisch des Agamemnon zeigte drei Schlangen mit einem Regenbogen und war das Zeichen der höchsten von oben verliehenen Macht.[5] Bei den Römern war die Schlange das Symbol der Minerva, die die Weisheit verkörperte. Der ägyptische Gott Ra trug eine Schlange in seiner Krone.[6] Dieses Zeichen wurde später von einigen Pharaonen übernommen, da es beim Volk als Hinweis auf die Weisheit des Herrschers galt. Die beiden Schlangen, die Ober- und Unterägypten symbolisieren, finden beim Menschen ihre Entsprechung in den beiden Teilen des Selbst, des körperlich-materiellen und des spirituellen Selbst.

In den ausgedehnten Wüsten der arabischen Länder wurden die Menschen durch die tägliche Erfahrung immer wieder zu Geschichten über Schlangen, Nattern und Vipern angeregt, und so mußte die Schlange auch in ihren religiösen Glaubensvorstellungen einen Platz erhalten. In manchen arabischen Märchen und Erzählungen drückt die Schlange die Dankbarkeit aus. Der Islam bringt die Schlange mit dem Leben und seinen Prinzipien in Verbindung. Für die Iraner sind Ahriman und Angra Mainu die Schlangen der Finsternis.

Aus den Anfängen der Geschichte ist überliefert, daß die Babylonier die Schlange Tiamat nannten, »die Fußlose«, »die Schlange der Finsternis«. Sie ist das Sinnbild für das Chaos und für alle Schrecken. Die babylonische E-A ist, genau wie die Meerschlangen Lakhmu und Lakhamu, zugleich männlich und weiblich. Das ist ein Hinweis darauf, daß die Wechselbeziehung zwischen dem Männlichen und dem Weiblichen sich auch auf den Bereich von Himmel und Erde erstreckt. Die Idee der Wiedergeburt (Reinkarnation) stammt ebenfalls aus Babylon, wo der Erdengott Ea-En-Ke das Wissen von der Weltordnung unter den Menschen verbreitete. Da der Tod unumgänglich ist, mußte es auch eine Wiedergeburt geben, sollte das Leben überhaupt fortbestehen.

Die Angst des Menschen vor dem Tod nährt in ihm den Wunsch nach dem ewigen Leben. Der Gedanke an den Tod erzeugt ein Entsetzen, das schließlich selbst zu einem bösen Dämon wird. Da wir die Stunde unseres Todes nicht kennen, scheint der Todesdämon stets im Dunkeln zu lauern, vielleicht in Gestalt einer tödlichen Schlange, die lautlos auf ihr Opfer wartet. Aber muß die Schlange unbedingt ein Dämon sein? Dem Unschuldigen kann sie auch als

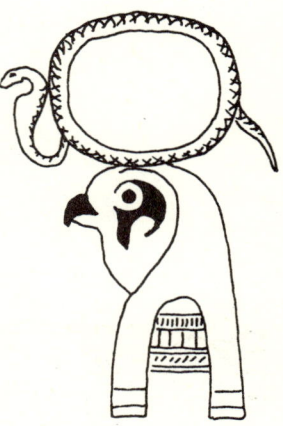

Die Krone des ägyptischen Gottes Ra

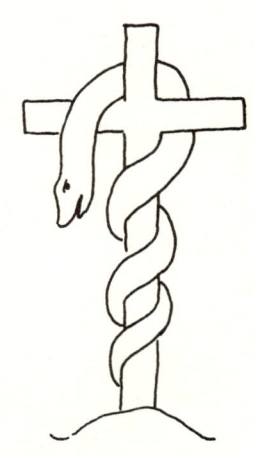

Nach oben gewundene Schlange

Freund erscheinen. In Indien erzählt man sich viele Geschichten von Begebenheiten, die dieses Paradoxon zum Thema haben. So hat man beispielsweise Kobras beobachtet, die sich zum Schrecken der Erwachsenen aus dem Milchnapf der Kinder sättigten, ohne den Kleinen Schaden zuzufügen; sie behandelten sie vielmehr als Freunde.

Es hat den Anschein, als ob im Leben des Menschen stets dicht unter der Oberfläche irgendeine Angst auf der Lauer liegt: die Angst vor dem Stachel der Kritik, die Angst vor dem Gift der Depression, die Angst vor dem Tod. Wenn wir unsere Aufmerksamkeit nicht gezielt einsetzen, kommt uns das Leben selbst verwirrend und heimtückisch vor. Wann gibt es einmal Sexualität ohne Egoismus, wann ist ihre magnetische Kraft wirklich auf die Fruchtbarkeit gerichtet und die natürlichen Neigungen dürfen sich erheben und zustoßen wie die Schlange? Welche Gifte haben sich in meinem Denken festgesetzt? Kann ich sie immer unter Kontrolle halten? Meine Konzentrationsfähigkeit ist nicht besonders gut. Im Leben schlägt das Schicksal immer in dem Augenblick zu, wenn wir besonders glücklich und heiter sind.

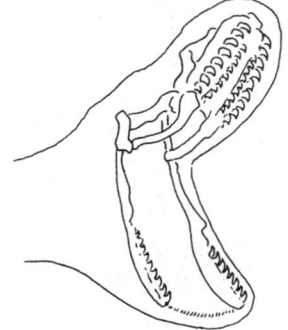

Die biologischen Merkmale und Verhaltensweisen der Kobra haben viel zur Entwicklung der Schlangensymbolik beigetragen. Wissenschaftler stellten fest, daß Kopf und Kiefer mancher Schlangen so gebaut sind, daß sie eine Ausdehnung über die normalen Grenzen hinaus erlauben. Nur dadurch können Schlangen andere Lebewesen aus ihrer Umgebung verschlingen, um selbst zu überleben.

Spirituell gesehen ist auch der Kopf des Schülers so beschaffen, daß er in dieser Welt bestehen kann. Die Sinnesorgane sitzen in diesem Bereich, und der Kiefer trägt dadurch, daß man mit seiner Hilfe die »Zähne zusammenbeißen« kann, dazu bei, Eigensinn, Wut, giftige Bemerkungen und zynische Urteile zu unterdrücken. Manchmal erscheinen uns die Hindernisse übergroß. Doch genau wie die Schlange aufgrund ihres Körperbaus mit ihren Hindernissen fertigwerden und dadurch überleben kann, ist es auch dem Schüler möglich, die Trennung von seiner höheren Bestimmung zu überwinden.

Keine Schlange lebt für sich allein. Sie findet in ihrer Umgebung immer Lebewesen vor, die im Wettbewerb ums Überleben ebenfalls

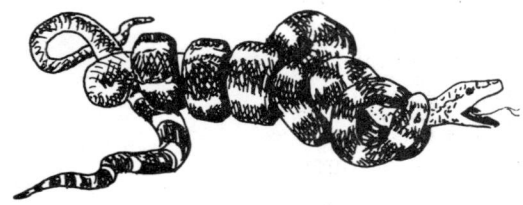

ihr Gift einzusetzen versuchen. Als Schüler ist man ständig giftigen Bemerkungen ausgesetzt, die nicht nur das Selbstvertrauen und die Zuversicht untergraben, sondern auch die Lehre selbst angreifen. Der Mensch muß sich zwar stets bis zu einem gewissen Grad anpassen, doch darf diese Anpassung nicht so weit gehen, daß er sich selbst verleugnet.

Zur Familie der Kobras gehören auch die Brillenschlangen oder Hutschlangen. Sie können das vordere Drittel des Körpers aufrichten und die Brustrippen schildförmig spreizen, um durch Einschüchterung die Angst und Fügsamkeit ihrer Opfer zu steigern. Als intelligenteste aus dieser Familie gilt die Königskobra. Besteht hier vielleicht eine Verbindung zur überlieferten Symbolik der Schlange als Sinnbild der Weisheit?

Wenn eine Kobra zubeißt und ihr Gift in die Blutbahn gerät, tritt der Tod sehr schnell ein, und alle sogenannten Gegengifte sind unwirksam. Einige Kobras besitzen die Fähigkeit, ihr Gift in einem feinen Strahl auf eine Entfernung von zwei bis drei Metern auszuspeien. Das gilt zum Beispiel für die Ringhalskobra. Auf das menschliche Verhalten übertragen bedeutet das nichts anderes, als daß »Schlangen« ihre giftigen Bemerkungen nicht immer direkt an den Schüler richten, sondern sich eher beiläufig und scheinbar unbeteiligt äußern.

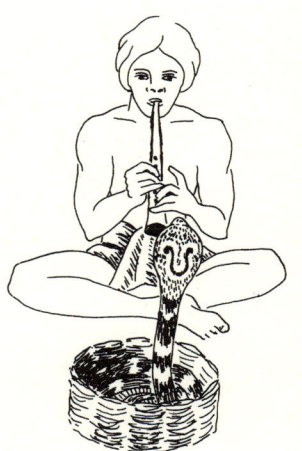

Schlangenbeschwörer kennt man vor allem in den orientalischen Ländern. Als Tourist begegnet man ihnen gelegentlich und kann beobachten, wie die Schlangen nach der Musik einer Flöte »tanzen«.[7] Da Schlangen jedoch taub sind, dürften sie entweder auf die Vibration der Klangwellen oder auf die Körperbewegungen des Schlangenbändigers reagieren. Doch wie gehen diese mit den gefährlichen Tieren um? Man sagt, daß Menschen immun gegen Schlangengift werden, wenn sie über längere Zeit ganz geringe Dosen des Tiergiftes aufnehmen. Auf diesem Hintergrund entstanden Geschichten, die auf erlaubte Weise einen Zusammenhang zwischen der Schlange, der Sexualität und der Zeugung herstellen. »Der Geschichtenerzähler mußte lediglich die Idee vom Schlangenbeschwörer auf ein schönes Mädchen übertragen und eine Situation einführen, die eine Möglichkeit bietet, das gespeicherte Gift weiterzugeben. Die Methode dafür war natürlich der Geschlechtsverkehr.«[8] Nicht nur das Gift der Schlange ist eine Gefahr, ebenso verderblich ist das Gift des »bösen Blicks«. Der Glaube an seine unheilvolle Wirkung ist in Indien weit verbreitet. Die Sanskrit-Bezeichnung *drig-visa* oder *drista-visa* bedeutet soviel wie »Gift im Blick« und reicht weit zurück in die Vergangenheit. Ähnliche Vorstellungen

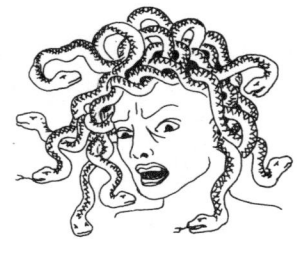

findet man auch in den arabischen Ländern. Die Arroganz im Blick eines Menschen kann so übermächtig sein, daß sie den anderen zum hilflosen Opfer erniedrigt. In diesem Zusammenhang ist auch an Medusa zu denken, eine der drei griechischen Gorgonen, der anstatt der Haare Schlangen aus dem Kopf wuchsen. Ihre Erscheinung war so eindrucksvoll, daß ein einziger Blick genügte, um den Betrachter in Stein zu verwandeln.

Eine Riesenschlange wie die Python macht ihre Beute bewegungsunfähig, indem sie deren Körper einschnürt und erdrückt, bis der Atem versagt. Der Schüler tut gut daran, eine Atmosphäre zu meiden, in der spirituelle Bestrebungen erstickt werden. Der lebendige Atem ist nicht nur die Voraussetzung zur Erhaltung des Körpers, sondern auch eine Brücke zwischen der materiellen und der geistigen Welt.

Bei der Ausführung dieser Asana tauchen vielleicht Gedanken wie die folgenden auf: Ich möchte die Unachtsamkeit aufgeben, die so lange mein Leben beherrschte. Das alte Ich ist immer noch zu mächtig. Wissen und Erkenntnis sind wie ein Seil, ich muß mich daran festhalten. Sind Wissen und Erkenntnis noch nicht stark genug, dann gleichen sie den Wellen – sie tragen uns einmal hoch hinauf, dann lassen sie uns wieder tief hinabstürzen. Welches ist der beste Weg? Warum habe ich so wenig Rückgrat? (Der Geist ist willig, doch das Fleisch ist schwach.) Habe ich überhaupt schon den Anfang gemacht? Werde ich jemals das Geheimnis des Lebens ergründen? Welchen Sinn hat mein Leben? Weisheit entsteht nur sehr langsam. Mein Herz ist nicht rein. Es ist voll von wertlosen Dingen. Was sind das für Dinge? Wünsche, Verlangen und immer neue Begierden. Nicht nur mein Herz ist voll davon, sondern auch mein Kopf – und die Emotionen sorgen stets für neue Nahrung. Wie viele Versuche habe ich schon unternommen, dem zu entrinnen; und die dunklen Verstecke in den Felsspalten und Höhlen zu verlassen, damit die Sonne der Weisheit eindringen kann?

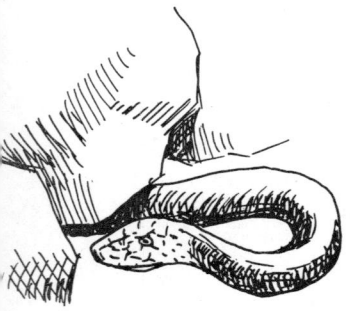

## Bhujangasana: Die Kobrastellung

Ewiges Leben, Entsetzen, Dämon, der Unschuldige, Freunde, Stachel der Kritik, das Gift der Depression, magnetische Kraft, das Schicksal schlägt zu, Wettbewerb, giftige Bemerkungen, Selbstvertrauen und Zuversicht untergraben, sich selbst verleugnen, die drohende Haltung der Brillenschlange, Einschüchterung, der böse Blick, hilflose Opfer, Riesenschlangen, erstickt werden, Unachtsamkeit aufgeben, Wissen und Erkenntnis, Wellen, wenig Rückgrat; Begierden, genährt von Emotionen; entrinnen, dunkle Verstecke.

Welche Bedeutung hat die Schlange außerdem für mich? Was kann ich von ihr lernen? Weisheit kommt nicht im Eilschritt, sie nähert sich ganz langsam. Plötzlich nehme ich etwas Neues wahr, und dieses Neue ist erfaßt und verstanden worden, und es hat in meinem Herzen den Platz der nutzlosen Begierde eingenommen. Ich bin nicht ohne Rückgrat; mein Rücken wird kräftiger, ich bin bereit, aus dem dunklen Versteck hinter den Felsen herauszukommen. Eine Woge der Kraft durchdringt mein ganzes Dasein. Ich kann wieder Atem schöpfen. Das Leben ist heilig. Das Leben hat einen Sinn.

## Reflexionen: Die Kobra

Die Höchste Intelligenz tanzt über dem Weltenmeer. Hier bildet die zusammengerollte Schlange Shesha das Bett für Vishnu, der darin auf dem Urozean treibt. Sieben Köpfe der Schlange breiten sich wie eine schützende Hülle über den schlafenden Vishnu, und Lakshmi, die Göttin der Schönheit und des Glücks, reibt seine Füße mit Amrita ein, um ihn vor dem Gift zu schützen. Sein Erwachen löst die Schöpfung aus. Das Wasser ist das Symbol für den menschlichen Samen, die Erde steht für den empfänglichen Leib. Auf diese Art und Weise setzt sich die Schöpfung unaufhörlich fort.

Die Schlange Ananta (ein Beiname der Shesha) ist die tausendköpfige Herrscherin über alle Schlangen, das Symbol für das Unendliche, das Unaufhörliche, für die ewig fortbestehende Fruchtbarkeit. Mit ihren spiralförmigen Windungen umschlingt, verlockt und zwingt sie den Menschen, wieder in die Natur einzugehen. Den hier wirksamen Naturkräften, den Emotionen und der Sexualität, muß er entgegentreten und sie unter den Schutz des Göttlichen stellen. Die Schlange verkörpert aber auch eine sich nach oben windende und eine nach unten verlaufende Spirale: die Nächte und die Tage Brahmas, oder den Schlaf und das Erwachen des Gottes. Es ist dies eine der vielen Deutungen für die Erscheinung von Tag und Nacht auf der Erde.

Vishnu auf der
tausendköpfigen Ananta

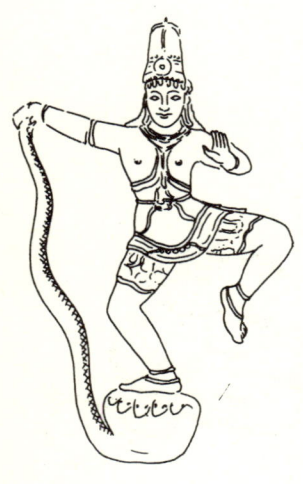

Krishna tanzt auf dem Kopf der Schlange Kaliya, dem Sinnbild der Natur und ihrer Kraft. Diese manchmal sehr chaotische Kraft stellt die der Schöpfung innewohnende Destruktion dar. Krishna kann jedoch ihre Manifestation unter Kontrolle halten. Aus diesem Grund wird er in vielen Schriften, ganz besonders in der Bhagavadgita, als der einzige Ursprung und die Mitte bezeichnet. Er ist das Symbol für alles, was über die Natur hinausgeht und die schöpferischen Kräfte übersteigt, die nur der Arterhaltung dienen. Wenn die Natur wie eine Wand zwischen dem wahrhaft Suchenden und dem Göttlichen steht, dann ist die Konzentration auf Krishna die einzige Möglichkeit, diese gewaltigen Kräfte zu überwinden.

Weisheit ist selten bei Menschen zu finden, deren Leben von unkontrollierten Emotionen beherrscht wird. Doch nur durch Weisheit wird es möglich, unseren Lebensbereich zu erweitern. Unsere Entwicklung vollzieht sich sehr langsam, und der Weg zur Erleuchtung ist weit. Schlangen bewegen sich fast lautlos; Weisheit und Erkenntnis nähern sich auf gleiche Weise. Doch auch die Versuchung kommt in aller Stille und entwickelt sich ganz allmählich, bis sie uns eines Tages plötzlich entgegentritt und eine rasche Entscheidung fordert. In diesem unerwarteten Augenblick werden wir uns der angeborenen Weisheit bewußt, die schon immer im Menschen vorhanden war.

Kundalini Shakti ist die Schlangenkraft, die gewöhnlich an der Basis der Wirbelsäule des Menschen ruht.[9] Was für eine unglaubliche Verheißung, daß die kosmischen Kräfte ein Werkzeug geschaffen haben, das sich der Mensch zunutze machen kann, um den Windungen der Spirale nach oben zu folgen! Wir sind nicht der Hilflosigkeit ausgeliefert, sondern besitzen die Fähigkeit, uns die inneren Quellen zu erschließen. Im Herzen des Menschen kann die plötzlich auftretende Versuchung genauso ein Echo finden wie Inspiration und Weisheit. Wenn uns daraufhin ein Gefühl der Panik ergreift, kann sich die Entscheidung für oder gegen die Versuchung um den Bruchteil einer Sekunde verzögern. Was in einem solchen Augenblick zu tun ist, drücken am besten die Worte Nagasenas aus. Er belehrt den König: »Gleichwie ... die Schlange auf dem Bauche kriecht: so auch soll der Yogi ... auf Weisheit gestützt wandeln«. Fortschritt durch Weisheit und Erkenntnis setzt immer persönliche Erfahrungen voraus, und diese Erfahrungen müssen wie die Perlen an einer Schnur miteinander verknüpft sein.

Der König erfährt auch, daß »die Schlange beim Kriechen den giftigen Kräutern aus dem Wege geht«. Das bedeutet, daß klares Denken und ein klarer Blick nicht durch Drogen und Gifte zu erreichen sind, dies wäre ein unredlicher Weg zur Erkenntnis. Der Schüler muß seine Urteilskraft gebrauchen und, genau wie die Schlange, die Konfrontation mit dem Unrechten vermeiden. Die Zeit, die durch die Beschäftigung mit fragwürdigen Aktivitäten oder Beziehungen verlorengeht, ist für immer dahin. Kein verlorener Tag kann zurückgeholt werden. Nagasena zitiert aus der Bhallatiya-Geburtsgeschichte:

»Die Nacht, die außerhalb wir weilten, Jäger,
Unwillig, einer an den andern denkend,
Ja, diese eine Nacht bereu'n wir immer,
Denn diese Nacht kehrt nimmermehr zurück.«[10]

In der indogermanischen Veda-Überlieferung heißt es, daß die Schlange ihren Körper siebenmal zur Spirale zusammenrollt, wobei das rhythmische Auf und Ab dieser Bewegung ein Hinweis auf die Gezeiten des Meeres ist, auf Ebbe und Flut, die unaufhörlich kommen und gehen. Das Meer der göttlichen Weisheit folgt auch im Leben des Menschen seinen eigenen Gezeiten. Manchmal ziehen sich die Wellen zurück und der nackte Sand, Steine und Muscheln werden sichtbar, die durch die Kraft der Wellen an den Strand geworfen wurden. Doch diese vorübergehende Trockenheit zeigt an, daß eine neue Welle, noch höher und gewaltiger, zu erwarten ist, dieser wird wiederum eine neue folgen, und so rollt unaufhörlich eine Woge nach der anderen heran. Jahr für Jahr kommt der Winter, wenn die Ernte vorbei und das Land kahl und öde geworden ist. Doch die unsichtbar wirkenden Kräfte kommen niemals zum Stillstand, genau wie die Wellen des Meeres. Auch der Schüler wird im Laufe seiner Entwicklung Ebbe und Flut kennenlernen.

Die Kobra muß sich immer wieder häuten, um zu wachsen. Wie oft muß der Schüler seine alte Haut abstreifen, damit das neue Wesen sichtbar werden kann? Es ist jedesmal eine kleine Auferstehung, und schließlich wird eine größere Wiedergeburt daraus.

Die Schlange gilt im allgemeinen als Symbol der Fruchtbarkeit und bildet einen Gegensatz zur Erlangung des höheren Bewußtseins. Doch wenn der Schüler der weisen Schlange folgt, dem Symbol der inneren Kraft, wird sie ihn ganz ruhig und überraschend zur Wahrnehmung der angeborenen Weisheit führen, die schon immer in ihm gewesen ist und die dem Menschen die magnetische Kraft spiritueller Fähigkeiten verleiht.

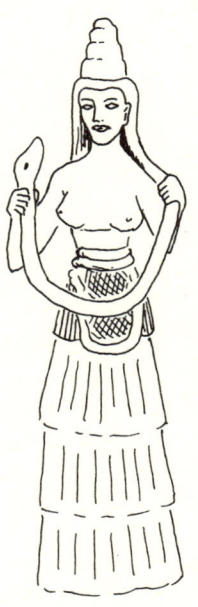

Schlangengöttin
der Fruchtbarkeit
aus Kreta

*Kurma* bedeutet Schildkröte. In der letzten Phase erinnert diese Übung an eine Schildkröte, die sich in ihren Panzer zurückgezogen hat. Die Übung beginnt damit, daß man die Beine über die zu beiden Seiten des Körpers ausgestreckten Arme legt. Brust und Schultern ruhen auf dem Boden. Beim nächsten Schritt bringt man die Hände mit den Handflächen nach oben hinter den Körper. In der letzten Phase sind die Füße verschränkt, die Arme befinden sich mit ebenfalls verschränkten Händen hinter dem Rücken, die Stirn berührt den Boden.

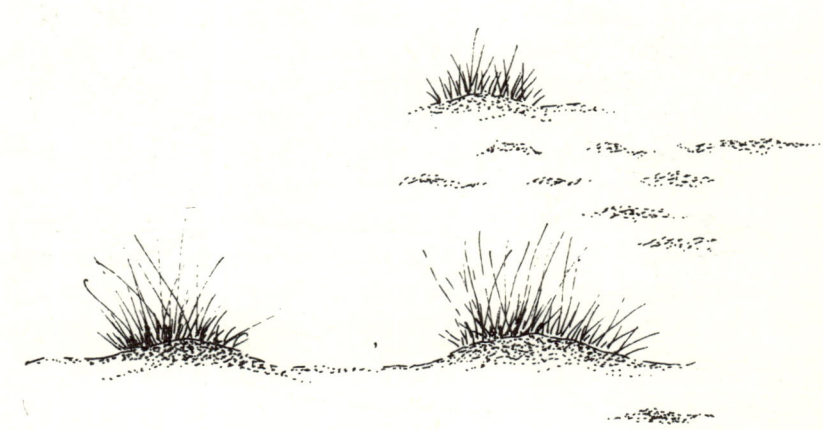

## *Kurmasana*
## Die Schildkröte

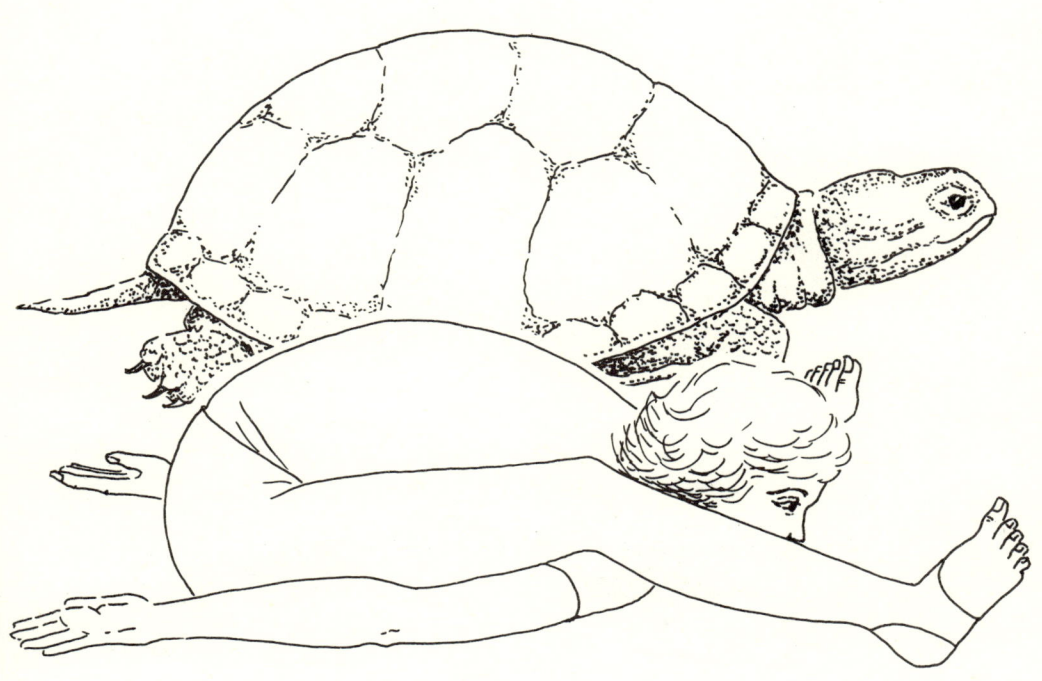

»Du mußt Eigenschaften entwickeln wie Kurma, die Schildkröte. Wenn sie sich einmal in ihren Panzer zurückgezogen hat, dann kann sie nichts mehr stören. Bei Kurmasana bist du nicht mehr imstande, irgendjemanden oder irgendetwas wahrzunehmen. Das zwingt dich, die Aufmerksamkeit ganz nach innen zu richten.«

B. K. S. Iyengar

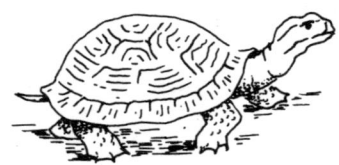

Die Krümmung des Schildkrötenpanzers gleicht dem Bogen des Himmelsgewölbes, und die Muster auf dem Gehäuse hat man mit dem Nachthimmel und seinen Sternen- und Planetenkonstellationen in Verbindung gebracht. Das erinnert an alte Bestrebungen, in den Sternen einen Sinn zu suchen, der das Leben des Menschen bestimmt. Die menschliche Neugier ist stets bestrebt, hinter das Geheimnis von Mustern aller Art zu kommen. Es ist faszinierend, etwas Unbekanntes zu entziffern. Jede Entdeckung ist ein Sieg und eine Freude.

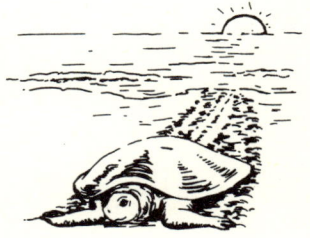

Schildkröte und Sonne, beide reich an Symbolgehalt, haben einige Gemeinsamkeiten. Die Zeichnungen am Schildkrötenpanzer sehen aus wie Lichtwirbel und erinnern an die Sonne. Die Schildkröte bewegt sich langsam; auch die Sonne geht langsam über den Horizont. Die Meinung ist weit verbreitet, daß eine Schildkröte sich nie verirrt und nie verlorengeht; auch die Sonne geht niemals verloren. In früherer Zeit glaubten die Menschen, so wie die Schildkröte ein Versteck zum Ausruhen aufsucht, so hat auch die Sonne ihren Ruheplatz. Zwischen dem Licht und den Aktivitäten des Tages und der Dunkelheit der Nacht, die für Ruhe sorgt, besteht ein vollkommenes Gleichgewicht.

Vielen Schülern erscheint Kurmasana sehr schwierig, und es sind auch vorbereitende Übungen erforderlich, ehe man sich damit beschäftigen kann. Das unterstreicht, wie notwendig es ist, alle Asanas langsam zu entwickeln, wenn sie bis in die Tiefe wirken sollen. Es ist aber auch als Mahnung zu verstehen, daß bei der Durchführung der Asanas kein Raum für einen Wettkampf ist. Die Langsamkeit, wie sie die Schildkröte symbolisiert, ist nur für die grobsinnliche Wahrnehmung ein Makel. Besitze ich die Geduld, die für diese Übung erforderliche Flexibilität zu entwickeln? Kann ich mich weit genug nach vorn beugen? Werde ich jemals den Ort der inneren Ruhe finden?

## Kurmasana: Die Schildkrötenstellung

Krümmung, der Bogen des Himmelsgewölbes, Muster, einen Sinn suchen, Neugier, Entdeckung, Lichtwirbel, nie verlorengehen, Versteck, Gleichgewicht, Langsamkeit, Makel, Schwierigkeiten, kann mich nicht beugen. Wo kann ich mich verstecken? Wo kann ich ausruhen?

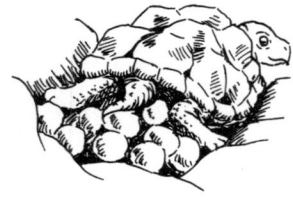

Die Schildkröte legt einige hundert Eier, um die sie sich nicht weiter kümmert. Sie bleiben sich selbst überlassen, bis die Jungen auskriechen. Diese Eier sind mit unseren Ideen vergleichbar: Manche entwickeln sich und schlüpfen aus, und manche sterben einfach ab. Von vielen der zahllosen Gedanken, die uns durch den Kopf gehen, nehmen wir überhaupt keine Notiz. Manche gute Ideen scheinen sich, wie die Schildkröteneier, ganz von selbst zu entwickeln. Welche dieser Gedanken sind es wert, beachtet zu werden? Wovon werden sie gespeist?

Man sollte nicht allzuviel Gewicht auf die Methode zur Durchführung dieser Asana legen, sondern mehr auf das Wechselspiel zwischen Körper, Asana und der eigenen mentalen und emotionalen Verfassung achten. Welche Abhängigkeiten und Wechselwirkungen werden erkennbar? Auf diese Weise setzt die Asana die Vorbereitung zur Selbsterforschung fort. Man muß erst einmal alle Möglichkeiten der Beziehungen zwischen Körper und Geist kennenlernen, damit sie schließlich zusammenwirken können und keine Konflikte entstehen. Jede Bewegung des Körpers muß sorgsam überlegt und kontrolliert werden. Der Schüler muß sich auf jeden Muskel und auf jeden Atemzug konzentrieren. Die Asanas haben auch die Aufgabe, dem Schüler zur vollkommenen Konzentration zu verhelfen. Die sorgsamen Bewegungen des Körpers sollen sich in eine sorgsame Bewegung in allen Beziehungen umsetzen.

E. A. Wallace Budge weist darauf hin, daß die Symbolik der Schildkröte ihren Ursprung in Nubia haben könnte. Dort verehrte man aus Angst den Schildkrötengott Apesh, die Verkörperung der Finsternis und der Nacht.[1] Während man diese Asana ausführt, kann man über diesen uralten Symbolgehalt nachdenken. Verkrampfte Muskeln und steife Gliedmaßen weisen auf Spannungen hin, denen Ängste aller Art zugrundeliegen. Angst kann auch durch eine allzu lebhafte Phantasie entstehen, und das bedeutet, daß es in diesem Fall keinen realen Anlaß dafür gibt. Angst erzeugt unnötige Spannungen, die sich im Körper auf vielerlei Weise bemerkbar machen. Wenn man die eigene Phantasie steuert, kann man angsterfüllte Vorstellun-

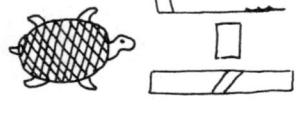

Schildkrötengott Apesh

gen sozusagen aushungern, bis sie endgültig verschwinden. Es ist nützlich, sich zuerst eine Liste aller erkennbarer Faktoren anzufertigen und diese dann auszumerzen. Bei wiederholter Überprüfung des Gedächtnisses werden auch verborgene Ängste sichtbar. Ihr Einfluß wird beträchtlich verringert, wenn man das Gebet, ein Mantram oder die Meditation einsetzt. Das ist eine Möglichkeit, die Ängste aus dem Mittelpunkt der Aufmerksamkeit zu entfernen. Diese Asana erzeugt im Schüler das Gefühl, sehr verwundbar zu sein. Solange Arme und Beine ineinander verschlungen sind, kann man nicht aufstehen und vor einer echten oder scheinbaren Gefahr fliehen. Hier liegt eine Parallele zur Schildkröte, die in einer bedrohlichen Situation nicht wegläuft, sondern sich in ihr Gehäuse zurückzieht. Die natürliche Reaktion auf Angst ist das Verlangen nach Schutz.

Dabei haben wir nur dunkle Vorstellungen davon, wie dieser Schutz beschaffen sein müßte, obgleich allgemein bekannt ist, daß finanzielle Sicherheit, gesellschaftliche Stellung und beruflicher Erfolg ihn nicht bieten. Das Bedürfnis nach Schutz wird noch stärker, wenn eine Bedrohung den emotionalen Bereich betrifft. Das Gefühl der emotionalen Sicherheit setzt eine Reife voraus, in die man nur langsam hineinwächst. Will man sich selbst von der Angst befreien, so setzt das eine scharfe Beobachtungsgabe und ein hochentwickeltes Bewußtsein voraus.

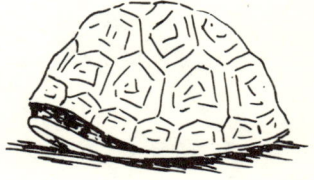

Selbst in einem solchen Fall ist es gelegentlich notwendig, daß man sich schnell in sein Gehäuse zurückzieht. Das Unterscheidungsvermögen wird uns lehren, wann wir uns nicht unnötig einer Gefahr aussetzen sollen. Der Rückzug ins Gehäuse kann auch einem hitzigen und leicht erregbaren Menschen helfen, Ruhe und Gelassenheit wiederzugewinnen.

Der Körper der Schildkröte ist zugleich weich und widerstandsfähig. Die vielen unterschiedlichen Situationen, mit denen wir im Leben konfrontiert werden, fordern von uns, daß wir manchmal hart wie Stahl und ein anderes Mal butterweich reagieren. Gebrauchen wir dabei unsere Urteilskraft, dann verhalten wir uns stets angemessen und bleiben ruhig und ausgeglichen.

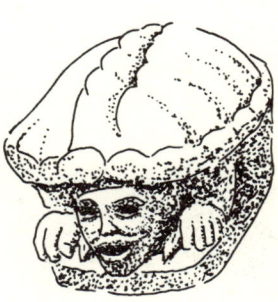

Der Schüler muß darauf achten, das Gehäuse nicht allzu fest und dicht zu machen, um andere Menschen daran zu hindern, ihm zu nahe zu kommen, weil er sie als zudringlich und lästig empfindet. Woraus besteht Ihre harte Schale: aus Empfindlichkeit, Reizbarkeit, Abwehr, Ironie oder Sarkasmus? In dem Maße, in dem diese Neigungen vorhanden sind, spiegeln sie sich auch im Körper. Zwischen der physischen und der mental-emotionalen Flexibilität besteht ein enger Zusammenhang.

Aztekische Schildkröte als Symbol prahlerischer Feigheit

## Kurmasana: Die Schildkrötenstellung

Eier, Ideen, Kontrolle, Konzentration, sorgsame Bewegungen, verkrampfte Muskeln, Steifheit, Spannungen, Ängste, Phantasie, verwundbar, ineinander verschlungen, Gehäuse. Warum ziehe ich mich zurück? Aus Angst? Um Schutz zu suchen? Zudringlichkeit, Empfindlichkeit, Sensibilität, Abwehr.

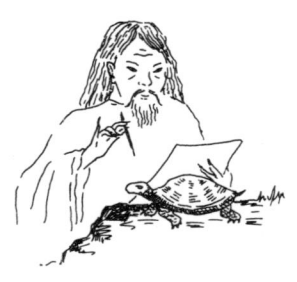

Der Symbolgehalt unterscheidet sich in jedem Kulturkreis, denn er spiegelt die jeweiligen Bedürfnisse der Menschen. Manchmal wurde der Schildkröte die Gabe der Weissagung zugeschrieben. Die Bekanntgabe von Erkenntnissen über die Zukunft galt als ihre wertvollste Fähigkeit.[2] Die seltene Gabe der Weissagung genoß überall hohes Ansehen, denn Unsicherheit und Angst waren unter den Menschen stets weit verbreitet. Da die Männer die Lebensweise der Frauen weitgehend bestimmten, überrascht es kaum zu erfahren, daß die Schildkröte den Frauen als Beispiel für Keuschheit und für den Verzicht auf alles unnütze Geschwätz vorgehalten wurde. Pudicitia, eine Gestalt aus der römischen Mythologie, wies auf diese Eigenschaften hin, indem sie ihren Fuß auf eine Schildkröte setzte, denn dieses Tier verläßt nie sein Haus und spricht nicht.

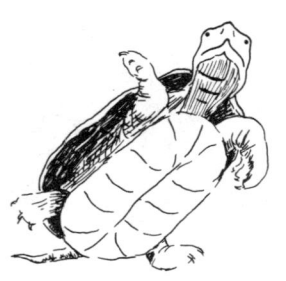

In Ägypten war die Schildkröte das Symbol für Fruchtbarkeit, Vorsicht und Voraussicht. Als Wassertier kündigte die Schildkröte durch ihr Verhalten das Ansteigen des Nils an, und das bedeutete, daß die Uferbezirke fruchtbar wurden und Nahrung wachsen konnte. Dadurch war der Fortbestand des Lebens gewährleistet. Gerade der Wunsch nach dem Fortbestand des Lebens und nach einem langen Leben war bei der menschlichen Rasse von Anfang an sehr ausgeprägt. Dieser Wunsch spiegelt die – wenn auch nur undeutliche – Wahrnehmung, daß der Zweck eines jeden Lebens darin besteht, der Erinnerung an das Göttliche im Innern einen Schritt näherzukommen.

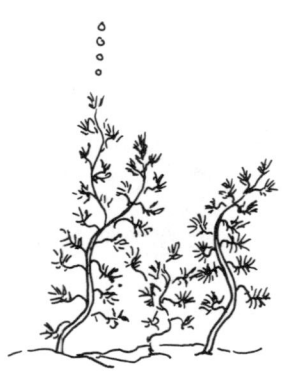

Doch wie jede Münze zwei Seiten hat, so gibt es auch die Theorie, daß die Schildkröte ein Feind des Gottes Ra gewesen sein muß. Dieser Annahme liegt eine Inschrift auf einem Sarkophag zugrunde: »Ra lebt, die Schildkröte stirbt«. Die Schildkröte wird aber auch mit dem Wassergott E-A in Verbindung gebracht, eine Vorstellung, die auf die Deutung der Himmelskonstellationen durch die frühen Sumerer zurückgeht.

In der *Bhagavadgita* heißt es:

Wie Schildkröten einziehn die Glieder,
So zieht der Seher die Sinne ein.
Ihn nenn ich erleuchtet.

Hier wird die Schildkröte als das Symbol für den Blick nach innen und für die sorgfältige Kontrolle über alles, was nach außen gelangen darf, dargestellt.

Die Wahrnehmung der Welt ist nur durch die Sinne möglich. Die Erfahrung beweist, wie schwierig es ist, die Reaktion der Sinne zu steuern und neutral zu bleiben. Der Verstand in seiner Rolle als Interpret ist nur allzu schnell bereit, die Botschaft der Emotionen zu färben und sie dadurch zu verstärken. Wenn man sich vorübergehend von allen sinnlichen Wahrnehmungen zurückzieht, wird die Kraft erneuert oder erhalten, die sonst in Auseinandersetzungen und Widersprüchen verströmt, ohne daß diese Meinungsäußerungen überhaupt etwas bewirken.

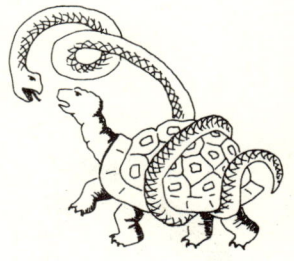

Die sensitive Wahrnehmung der Bedürfnisse der anderen wird uns dabei helfen, die eigene Empfindlichkeit, diese negative Sensibilität, zu überwinden. Aus den unterschiedlichen Argumenten kann sich dann ein Gespräch entwickeln, und die Auseinandersetzung findet mit dem eigenen Selbst statt und richtet sich nicht gegen andere.

Zur Stabilisierung der Emotionen ist es notwendig, die Aspekte der eigenen Persönlichkeit zu erkennen, durch die es zur Konfrontation kommt. Es ist nicht möglich, sich den emotionalen Einflüssen vollkommen zu entziehen, doch deren unausweichliche Folgen können so gering gehalten werden, daß man weniger verwundbar wird. Durch die ständige Reflexion gewinnen wir die Einsicht, was seiner Art nach der falsche Umgang für uns ist und welche unerwünschten Einflüsse die latent vorhandenen Neigungen neu beleben könnten.

Die Schildkröte lebt in der Nähe des Wassers und muß mit vielen merkwürdigen Lebewesen in ihrem unmittelbaren Lebensbereich auskommen. Wenn es für sie gefährlich wird, taucht sie zu ihrer Sicherheit tief ins Wasser. Sobald negative Neigungen den Schüler in Versuchung führen, muß er das gleiche tun. Er muß tief in den Strom der Meditation eintauchen und sich aus allen sinnlichen Empfindungen zurückziehen, um sich davor zu schützen, von der Versuchung überwältigt zu werden. Die regelmäßige Meditation gibt dem Menschen ein Gefühl der Freiheit, das bezieht sich sowohl auf die äußeren Einflüsse als auch auf die im Innern entstehenden negativen Neigungen.

Auch wenn sich die Schildkröte mit allen Gliedmaßen in ihr Gehäuse zurückgezogen hat, ist sie gezwungen, irgendwann einmal wieder herauszukommen. Sie muß in ihren Lebensbereich zurückkehren, Nahrung suchen und erkunden, ob die unangenehme Gesellschaft verschwunden ist. Es erfordert ein gutes Urteilsvermögen, zu entscheiden, wann der richtige Zeitpunkt gekommen ist, »die Fühler auszustrecken«, »Kopf und Kragen zu riskieren«, offen und aufrecht (Tadasana) für sich selbst oder für andere einzustehen, auch auf die Gefahr hin, daß es »den Hals kostet«. Genau so wichtig ist es, daß wir erkennen, ob uns nur der zwanghafte Druck von Emotionen dazu treibt, uns mit Dingen zu belasten, die nicht in unserer Verantwortung liegen. Das Ego gerät immer wieder in Versuchung, sich zu sehr in den Vordergrund zu drängen.

Die vier Gliedmaßen und der Kopf sind bei dieser Stellung offen und ungeschützt. Man nimmt an, daß es fünf verschiedene Arten der Pranaenergie gibt, auch wenn alle von der gleichen Quelle ausgehen. Sobald der Gedanke an Prana auftaucht, entsteht ein Strom mentaler Energie. Der geläuterte Geist könnte dafür sorgen, daß sich dieser Pranastrom in vielen Teilen des Körpers und in vielen Bereichen des menschlichen Lebens manifestiert.

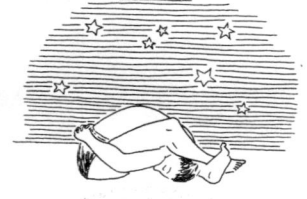

Was geht im Kopf einer Schildkröte vor? Wie wenig wir doch wissen! Der Mensch unternimmt immer größere Anstrengungen, um sich selbst und seine Umwelt zu begreifen und seinen Platz im Universum zu finden. Wenn der Panzer der Schildkröte ein Symbol für den Himmel ist: Wo stehe ich in diesem Augenblick? Welche Konstellation befindet sich über mir? Ich kann im Moment die Sterne nicht sehen, und dennoch weiß ich, daß sie da sind und nachts sichtbar werden. Ist die Dunkelheit notwendig, damit Licht und Einsicht erstrebenswert bleiben, vielleicht sogar, um Sehnsucht und Verlangen zu wecken?

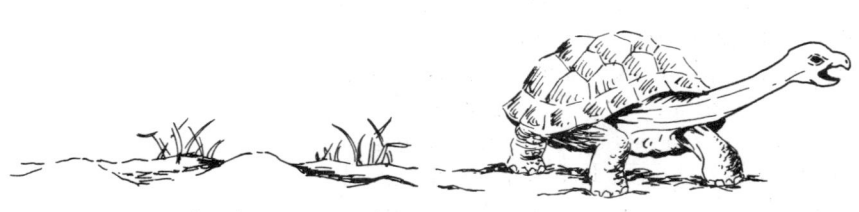

## Reflexionen: Die Schildkröte

Der Mensch kommt mit dem Funken des Göttlichen und mit einem bestimmten Maß an Bewußtsein und Wahrnehmungskraft in diese Welt. Es ist nicht allzu viel, doch es reicht aus, um die Widrigkeiten einer dem spirituellen Leben im Grunde feindlichen Umgebung zu überstehen. Es ist nicht einfach, mit einem Schildkrötenpanzer zu leben, auch wenn er einen gewissen Schutz bietet. Ähnlich schwierig empfindet es der Mensch, mit dem Bewußtsein des göttlichen Funkens im Innern zu leben. Das wird ganz deutlich, wenn er einmal vom richtigen Weg abweicht. Viele Menschen streben nach dem Göttlichen, doch bei der Verfolgung dieses Zieles verhalten sich nur wenige so konsequent wie die männliche Seeschildkröte, die sofort nach der Geburt ins Meer geht und nie mehr an Land zurückkehrt.

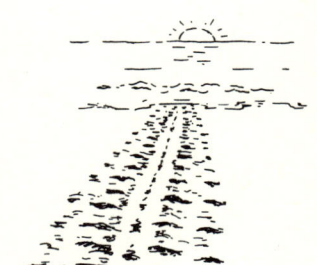

Vivekananda, der Ende des letzten Jahrhunderts als erster indischer Yogi nach Amerika kam, gebrauchte das Symbol der Schildkröte in seinen Vorträgen und Schriften, um darauf hinzuweisen, wie notwendig die Überwindung von Hindernissen ist, ganz gleich, wie groß oder schmerzlich sie auch sein mögen. Er wies darauf hin, daß die Schildkröte auch bei Gefahr nicht mehr ihren Panzer verläßt, wenn sie einmal alle Glieder eingezogen hat, selbst wenn man sie ins Feuer wirft und verbrennt.[3] Für den Schüler bedeutet es eine heldenhafte Anstrengung, diese Art von Stärke, Ausdauer und Leidensfähigkeit zu entwickeln, um alle widrigen Einflüsse, die aus der äußeren Welt auf ihn einstürmen, unter Kontrolle zu bringen und die inneren Kräfte unversehrt zu erhalten. Nur ein Mensch, der die Kräfte der Indriyas, der Sinne, bewußt wahrnimmt, wird nicht unterschätzen, mit welchem Geschick sie den Willen und die besten Absichten untergraben können.

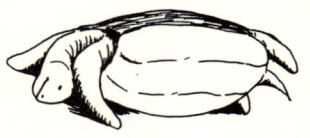

Der Schüler sollte sich vor Menschen hüten, die ihren Intellekt so raffiniert gebrauchen, daß sie in ihm Zweifel an Sinn und Zweck des spirituellen Lebens wecken und dafür sorgen, daß er schließlich ziemlich durcheinandergerät und in Verwirrung zurückbleibt. In einer solchen Situation ist es nützlich, sich an die Schildkröte zu erinnern: Wenn man sie auf den Rücken legt, hat sie nicht mehr genügend Kraft, sich wieder umzudrehen und muß sterben. Der Schüler, der dem Versucher seine Aufmerksamkeit schenkt, läßt zu, daß der göttliche Funke in ihm ebenfalls stirbt. Mögen die Versuchungen anfangs noch so verlockend erscheinen, sie hinterlassen stets einen bitteren Nachgeschmack, und die Erinnerung daran zerreißt uns das Herz. Leere und Hohlheit einer fragwürdigen Zukunft verschwinden nicht mehr.

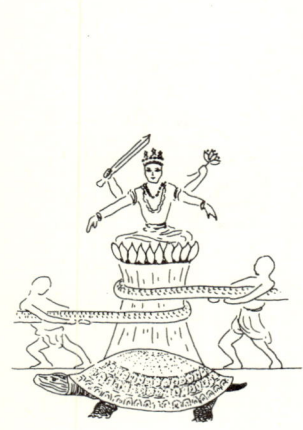

Vishnu und der Berg Mandara auf dem Rücken der Schildkröte Kurma

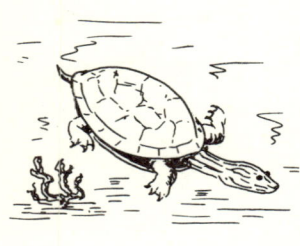

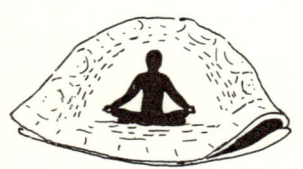

Es gibt viele wunderbare indische Erzählungen über eine große Flut, die auch in vielen anderen Kulturkreisen überliefert ist. In Indien findet sie ihren Höhepunkt in Vishnu, dem bewahrenden Aspekt der hinduistischen Dreiheit, der die Verantwortung auf sich nahm, die Welt zu retten. Er verwandelt sich in Kurma, die große Schildkröte, die die Erde (den Berg Mandara) auf ihrem Rücken trägt, und verhindert auf diese Weise, daß sie von den schäumenden Wellen verschlungen wird. Es scheint, als ob die Erde schon viele Male in Gefahr gewesen ist, vom aufgewühlten Wasser zerstört zu werden. Vishnu ist der helfende und beschützende Aspekt der großen schöpferischen Kraft. Er kennt die Schwächen der menschlichen Rasse, die ihre göttliche Natur, diesen Funken in sich, immer wieder vergißt und deshalb stets aufs neue wiedergeboren werden muß, damit sie Gelegenheit erhält, ihre Fehler zu korrigieren.

Wenn wir unsere persönliche Kraft klug einsetzen, verschwinden psychische Widerstände, und das in unserem Wesen grundsätzlich veranlagte Gute, unsere Idealvorstellungen von Ethik und Loyalität, können sich voll entfalten. Das führt zu einem kontemplativen Leben, das eines Tages von Erkenntnis gekrönt sein wird.

Auch König Milinda bewegten diese ernsten Fragen. Die Antworten Nagasenas sind zugleich zauberhaft und ergreifend.[4] Der König fragte den Weisen nach den fünf Eigenschaften der Schildkröte, die jeder Schüler anzunehmen habe. Nagasena antwortete, die erste dieser Eigenschaften sei es, in Wohlwollen und Mitleid mit allen lebenden Wesen und Geschöpfen zu verweilen und die ganze Welt mit liebevoller, von Haß und Härte befreiter Gesinnung zu durchstrahlen, weil es nur eine einzige Lebenskraft in allen Kreaturen gibt.

Der Weise sprach von einer weiteren gemeinsamen Eigenschaft der Schildkröte und des Suchenden. Beim Anblick einer Gefahr oder Versuchung versenke sich der Schüler in das »Meer der Vertiefung«, in die Meditation, so wie die Schildkröte in die Tiefe des Wassers taucht. Wie die Schildkröte die Sonne, so braucht der Schüler das Licht der Erkenntnis und Weisheit. Während sich die Schildkröte in den Boden eingräbt, wenn sie ruhen will, zieht sich der Schüler zu Reflexion und Meditation an einen ruhigen Ort zurück.

Alle alten Lehrer wußten, daß weltlicher Gewinn, Ehre und Ruhm zu meiden sind. Innere Stille, Ruhe für Reflexion und Meditation, findet man nur in der Einsamkeit und zu einer Zeit, die man eigens dafür bestimmt und die uns heilig sein muß. Eine Höhle oder eine kleine Hütte in den Bergen kann helfen, die in der Stadt angenommenen Gewohnheiten zu durchbrechen. Man kann sich aber auch in einen Raum zurückziehen, der der Meditation vorbehalten ist. Besteht keine andere Möglichkeit, dann gibt es immer noch die Höhle des eigenen Herzens und die unsichtbare Welt. Dort strahlen andere Quellen Wissen und Erkenntnis aus.

Ehe der Weise den König verließ, faßte er zusammen: »Das, o König, ist die fünfte Eigenschaft der Schildkröte, die er anzunehmen hat. Auch der Erhabene, o König, der Gott der Götter, sagt ... in der Sutta vom Schildkrötengleichnis:

Gleichwie die Schildkröte die Glieder in der eignen Schale,
So ziehe fest zusammen die Gedanken der Asket.
Und unabhängig lebend, keinem Wesen wehe tuend,
Mög' niemanden mehr tadeln er, im Herzen ganz gestillt.«[5]

Alle Großen dieser Welt zogen sich von Zeit zu Zeit in das Gehäuse ihres innersten Wesens zurück, um den göttlichen Funken in sich zu suchen, dieses Geschenk der schöpferischen Kraft. Wenn der Schüler mit Ehrfurcht in die Höhle seines Herzens blickt, dann hat das Ego, der Körper-Geist, keine andere Wahl mehr und muß vor dem Licht zurückweichen.[6]

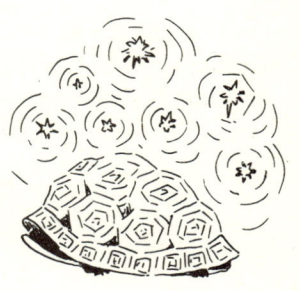

Das Leben verläuft nicht in einer geraden Linie, es ist Bewegung, und zwar eine Wellenbewegung. Wenn wir den Himmel betrachten, dann sehen wir die Wölbung des Horizonts, die mit der Rundung des Schildkrötenpanzers vergleichbar ist, und wir stehen in Ehrfurcht vor den flimmernden Lichtern der unzähligen Sterne und der Planeten. Die Selbstüberschätzung, das große Hindernis, das uns den Weg versperrt, so daß wir nicht über unsere Grenzen hinauskommen, wird so zu einem Sandkorn bei unserer Suche nach der Antwort auf die immer wiederkehrende Frage: Wo ist mein Platz im Universum? In welcher Beziehung stehe ich zum Kosmos? Wer bin ich?

Wenn es gelingt, die Schildkrötenstellung ohne Mühe einzunehmen, dann entsteht vielleicht auch der Gedanke, daß das eigene Selbstvertrauen beträchtlich stärker geworden ist, nachdem man sich von allen früheren psychischen Problemen befreit hat. Wenn Sie den Rücken krümmen, erinnern Sie sich an die große Schildkröte Kurma, die die Erde, den Berg Mandara, auf ihrem Rücken trug.

Der Panzer der Schildkröte ist zugleich ihr Haus und ein fest mit ihr verbundenes Anhängsel. Er bedeutet gleichzeitig Freiheit und Beschränkung. Wie wunderbar wäre es, wenn unser eigener Tempel für das Allerhöchste ebenso fest mit uns verbunden wäre, so daß wir ihn nie mehr verlassen könnten![7] Dieser Gedanke erweckt im Schüler die Vorstellung einer Art Unabhängigkeit, die jedoch nur von sehr wenigen jemals erreicht wird.

*Vrishchika* bedeutet Skorpion, und es besteht in der Tat eine gewisse Ähnlichkeit zwischen diesem Tier und dieser Stellung. Die Unterarme liegen dabei auf dem Boden, man versucht, die Beine anzuheben, Kopf und Brust werden ebenfalls aufgerichtet. Dann beugt man die Beine in den Knien und senkt die Füße langsam hinter dem Rücken, bis sie den Scheitel berühren.

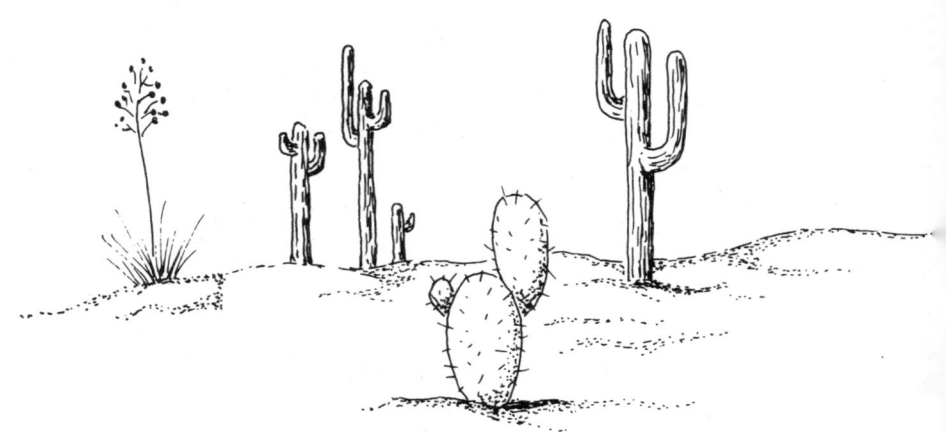

## *Vrishchikasana*
## Der Skorpion

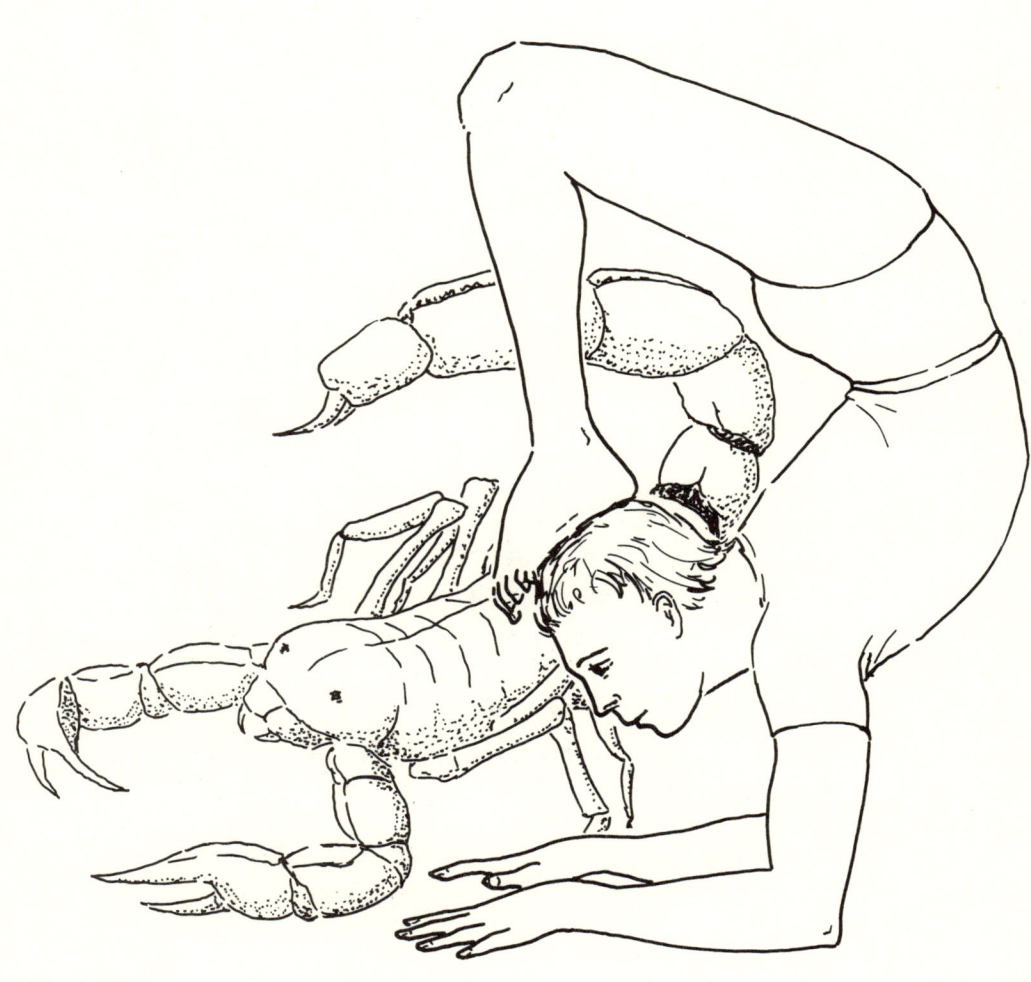

*Vrishchikasana*

»In deinem Kopf steckt der giftige Stachel
des Skorpions – und dieser Skorpion heißt Eitelkeit.«
B. K. S. Iyengar

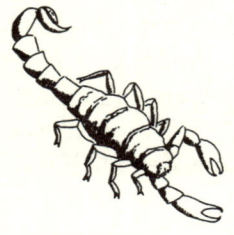

# Der Skorpion

Der Skorpion ist ein gefährliches Tier. Leicht erregbar, reagiert er mit blitzartiger Geschwindigkeit schon auf die geringste Bewegung und greift alles ohne Unterschied an.[1] Wenn der Skorpion zusticht, dann verursacht das starke Gift, das er ausstößt, die Beschwerden. Dieses Gift hat eine verheerende Wirkung auf das Nervensystem; manche Opfer schreien tagelang vor Schmerzen.

Die schöne Göttin Selket steht mit schützend ausgestreckten Armen vor dem Sarkophag im Grab des Pharao.[2] Auf dem Kopf trägt sie wie eine Krone einen Skorpion, dessen Giftstachel sie durch ihre Zauberkraft jede Wirkung nimmt. Was bedeutet es, sich eine Krone aufzusetzen? Ist es eine Verherrlichung des Ego? Im Kundalini-Yoga ist das Kronenchakra mit seinen vielen strahlenden Farben und Juwelen das Symbol des Bewußtseins, ebenso wie der Diamant, der durch seine zahlreichen Facetten das ganze Spektrum des Lichts reflektiert.

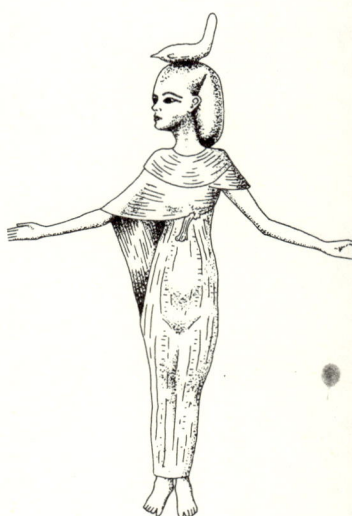

Bei Vrishchikasana wird der Beckenbereich vom Boden abgehoben, deshalb spielen bei dieser Übung Gleichgewicht, Geschicklichkeit und Kraft eine noch größere Rolle als beim Kopfstand. Auch in dieser Stellung kann der Schüler Nektar und Ambrosia (intuitive Einsichten) empfangen und das Verlangen nach der Verherrlichung des Bewußtseins spüren. Wenn wir es zulassen, daß die göttlichen Kräfte unserer Selbstherrlichkeit einen Stich versetzen, wird unser Lohn alle Erwartungen übersteigen.

Welche Bedeutung hat die Ausführung dieser Asana? Warum wird sie »Skorpion« genannt? Steche ich andere Menschen, um sie zu verletzen? Oder wünsche ich mir die Fähigkeit, blitzschnell wie der Skorpion schon auf unausgesprochene Bedürfnisse zu reagieren? Bin ich imstande, Mitgefühl zu zeigen, ohne so lange zu warten, bis mich jemand auf Knien um etwas bittet? Jesus sagte: »Wenn dich einer zwingen will, eine Meile mit ihm zu gehen, dann geh zwei mit ihm.« Reagiere ich auf die Not eines anderen Menschen mit dieser Art von Großzügigkeit, oder rechne ich erst aus, ob er meine Zeit auch wert ist?

## Vrishchikasana: Die Skorpionstellung

Gefährlich, ohne Unterschied, zustechen, verheerende Wirkung, Schmerzen, schützend, Zauberkraft, Krone, Gleichgewicht, Geschicklichkeit, Kraft, Nektar und Ambrosia, Verherrlichung des Bewußtseins, Selbstherrlichkeit, Lohn, stechen, um zu verletzen, Mitgefühl, Großzügigkeit, meine Zeit wert sein, sexuelle Aktivität.

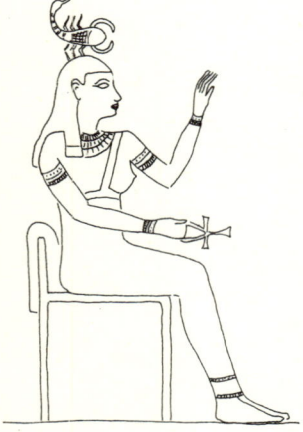

Bei der Ausführung dieser Asana denkt man vielleicht zuerst an die vielen Stiche, durch die Menschen verletzt werden. Dann beginnt man zu verstehen, daß persönliches Leid die Folge früher nicht wahrgenommener Bindungen ist und daß auch das Göttliche der Selbstüberschätzung einen Stich versetzen kann.

 Das Mitgefühl der Göttin Selket gilt allen Frauen, der ärmsten Bäuerin wie der regierenden Königin. Selket schenkt Gesundheit und Beistand bei der Geburt, sie hilft aber auch in allen anderen Notlagen, wenn man sich in Bedrängnis an sie wendet. Sie ist bereit, Frauen aus der Unwissenheit zu befreien, damit sie ihr göttliches Potential erkennen. Das gleiche Mitgefühl finden wir bei der Jungfrau Maria, im tibetanischen Buddhismus bei Tara, und bei Kwan Yin

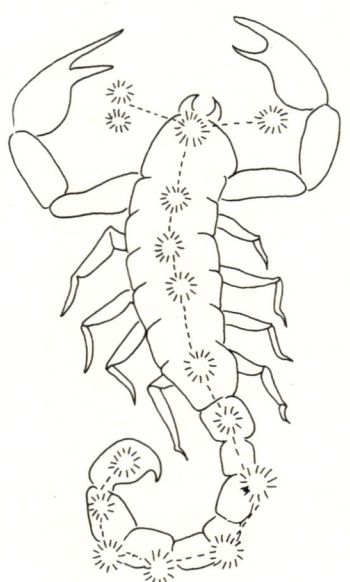

Das Sternbild Skorpion

in China oder Japan. Sie kennen die unglaublichen Versuchungen der Natur- und Zeugungskräfte, sie wissen, wie schwer es für das Bewußtsein ist, die Instinkte zu überwinden.

Der Zusammenhang zwischen dem Stich des Skorpions und sexueller Aktivität ist ohne weiteres zu deuten als der Stachel, den das Männliche für das weibliche Prinzip darstellt. Für den Mann gibt es ebensowenig eine Alternative wie für die Frau: Zeugung bedeutet immer, einzudringen, sich einen Weg zu bahnen, das gilt für den Leib der Frau und den Samen ebenso (aus diesem Grund wird der Mann im Alten Testament als »der Sämann« bezeichnet) wie für den Schoß der göttlichen Weisheit und die Hingabe aller Instinktkräfte an die göttliche Mutter. Als Gegengabe erhält der Mensch die Kraft der inneren Sicht, die Fähigkeit, mit dem dritten Ohr zu hören, und das Vermögen, zwischen der Erfahrung der körperlichen Lust und der spirituellen Ekstase zu unterscheiden.

Die göttliche Mutter wird niemals einen Menschen enttäuschen, der sich ihr in Liebe und Verehrung nähert. Möge sie auch im Herzen und im Bewußtsein des Schülers einen Platz finden!

# Vögel

*Kukkutasana*

Der Hahn

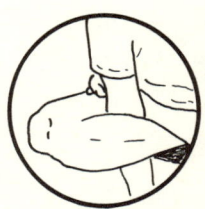

*Mayurasana*

Der Pfau

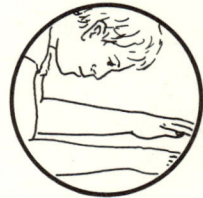

*Garudasana*

Der Adler

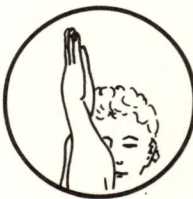

*Bakasana*

Das Kranich

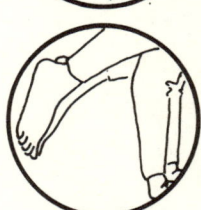

*Hamsasana*

Der Schwan

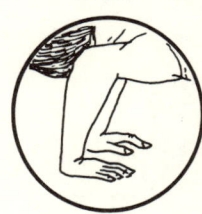

*Kukkuta* bedeutet Hahn. Man kreuzt bei dieser Übung die Beine wie bei Padmasana und steckt Hände und Arme zwischen Wade und Oberschenkel des jeweiligen Beines hindurch, dann hebt man den Körper vom Boden ab. Diese Stellung hat Ähnlichkeit mit der Haltung eines Hahnes. Bei der Wiederholung kreuzt man die Beine in entgegengesetzter Richtung.

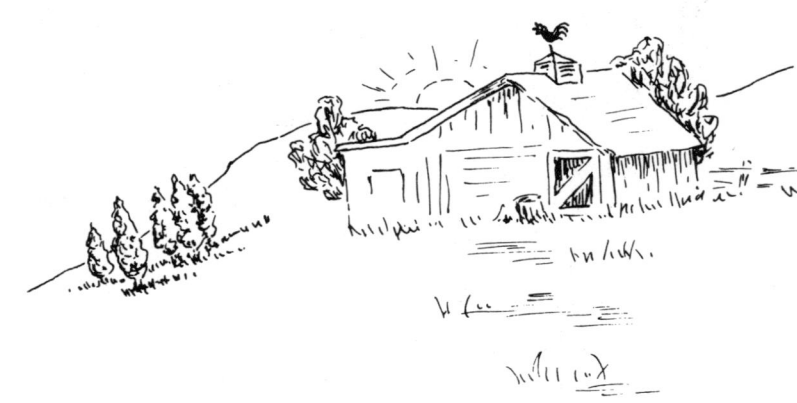

## *Kukkutasana*
## Der Hahn

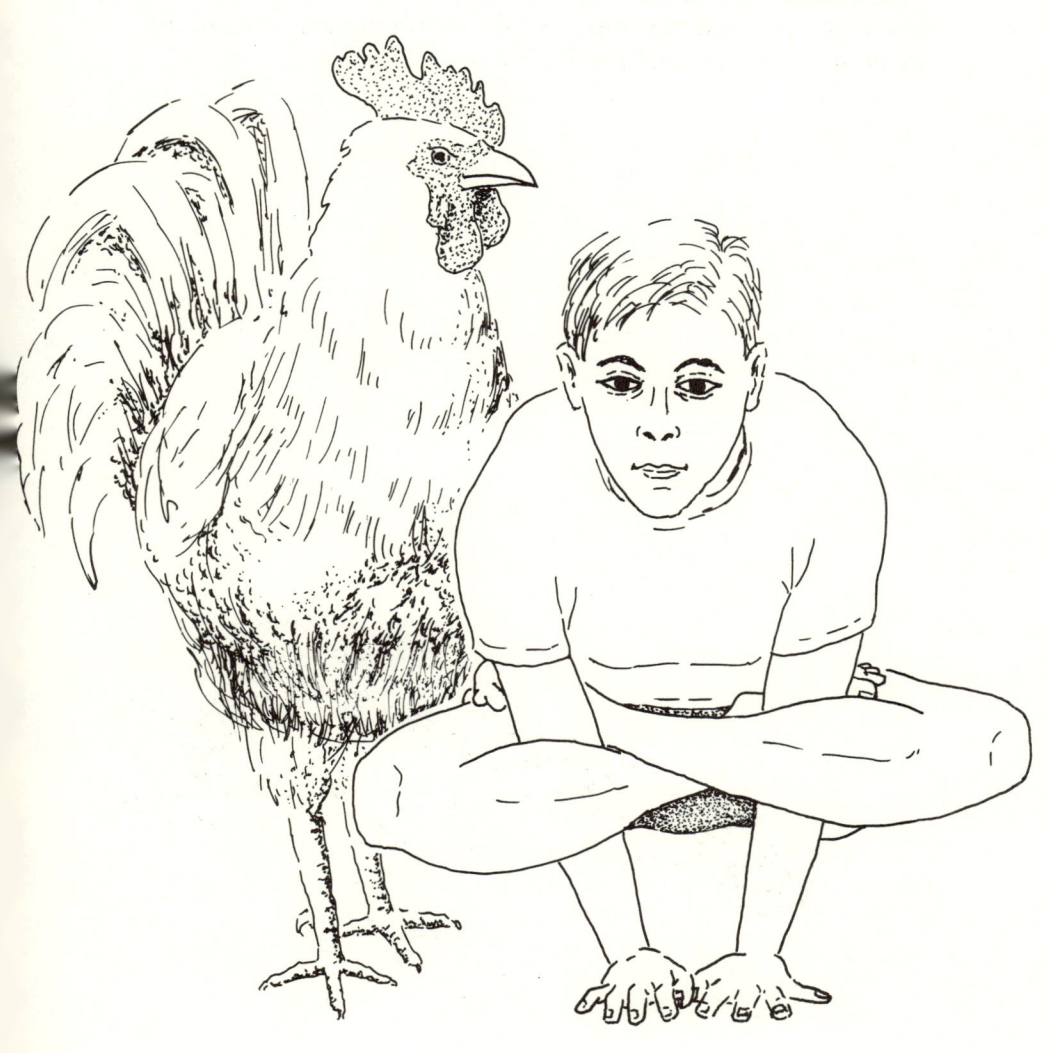

»Wecke die schlafende Intelligenz bis in die kleinste Faser. Das vermittelt auch den benachbarten Fasern neues Leben; es bringt sie zur Wahrnehmung ihrer Funktionen, zum Handeln und zur Erfahrung des selbst Geschaffenen.«  B. K. S. Iyengar

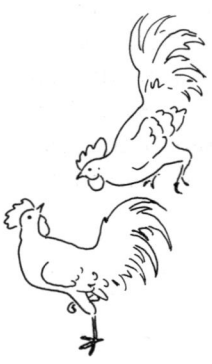

In der Erscheinung der Vögel spiegeln sich menschliche Emotionen, Gewohnheiten und Verhaltensweisen. Wie wir bereits gesehen haben, verfügt die Symbolik über ein nahezu unerschöpfliches Repertoire. Nimmt man ein Symbol aus seinem engeren Zusammenhang, wird es zu einem wertvollen Mittel, um Feinheiten auszudrücken und manches deutlich zu machen, was sonst durch die Logik verlorenginge. Interpretiert man ein Symbol jedoch einmal ganz wörtlich oder direkt, so wie es sich darstellt, ist das oft aufschlußreicher als eine intellektuelle oder differenziertere Deutung, die die Verwirrung manchmal noch steigert.

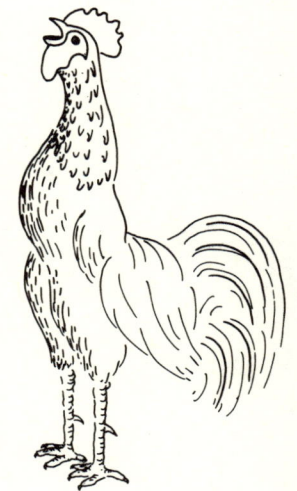

Die griechische Mythologie hat eine interessante Erklärung dafür, daß der Hahn bei Sonnenaufgang kräht: Als Aphrodite in Abwesenheit ihres Gatten Hephaistos die Nacht mit Ares verbrachte, diente ihnen Alektryon als Wächter. Doch Alektryon verschlief den Morgen, und Hephaistos überraschte das Paar. Zur Strafe verwandelte Ares den Alektryon in einen Hahn, der seitdem den Tagesanbruch ankündigen muß. Die Wachsamkeit, die Eigenschaft, die Alektryon fehlte, ist eine Notwendigkeit für das spirituelle Leben des Schülers. Sie ist auch unentbehrlich für die Ausführung dieser Übung, der Kukkutasana.

Kukkutasana erinnert tatsächlich sehr stark an die Haltung eines Hahnes. Die Übung ist nicht so schwierig wie es scheint, obwohl sie viel Kraft in den Handgelenken und Händen sowie eine gewisse Flexibilität der Beine voraussetzt. Diese anspruchsvolle Asana erfordert auch einen guten Gleichgewichtssinn, die richtige Atemkontrolle, völlige Konzentration und Wachsamkeit. Kann ich mich genügend konzentrieren, um auf den Händen zu balancieren? Man braucht Mut, um sich auf das Gleichgewicht zu verlassen. Sind meine Arme kräftig genug, um mein Gewicht zu tragen? Werden meine Beine fest an ihrem Platz bleiben?

## Kukkutasana – Die Hahnstellung

Emotionen, Gewohnheiten, Verhaltensweisen, Kraft, Flexibilität, Gleichgewicht, Atemkontrolle, Konzentration, Wachsamkeit, das Gefühl der Beschränkung und des Eingeschlossenseins, Unsicherheit. Wenn ich nun aufs Gesicht falle? Ich kann nicht fort. Was kann ich von hier aus sehen? Worauf soll ich meine Aufmerksamkeit richten?

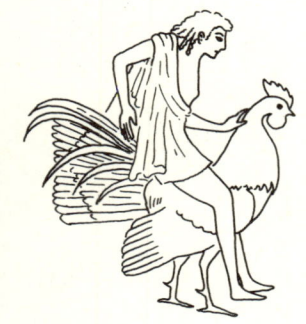

In der griechischen Mythologie war der Hahn dem Apollon geweiht, dem Gott des Lichtes, und er stand auch in Beziehung zu Asklepios, dem Sohn des Apollon und Gott der Heilkunde. Wenn ein Kranker von seinem Leiden genesen war, opferte man Asklepios einen Hahn. Im persischen *Zend-Avesta* schlägt der krähende Hahn die Dämonen in die Flucht. Bei den Kelten dagegen war der Hahn das Symbol für sinnliche Begierden, Unkeuschheit, Inzest, Geltungsbedürfnis, Hohn und Verachtung. In Rom galt der Hahn als Orakelvogel, der durch die Art des morgendlichen Krähens den Ausgang einer Schlacht voraussagen konnte. Nach Plinius hatten selbst die Löwen Angst vor ihm. Der Symbolgehalt des Hahnes ist ungeheuer vielfältig. Er scheint all die Gegensätze auszudrücken, mit denen auch der Schüler im Leben fertigwerden muß.

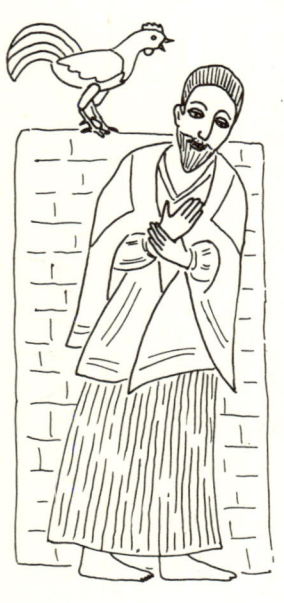

Auf den Grabstätten der frühen Christen symbolisierten zwei kämpfende Hähne den Mut trotz Verfolgung. Der Hahn ist in der christlichen Ikonographie ein häufig gebrauchtes Motiv. Das geht wohl darauf zurück, daß Petrus am Krähen des Hahnes erkannte, daß er seinen Meister dreimal verleugnet hatte. Im Volksmund gilt der Hahn als das Tier, das die Geburt Christi verkündet haben soll. War der Hahn nun ein Prophet, ein Bote des Teufels, oder weckte er, wie die Skandinavier behaupten, die Helden und verlieh ihnen Kraft und Schnelligkeit?

In fast allen Religionen brachte man den Hahn mit der Sonne in Verbindung. Die Chinesen glaubten, es sei die Pflicht des Hahnes, die Sonne zu wecken, die Dunkelheit zu vertreiben; und damit auch die bösen Geister der Nacht fernzuhalten, die das helle Licht scheuen. Der Hahn, der im Innern des Schülers wacht, weckt die spirituelle Sonne, die die Mächte der Finsternis vertreibt.

In China ist der Hahn vor allem das Symbol für das Element Yang, für das männliche Prinzip, das die Wärme und das Leben im Universum darstellt. Die Chinesen schreiben dem Hahn fünf Tugenden zu. Der Kamm auf seinem Kopf ist das Sinnbild für die dichterische Neigung, während die Sporen an seinen Beinen einen kämpferischen

Charakter und Mut symbolisieren. Außerdem ist der Hahn wohltätig, denn er lockt seine Hennen, wenn er etwas Gutes zu fressen findet und teilt es mit ihnen. Seine Zuverlässigkeit beweist er, indem er jeden Morgen kräht und den Tag ankündigt.

Wenn sich der Schüler in dieser Stellung befindet und dabei über die Bedeutung des Hahnes in den einzelnen Mythologien nachdenkt, wird er vielleicht auch Betrachtungen über die charakterisitischen Merkmale des Hahnes anstellen. Bin ich selbst »eingebildet wie ein Gockel« und erkenne gar nicht mehr, wie notwendig Stärke und Gleichgewicht sind? Setzen Stolz und Arroganz die erforderliche Flexibilität, die innere Ausgeglichenheit und die Wohltätigkeit außer Kraft? Wann wird aus Mut Aggression? Bin ich imstande, bewegungslos zu verharren und einfach mein Territorium zu überblicken?

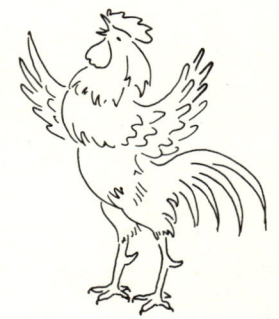

## Kukkutasana: Die Hahnstellung

Heilkunde, sinnliche Begierde, Geltungsbedürfnis, Hohn und Verachtung, Opfer, Mut, Verleugnung, Prophet, Bote des Teufels, Wecken der Sonne, böse Geister, Yang, das männliche Prinzip, dichterische Neigung, kämpferischer Charakter, Wohltätigkeit, Zuverlässigkeit, »eingebildet wie ein Gockel«.

Zweifellos hat der Hahn die Kontrolle über den Hühnerhof. Er beherrscht seine Hennen und er befruchtet ihre Eier. Er schützt seine eigenen Hennen, wenn er glaubt, daß ihnen etwas geschehen könnte, und er macht einen ungeheuren Lärm, um Eindringlinge zu vertreiben. Dieser beschützende Aspekt im Verhalten des Hahnes kann bis zur Eifersucht gehen.

Jeder Hahn hat seine persönlichen Eigenheiten. Der eine frißt stets als erster und achtet nicht darauf, ob noch genügend Futter für die Hennen bleibt. Ein anderer läßt die Hennen zuerst fressen und pickt erst später sein Futter auf. Es kann aber auch eine besondere Verbindung zu einer Lieblingshenne bestehen, mit der er die Mahlzeit teilt.

Das sprichwörtliche Einherstolzieren ist ein besonderes Merkmal des Hahnes. Diese Haltung erlaubt nur eine geringe Beweglichkeit. Zwingt mich mein Stolz zu einer starren Haltung? Vielleicht sollte ich eine Weile darauf verzichten und an meiner Persönlichkeit arbeiten, um meine Kraft besser einzusetzen und mehr Sorge und Anteilnahme am Schicksal anderer zu entwickeln.

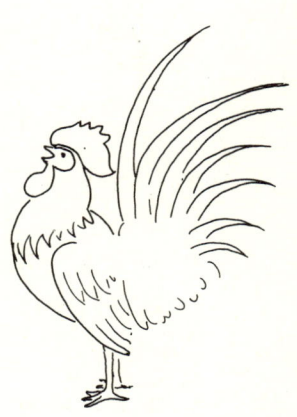

König Milinda und Nagasena sprachen auch über die fünf Eigen-

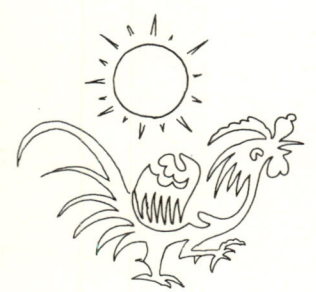

schaften des Hahnes, die der Schüler anzunehmen hat. Über die erste heißt es: So wie der Hahn am Ende des Tages früh seinen Schlafplatz aufsucht, sollte sich auch der Schüler beizeiten zur Ruhe begeben, wenn er seinen Pflichten nachgekommen ist. Die zweite beschreibt Nagasena mit den Worten: »Wie . . . der Hahn sich stets früh und beizeiten erhebt: so auch soll der Yogi sich früh und beizeiten erheben. Hat er den Platz um den Schrein gekehrt, Trinkwasser hingestellt, dem Körper Aufmerksamkeit geschenkt, sich gewaschen und dem Schreine seine Verehrung dargebracht, so soll er sich wieder an einen einsamen Ort begeben.«[1]

Als dritten Punkt nennt der Weise, daß der Hahn jedesmal die Erde aufscharrt, bevor er sein Futter aufpickt. Ebenso sollte der Schüler »beim Einnehmen der Nahrung erst jedesmal bei sich erwägen, daß dies nicht geschehe etwa zur Kurzweil oder zum Genusse, nicht um schön und üppig zu werden, sondern bloß zur Erhaltung und Fristung dieses Körpers, um Schaden zu verhüten und das Heilige Leben zu ermöglichen . . . ich werde mein Auskommen haben; und Untadeligkeit und Wohlsein werden mir beschieden sein.«[2]

Über die vierte Eigenschaft heißt es: So wie der Hahn Augen hat und doch des Nachts blind ist, so soll auch der ernsthafte Schüler blind sein für die Versuchungen der Sinne. Als letzte der fünf Eigenschaften gilt: Auch wenn der Hahn immer wieder herumgejagt wird, verläßt er seinen Hof nicht. Auch der wahre Schüler wird trotz mancher Obliegenheiten, die man ihm aufträgt, sei es die Anfertigung seiner Gewänder oder Reparaturarbeit, niemals »die weise Erwägung« aufgeben, denn sie ist für ihn die Heimat, in der er zu Hause ist.

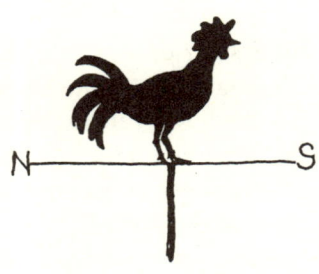

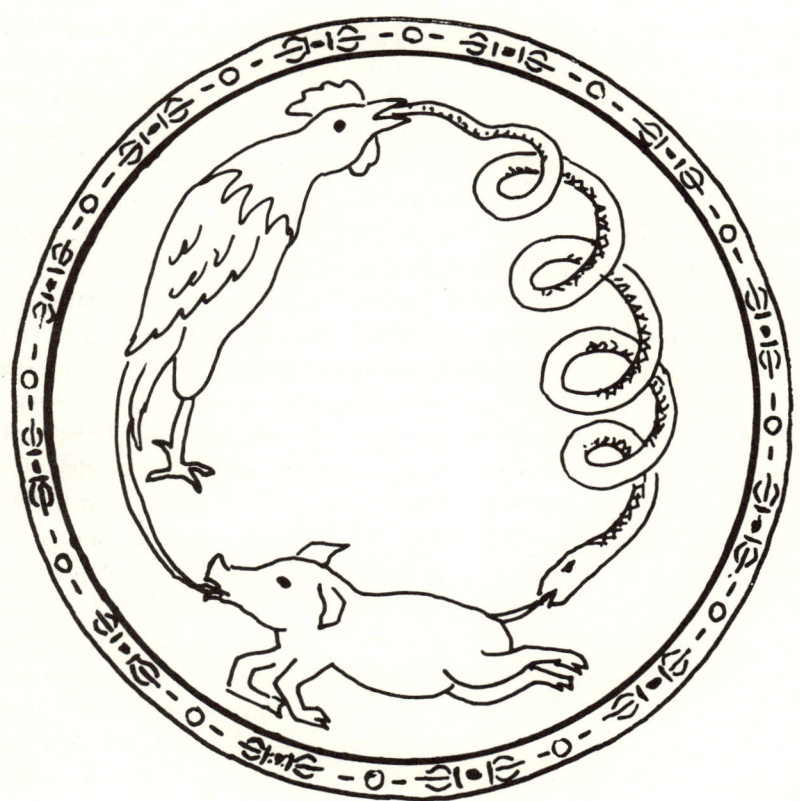

In der Mitte des tibetanischen Lebensrades sind drei Tiere,
ein Hahn, eine Schlange und ein Schwein oder Eber.
Sie symbolisieren die »drei Gifte« oder die
stärksten Motivationskräfte des Ego:
Begierde, Haß und Täuschung.
Sie beißen einander in den Schwanz,
ein Hinweis darauf,
wie die negativen Kräfte sich selbst speisen.

*Mayura* heißt Pfau. Bei dieser Übung werden die Hände so auf den Boden gelegt, daß sie nach hinten zeigen und die kleinen Finger sich berühren. Dann hebt man den Körper parallel zum Boden an, die Oberarme stützen den Brustkorb.

Pincha Mayurasana ist die Pfauenfederhaltung. Dabei liegen die Unterarme und Handflächen fest auf dem Boden, der Kopf wird angehoben. Dann hebt und streckt man die Beine, bis sich Rumpf und Beine in senkrechter Stellung zum Boden befinden. Diese Haltung hat Ähnlichkeit mit einer Pfauenfeder oder mit einem Pfau mit aufgerichtetem Schwanz.

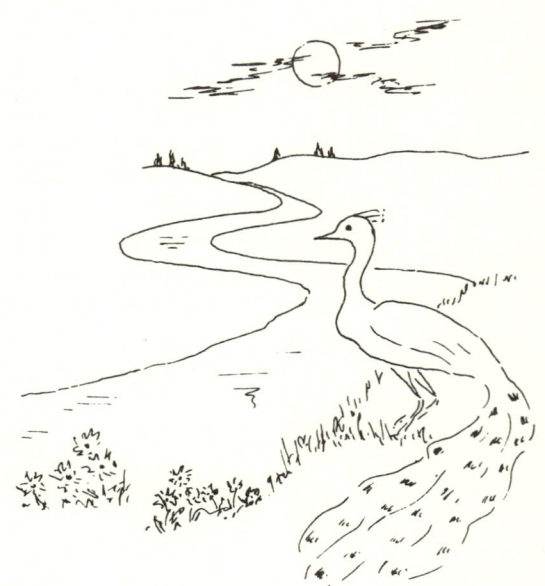

## *Mayurasana*
## Der Pfau

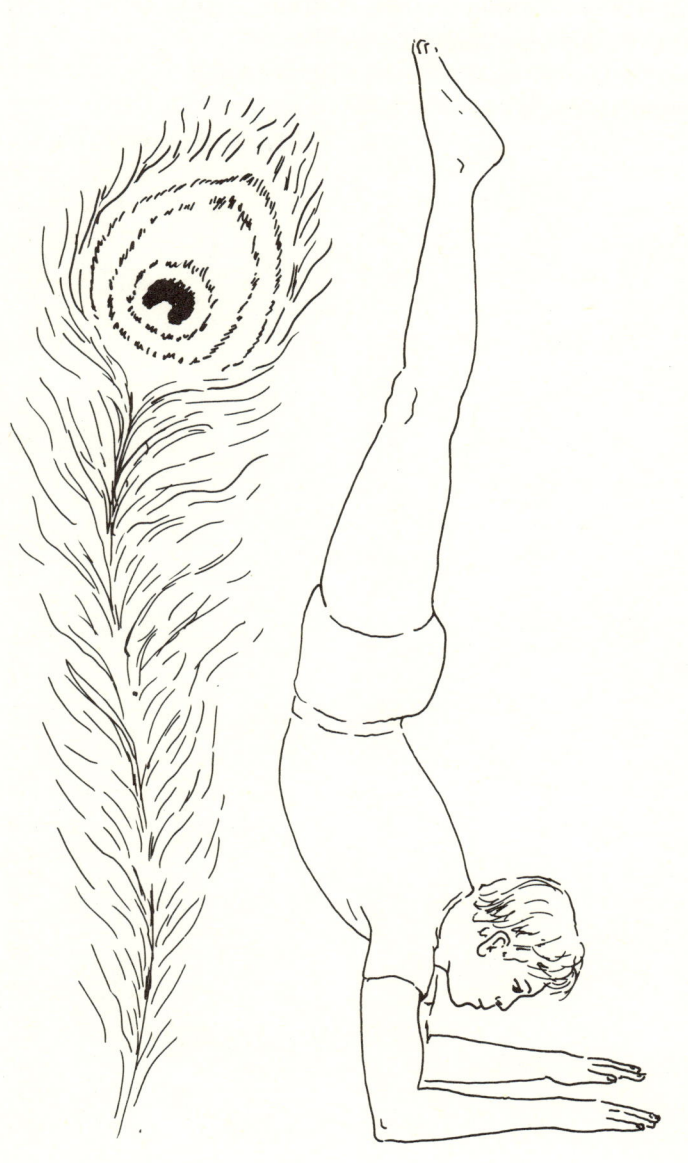

»Da wir am Anfang stehen, befindet sich unser
Intellekt ausschließlich im Gehirn.
Doch du mußt eine Million Augen haben,
verteilt über den ganzen Körper.«
B. K. S. Iyengar

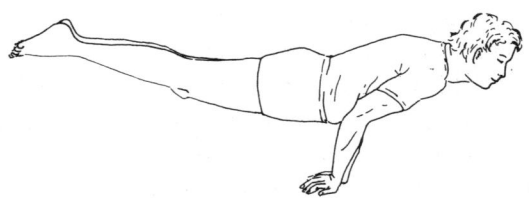

Der Pfau wird mit vielen Gottheiten des Ostens in Verbindung gebracht und gilt auch in der westlichen Welt als ein Symbol. Man hat ihm verschiedene Namen gegeben, etwa »persischer Vogel«, »Vogel der Kuan-Yin (Kwannon)« oder »Begleiter des Amitabha«. Bei den Römern war er der Vogel der Juno, in der griechischen Mythologie begleitete er Hera. Es muß in der Tat ein majestätisches Gefühl gewesen sein, auf einem Pfauenthron, etwa dem Thron des Schahs von Persien, zu sitzen.

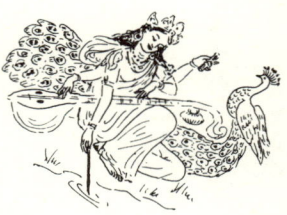

Sarasvati

Der Pfau mit seiner herrlichen Krone ist das Symbol der Sarasvati, der indischen Göttin der Weisheit, der Musik und der Poesie. Lakshmi, die Göttin des Reichtums und der Fülle, reitet auf einem Pfau. Auch Brahma läßt sich vom majestätischen Pfau tragen, und Krishna hat eine Pfauenfeder in seiner Krone. Dieser exotisch aussehende Vogel der Könige und Götter ist das geeignete Symbol für die höchsten Bestrebungen des Schülers.

Vom Pfau weiß man, daß er erfolgreich Jagd auf Schlangen macht und sie tötet. Er kann auch zänkisch und launenhaft sein, und selbst für den, der ihn füttert, bleibt er unberechenbar. Seinen Ruf verdankt er ganz allein seiner Schönheit. Alle Bewegungen des Pfaues sind Teil des Paarungsrituals. Der herrliche fächerartige Schwanz, den er bei der Balz zum Rad entfaltet und aufstellt, ist für das Weibchen ein Signal, das dessen Reaktionen anregt.

Zweifellos gehört der Pfau wegen seiner prächtigen, metallisch schillernden Schwanzfedern zu den am meisten bewunderten Vögeln. Es ist wahrscheinlich nur eine Spekulation des Menschen, daß der Vogel selbst weiß, von welch seltener Schönheit sein Gefieder ist, und daß er deshalb durch sein Auftreten den Stolz auf seine Erscheinung ausdrückt. Das ändert nichts daran, daß der Pfau in christlich geprägten Erzählungen häufig als Sinnbild für die Darstellung der weltlichen Eitelkeit und des Stolzes gebraucht wurde.[1] Man sagt, daß der Vogel laute Schreie ausstößt, wenn er seine Füße sieht und erkennt, wie häßlich sie im Gegensatz zu seinem schönen Gefieder sind. Macht mich der Stolz blind für die häßlichen Seiten meines Charakters? Oder macht er mich überempfindlich meinen Fehlern und Schwächen gegenüber? Kann die Schönheit ein Symbol für mein Verlangen nach einer über das Weltliche hinausgehenden Vollkommenheit sein? Um diese Vollkommenheit zu erreichen, muß ich meine Arme kräftigen, denn sie sind nicht stark genug, mein Gewicht zu tragen.

## Mayurasana – Die Pfauenstellung

Königlich, majestätisch, Weisheit, Musik, Poesie, Reichtum, exotisch, Könige und Götter, die höchsten Bestrebungen, töten, zänkisch, launenhaft, unberechenbar, Ritual, Schönheit, prächtig, schillernd, weltliche Eitelkeit und Stolz, Schwäche der Arme und Handgelenke, nicht stark genug. Wo finde ich Vollkommenheit? Ich kann an dieser Haltung nichts Schönes finden.

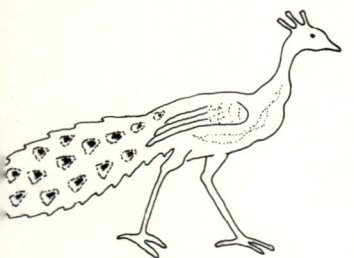

Detail eines Mosaiks aus dem 6. Jahrhundert n. Chr

Der Pfau wurde von der heidnischen in die christliche Kunst übernommen, wo er die Auferstehung, die Schönheit der Seele und die mit den Sakramenten verbundenen Gnaden und Tugenden symbolisiert. Es gibt Beispiele dafür in den römischen Katakomben, aber auch in anderen sakralen Bauwerken. Der Pfau war der einzige Vogel, der im Paradies nichts von der verbotenen Frucht nahm. Nach einer alten jüdischen Legende erhielt er zum Lohn das ewige Leben, und dadurch wurde er zum geheimnisvollen Vogel Phönix, dem Sinnbild der Auferstehung und der Wiedergeburt, zur Vision der Ewigkeit.

Darwin kam zu dem Schluß, daß die zwischen zwei Lebewesen herrschende Anziehungskraft einen starken Einfluß auf die Evolution hat, und daß Schönheit schwerer wiegt als ein Sieg im Kampf – eine Tatsache, die sich auch beim Menschen zu bestätigen scheint. Gutaussehende Menschen werden leichter akzeptiert, selbst über ihren Stolz und ihre Arroganz sieht man freundlich hinweg. Bei Menschen mit weniger angenehmem Äußeren dauert es länger, bis sie angenommen werden, selbst wenn sie liebenswürdig sind, einen brillanten Geist und positive Charaktereigenschaften besitzen.

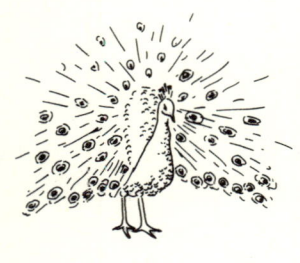

Mayurasana erfordert sehr viel Kraft in den Handgelenken und Armen sowie die Einstimmung auf das Gleichgewicht des Körpers. Daher sind die hundert Augen des Pfauenschwanzes für uns eher ein Hinweis auf Wachsamkeit und Umsicht als auf Schönheit. Es bleibt kaum Platz für Eitelkeiten, wenn das Gewicht des gesamten Körpers von der kleinen Fläche der beiden Hände getragen wird. Der Blick nach unten erfaßt nur eine eng begrenzte Fläche des Bodens. Man wird an die Wachsamkeit und das Mitgefühl des buddhistischen Avalokiteshvara oder an Amitabha erinnert, dessen Attribut die Pfauenfeder ist.

Auch wenn der Pfau ein zänkischer Vogel mit einer unangenehmen Stimme ist, der sich spreizt und einherstolziert, so weist die Asana mit diesem Namen doch eher auf die weise Wahl zwischen Stolz und Arroganz hin, auf das Kräftepotential, dessen Symbol die Schönheit des fächerförmigen Pfauenschwanzes ist.

## Mayurasana: Die Pfauenstellung

Auferstehung, Gnaden und Tugenden, Lohn, geheimnisvoll, Wiedergeburt, Vision der Ewigkeit, Anziehungskraft, Akzeptanz, Einstimmung, Wachsamkeit, Mitgefühl, zänkisch, unangenehme Stimme, einherstolzieren, Stolz und Arroganz, Kräftepotential, Wahl, Paradox, Versprechen.

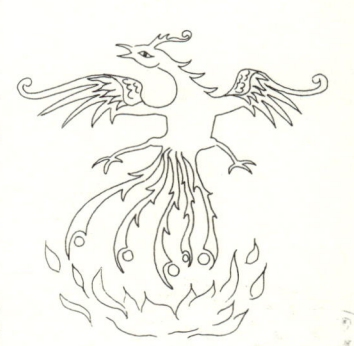

Der Pfau und der Vogel Phönix sind eng miteinander verwandt, beide gelten als Symbol der Auferstehung und der Unsterblichkeit.[2] Doch nur der Phönix stirbt, indem er sich selbst opfert. Man weiß von Yogis, die durch das Zurückziehen der Lebenskraft ihren Körper opferten. Auch in unserer Zeit versuchen immer wieder Menschen, ihren Protest durch Selbstverbrennung auszudrücken. Wir erinnern uns auch an die Witwen in Indien, die aufgrund des Glaubens an die Wiedergeburt ihrem Gatten in den Tod folgten, und an die japanischen Kamikazeflieger, die sich bei Bombenangriffen mit ihrem Flugzeug auf das feindliche Ziel stürzten. Für sie alle ist der herrliche Pfau/Phönix der Ausdruck ihres Ideals.

Sobald der Phönix verbrannt ist, taucht aus seiner Asche ein neuer Phönix auf. Er ist damit wiedererstanden und beginnt ein neues Leben. Das symbolisiert, daß eine geistige und seelische Wiedergeburt stattfindet, wenn man die Unwissenheit im Feuer der Weisheit und Erkenntnis verbrennt.

Pfau und Phönix setzt man auch mit dem Prinzip des Yin-Yang in Beziehung. Im weißen Teil dieses Symbols ist bereits der Keim der Zerstörung oder des Verfalls enthalten, im schwarzen dagegen ist – als weißer Punkt – der Keim vorhanden, der die Wiedergeburt, ein neues Leben, eine neue Struktur anzeigt. Man sagt, wenn ein Teil eines Pfauenpaares stirbt, bleibt auch der Partner nicht mehr lange am Leben. Auch darin spiegelt sich die Wechselbeziehung zwischen Yin und Yang.

Es gibt noch viele andere Assoziationen zum Symbol des Pfauen. Die herrlichen schillernden Farben seines Schwanzes wurden mit der Sonnenverehrung in Verbindung gebracht.[3] Natürlich besteht eine Beziehung zur Liebe, zu den Verheißungen, auf die das Ausbreiten des Gefieders bei der Balz hinweist. Wie der Baum und die Sterne des Sonnensystems ist der Pfau zum Symbol für Langlebigkeit und Unsterblichkeit geworden. Phönix ist auch der Name eines Sternbildes am südlichen Himmel, dessen hellster Stern Ankaa heißt. Die Entfernung zur Erde beträgt 93 Lichtjahre. Im Lande des Nils glaubte man, daß für diesen »Sonnenvogel« ein Zyklus von 500 bis 1000 Jahren gilt, ehe er aus der eigenen Asche wieder zu neuem Leben emporsteigt.

Der paradoxe Symbolgehalt des Pfaues wird bei Mayurasana spürbar. Die Übung ist für viele recht schwierig, man muß nicht nur seinen Stolz überwinden, sondern auch die körperliche Angst, Bedenken, daß es nicht gelingen könnte, die Asana vollständig auszuführen, nicht das Richtige zu tun, Schwäche zu zeigen. Dennoch bedeutet die Schönheit der gespreizten Schwanzfedern ein Versprechen. Jede einzelne Feder symbolisiert das dritte Auge der Allwissenheit und das himmlische Licht.[4] Wenn der Pfau seinen Schwanz ausbreitet, entsteht ein unvollständiger Kreis. Das zeigt an, daß wir

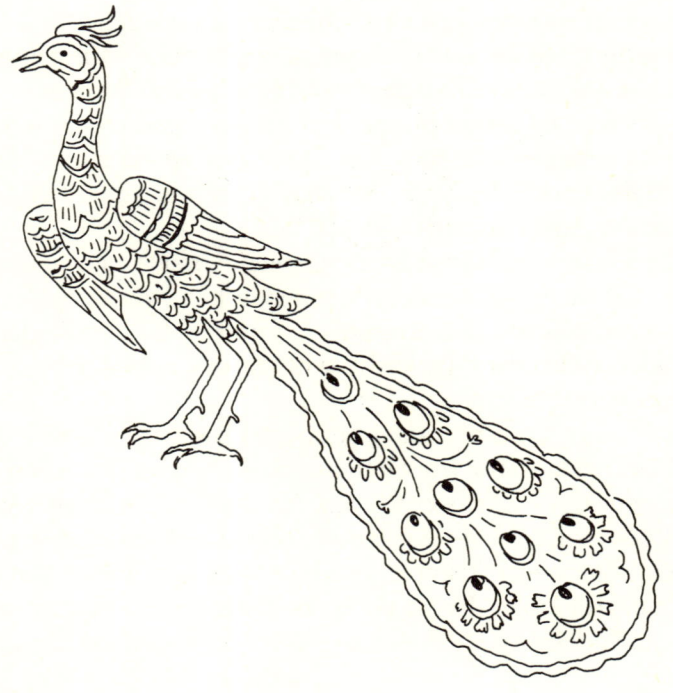

niemals alles gleichzeitig sehen können. Wir sehen nur das obere Ende, vergleichbar mit der ersten Stufe der Erkenntnis. Da der Pfau stets auf dem Boden bleibt und nicht fliegen kann, verkörpert er die Erde mit der ganzen Palette ihrer Versuchungen. Der Phönix aber, der sich verjüngt aus der eigenen Asche erhebt, ist das Symbol der Auferstehung. Jeder ist fähig, sie selbst nachzuvollziehen.

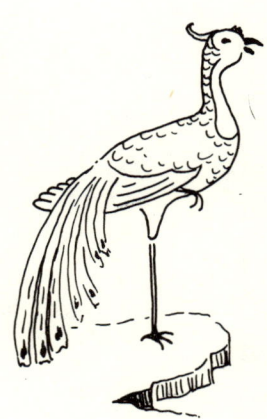

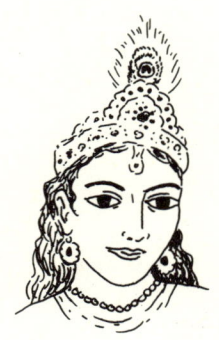

Krishna
mit der Pfauenfeder in der Krone

*Garuda* ist der Adler, der König der Vögel und das Reittier Vishnus. Diese Stellung erfordert ein hohes Maß an Konzentration und die Fähigkeit, die Balance zu halten, da das ganze Körpergewicht auf einem Bein ruht. Den Oberschenkel des anderen Beines legt man über den Oberschenkel des Standbeins, den Unterschenkel bringt man nach hinten, so daß das Schienbein die Wade berührt, die Zehen lehnen an der Innenseite des Knöchels. Die Oberarme zeigen parallel zum Boden nach vorn, die Unterarme sind ineinandergeschlungen, so daß die inneren Handflächen aneinanderliegen. Bei der Wiederholung der Übung wechselt man das Standbein und legt die Arme in entgegengesetzter Richtung ineinander.

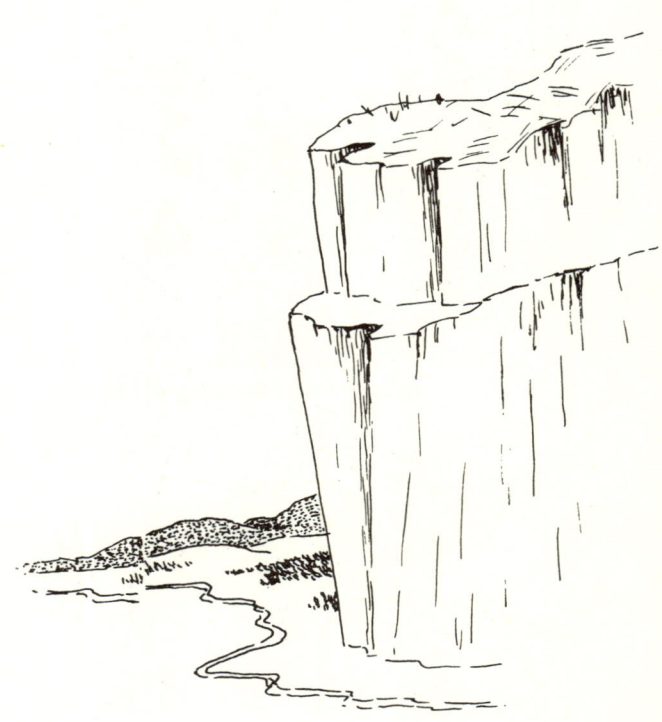

## *Garudasana*
## Der Adler

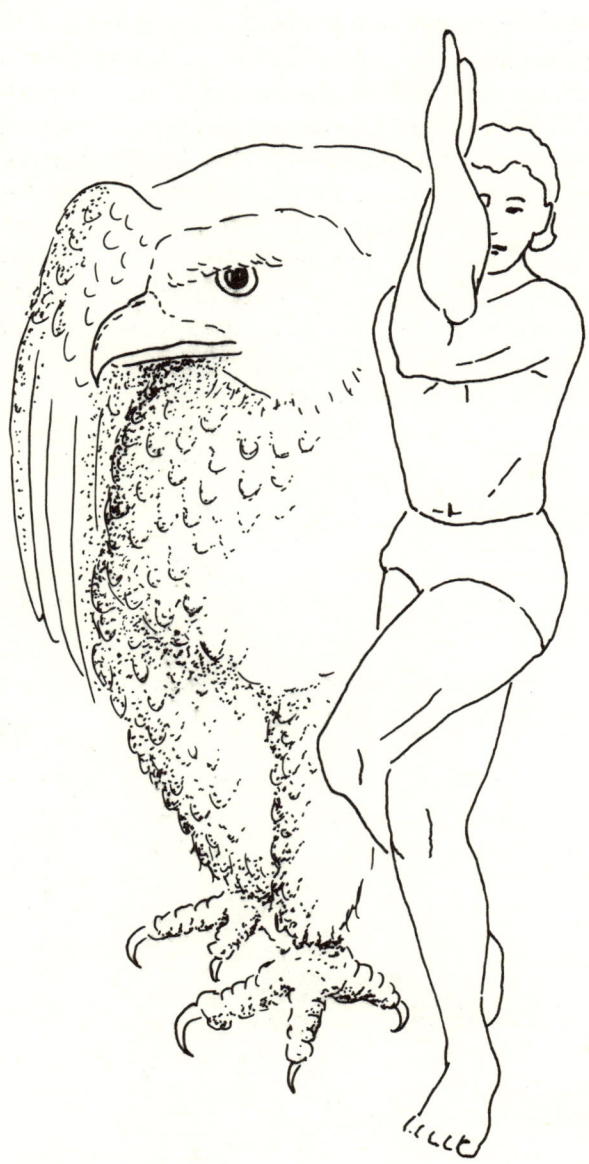

*Garudasana*

»Die Rippen sind die Flügel des Körpers.
Breite deine Flügel aus.«
　　　　　　　　　B. K. S. Iyengar

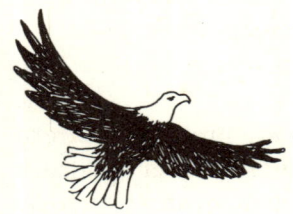

Der Adler ist der König aller Vögel, ein Symbol für Macht und Erfolg. Dieser Raubvogel ist von Sonnenaufgang bis Sonnenuntergang auf der Jagd, er steigt hoch in den Himmel hinauf und kreist über seinem Revier, dabei erspäht er mit seinen scharfen Augen auch weit entfernte Beute. Er schlägt mit unfehlbarer Treffsicherheit zu, so daß er keine Feinde besitzt. Er lebt in einsamer Erhabenheit. Es überrascht nicht, daß der Adler als Symbol für den Sieg im Kampf und für den Triumph des Spirituellen über den Intellekt gilt.

Der Adler ist aber auch das Sinnbild für den scharfen Blick, für die alles durchdringende visionäre Schau.[1] Wenn der Mensch einmal durchschaut hat, welche Fallen er sich selbst stellt, kann er ihnen aus dem Weg gehen. Der Adler ist imstande, aufgrund seines ausgezeichneten Sehvermögens Gefahren schon aus großer Entfernung zu erkennen und rechtzeitig etwas dagegen zu unternehmen.[2] Er zieht seine Kreise, er beobachtet, und er kennt sein Ziel ganz genau, wenn er auf die Beute herabstößt. Dem Schüler werden Fragen wie die folgenden bei der Ausübung der Garudasana helfen, die Adlerperspektive einzunehmen: Kann ich durchschauen, welche Fallen ich mir selbst stelle? Kann ich vermeiden, mich darin zu fangen? Wo liegt mein Ziel?

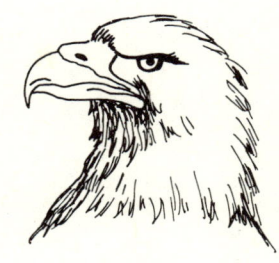

## Garudasana – Die Adlerstellung

Macht, Erfolg, fliegen, in der Höhe kreisen, jagen, scharfe Augen, Sieg des Spirituellen über den Intellekt; erkennen, beobachten, zielen, herabstoßen; Arme und Beine ineinander verschlingen; ich fühle mich wie eine Brezel; in der Falle; angespannt – bereit, mich in Aktivitäten zu stürzen? Schwanken, das Gleichgewicht verlieren. Konzentration ist notwendig. Wo ist meine Mitte?

In vielen Kulturen hat man den Adler den wichtigsten Göttern zugeordnet. In Ägypten waren der Falke und der Adler der Ausdruck der Sonnensymbolik, und dieses himmlische Element stellt auch die

Vision des Göttlichen dar, das der Schüler anstrebt.[3] Der Sonnengott Ra wird oft mit einem Falkenkopf dargestellt, und Horus, der Allessehende, erscheint entweder als Falke oder ebenfalls mit einem Falkenkopf. Die Seele oder die unvergängliche immaterielle Substanz (Ba) wurde im alten Ägypten als Vogel (wahrscheinlich handelt es sich um einen Falken) mit menschlichem Kopf dargestellt.

Auch in der skandinavischen Mythologie gibt es ein Beispiel: Odin, der höchste Gott, nahm die Gestalt eines Falken an, wenn er durch die Welt wanderte. Die Griechen wählten den Adler zum Vogel des Zeus, dem Gott des Donners und Blitzes, und für die Inkas ist er zugleich ein Sonnensymbol und ein Schutzgeist.

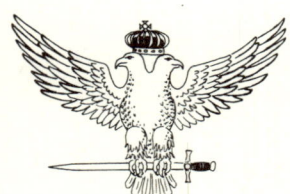

Den Schüler werden vielleicht auch die aggressiven Eigenschaften des Adlers beschäftigen, die immer wieder als Symbol für Überlegenheit, Kampf und Krieg gebraucht wurden. Die ersten, die den doppelköpfigen Adler auf ihren Fahnen trugen, waren die Hethiter. Andere übernahmen diesen Brauch[4], und bis in die Neuzeit hatte Österreich den doppelköpfigen Adler im Staatswappen. Die Vereinigten Staaten, heute die mächtigste Nation der Welt, haben den Adler zu ihrem Symbol gewählt. Die Waffen der Mexikaner zeigen den Adler mit der Schlange, vielleicht ein Sinnbild für den im Leben wirksamen Gegensatz von übernatürlicher Kraft und Sieg im Kampf.

Nach einer alten Indianerlegende half der Adler, den Lachs in die Gewässer der Squamish zu holen. Die Indianer tragen auch den eindrucksvollen Federschmuck des »Donnervogels«, der den Weltengeist verkörpern soll. In Indien gilt der Adler als Bote des Himmelsgottes Indra. Gelegentlich wird der Adler mit dem großen Zaubervogel Garuda verglichen, von dem diese Übung ihren Namen ableitet. In *The Ocean of Story*, einer Sammlung alter Mythen und Sagen des Ostens, heißt es: »Der Vogel Garuda ist das Reittier des Vishnu. Er wird beschrieben als halb Mensch und halb Vogel, er hat Kopf, Flügel, Schnabel und Klauen des Adlers, doch Körper und Gliedmaßen sind die eines Menschen.«[5] Garuda greift das Böse in Form der Schlange an und zerstört es. Dies beschreibt wieder einmal anschaulich den uralten Konflikt zwischen der Macht des Geistes oder der höchsten Verstandeskräfte (in Gestalt des hochfliegenden Adlers) und der Materie, der Versuchung durch die Kräfte der Erde (im Bild der Schlange).

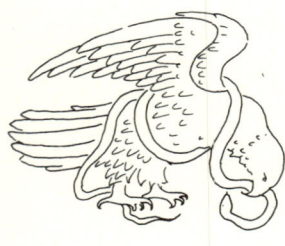

In jedem Menschen wird ständig der Konflikt zwischen dem Adler (den spirituellen Bestrebungen) und der Schlange (der Versuchung) ausgetragen. Ist mir dieser innere Kampf deutlich bewußt? Was ist mein Ziel? Gelingt es mir, hoch über den Versuchungen des Lebens zu schweben wie der Adler?

Bei der Ausführung dieser Asana kann sich der Schüler den Symbolgehalt der Mythen zunutze machen, um sein Vorstellungsvermögen und Verständnis zu fördern. Vielleicht wird es möglich, deutlicher die eigenen Fehler und das, was zu ändern ist, zu erkennen. Auch Fragen werden auftauchen: Welche Fehler habe ich in der Vergangenheit gemacht? Welchen »Sieg« habe ich errungen? Der Mensch lernt gewöhnlich durch Versuch und Irrtum, doch diese Asana bietet die Möglichkeit, eine Perspektive zu entdecken, die die Zahl der Fehler wesentlich verringert.

## Garudasana – Die Adlerstellung

Das himmlische Element, Vision des Göttlichen,
der Allessehende, Schutzgeist, aggressiv, übernatürliche Kraft,
Sieg im Kampf, Versuchung, mich selbst durchschauen,
Versuch und Irrtum, Einspitzigkeit, visionäre Kraft.

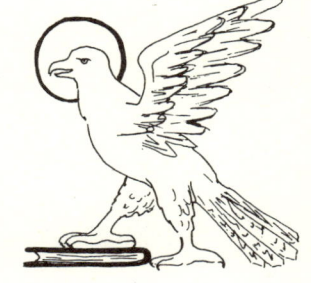

Es ist schwierig, in dieser Position das Gleichgewicht zu halten: »Ich fühle mich unbeholfen, unsicher, ganz verkrampft.« Doch wenn es gelingt, diese Haltung einzunehmen, wird es möglich, sich mit der Kraft und Klarheit des Adlerblicks auf einen Punkt zu konzentrieren. Man bezeichnet das auch als »Einspitzigkeit«.

Heute wird ein Mensch von überragender Intelligenz, der hohen Idealen und Zielen nachstrebt, oft mit dem Adler verglichen, denn er erhebt sich über den Durchschnitt, er ist der »Adler« seiner Gruppe.

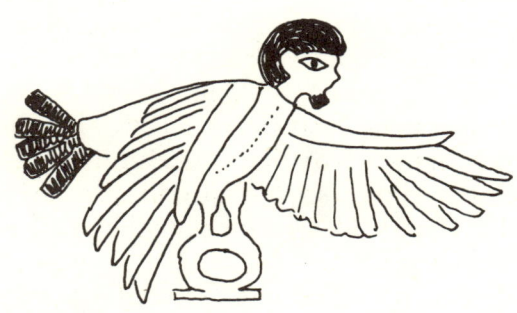

Die Seele (Ba) wurde von den Ägyptern in der Gestalt eines Vogels
(wahrscheinlich eines Falken)
mit einem menschlichen Kopf dargestellt

Der Adler ist auch das Symbol des Evangelisten Johannes, der das von visonärer Kraft geprägte vierte Evangelium verfaßte. Der Mensch, der mit klarem Blick die Dinge durchschaut, kann seine Fähigkeit auch nach innen richten und durch Selbstbeobachtung mehr lernen als durch Versuch und Irrtum.

Aristoteles berichtet von einer Sage über das wunderbare Sehvermögen der Adler, von denen es heißt, daß sie direkt in die Sonne schauen können.[6] Die Bedeutung dieser Geschichte wurde später dahingehend erweitert, daß Christus der Adler gewesen sei, der fähig war, direkt in das Antlitz seines Vaters zu sehen. Nach C. G. Jung drückte die Sage von Aphrodite und Psyche aus, wie wichtig es ist, mit dem weiten Blick des Adlers den breiten Strom des Lebens aus einer höheren Perspektive zu überschauen, um alle seine Möglichkeiten zu erkennen.

Nagasena erzählt König Milinda die Geschichte von der großen Freigebigkeit eines Königs mit Namen Vessantara, um zu zeigen, daß Vollkommenheit nicht erreichbar ist, solange wir auf dieser Erde leben. Selbst die höchsten Titanen und Dämonen gerieten durch Vessantaras übergroße Gaben und Tugenden in Aufruhr:

»Als nämlich König Vessantara seine große Gabe spendete, soll siebenmal die Erde gebebt haben ... Nur dann, o König, wenn die Erde nicht mehr tragen kann, weil sie beschwert ist vom Gewichte der Tugenden, beschwert vom Tugendgewichte der Taten völliger Reinheit, nur dann erzittert, erbebt, erdröhnt die Erde ... König Vessantara hatte alles sinnliche Verlangen verleugnet, das Verlangen nach Dasein war in ihm gestillt, und bloß dem Verlangen nach dem Reinheitswandel war er eifrig hingegeben ... Wenn er Gaben spendete ... gerieten – die mächtigen Winde unter der Erde in Erregung ... Und durch die aufgestörten Gewässer gerieten die Fische

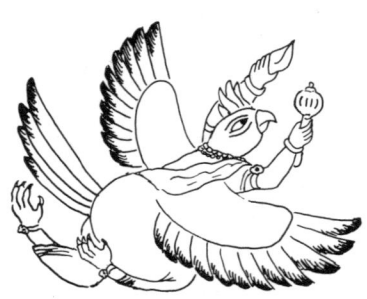

Der Vogel Garuda

und Schildkröten in Erregung ... Von Angst ergriffen wurden die Titanen, Drachen, Schlangengeister und Dämonen ... Ganz von Sinnen waren ... die Hirsche und Vögel.«[7]

Nagasenas Worte machen deutlich, daß niemand in absoluter Wahrhaftigkeit, Güte und Reinheit leben kann, denn eine solche Vollkommenheit wäre gar nicht erkennbar, gäbe es nicht auch ihre Gegensätze – die Erdbeben des eigenen Gewissens und die mächtigen Wogen aus den Tiefen unserer Emotionen. So wie es das Licht des Tages unserer lebensspendenden Sonne gibt, so muß es auch die Ruhe in der Dunkelheit der Nacht geben.

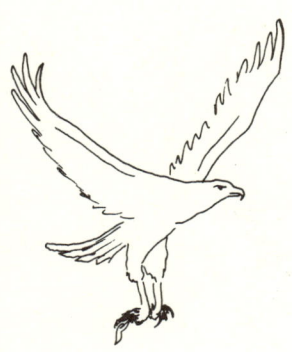

*Baka* heißt Kranich. Bei dieser Stellung tragen die Hände und Arme das Gewicht des Körpers. Die Beine sind angewinkelt. Das Schienbein liegt jeweils auf der Rückseite des Oberarms auf, die Füße bleiben zusammen, sie befinden sich unterhalb des Gesäßes und sind vom Boden abgehoben. Diese Stellung hat Ähnlichkeit mit der Haltung eines Kranichs, der durch das Wasser stelzt.

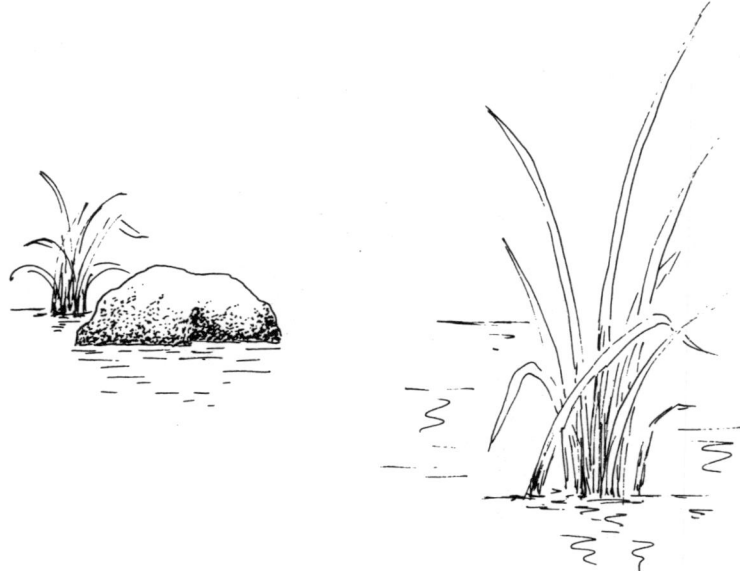

*Bakasana*
Der Kranich

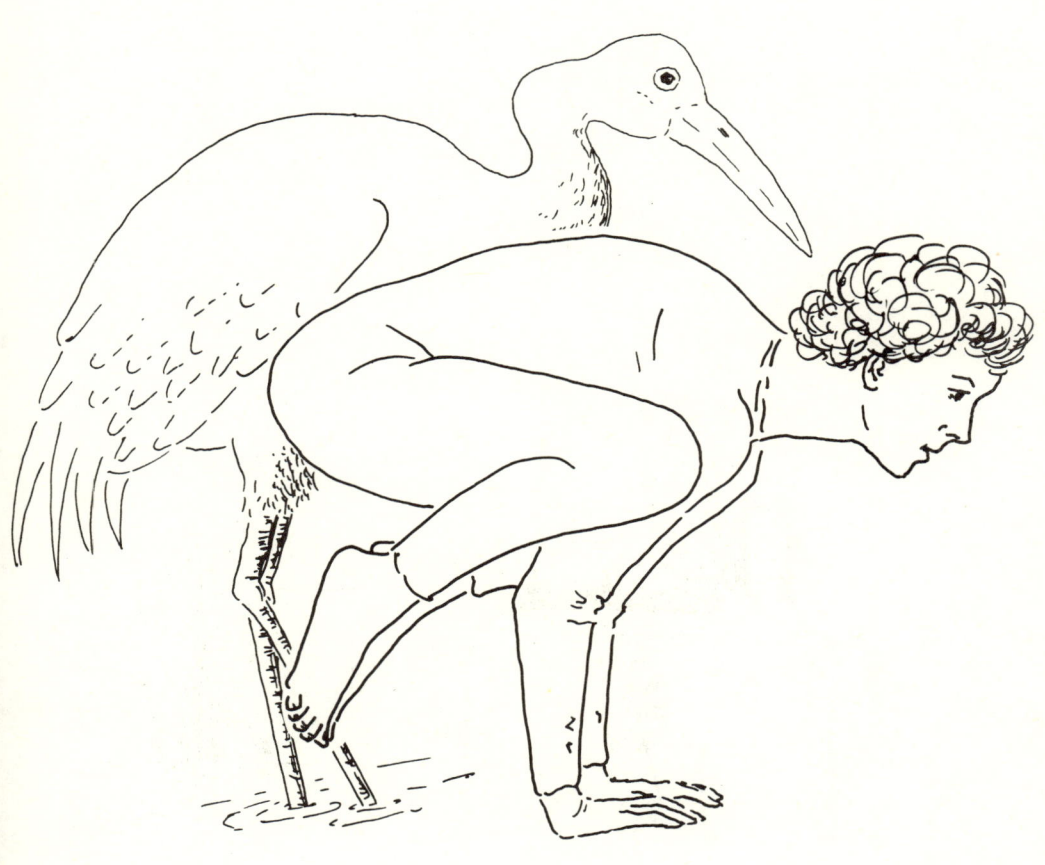

»Das Gleichgewicht im Raum halten;
liefere dich dem Unbekannten aus:
Besiege die Angst.«
                    B. K. S. Iyengar

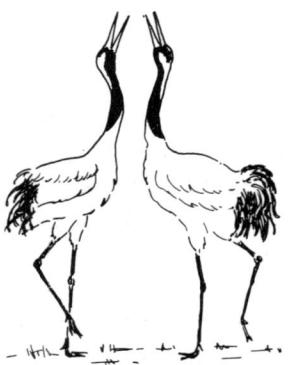

Der Kranich, ein Wasservogel mit langen Beinen und einem großen, dabei aber graziösen Körper, ist in China das Symbol für ein langes Leben und Glück.[1] Die Bewegungen des Kranichs mit den großen, langsam mitschwingenden Flügeln sehen elegant[2] und bedächtig aus. Doch bei der Jagd auf Fische und Frösche, von denen er sich hauptsächlich ernährt, ist er sehr schnell. Eine besondere Gewohnheit dieses Vogels ist es, daß er beim Schlafen auf einem Bein steht.

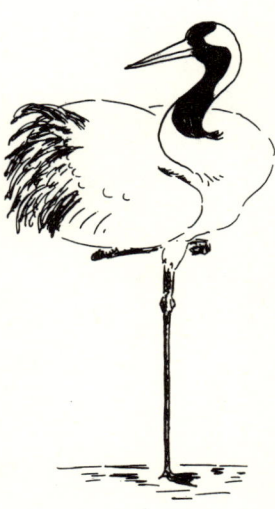

Bei manchen Völkern galt der Kranich als Bote der Götter.[3] Es gab immer wieder Menschen, die glaubten, die Fähigkeit zu besitzen, mit diesem Vogel zu kommunizieren und dadurch auf eine höhere Stufe des Bewußtseins zu gelangen. Im krassen Gegensatz dazu hielten die Kelten den Kranich für eine Verkörperung des Königs der Unterwelt, für einen Boten, der Tod und Krieg ankündigte. Für die Christen ist der Kranich ein Symbol für Wachsamkeit, Treue und Güte, aber auch für die Ordnung innerhalb der Klöster, die den Ordensleuten ein langes Leben erlaubte. Wie das bei vielen Symbolen der Fall ist, steht der Kranich sowohl für positive als auch für negative Aspekte.

Obwohl der Kranich des öfteren auf einem Bein steht, so stützt sich der Schüler bei Bakasana doch auf beide Arme. Bei den ersten Versuchen können sich die folgenden Fragen stellen: Kann ich mich genügend konzentrieren, um überhaupt eine gewisse Zeit auf meinen Händen zu »stehen«? Wie kann ich mein Gleichgewicht halten?

## Bakasana: Die Kranichstellung

Langes Leben, Glück, Bote der Götter, König der Unterwelt, Verkünder des Todes, Wachsamkeit, Treue, Güte; ungeschickt, unwürdig, unsicher, meine Bewegungen sind nicht sehr elegant, ich fühle mich der Lächerlichkeit preisgegeben.

Kraft und Ausdauer sind erforderlich, um diese Asana auszuführen, denn ein Sturz auf das Gesicht könnte recht schmerzhaft sein. Besitze ich genügend Kraft, um den entscheidenden Punkt des Gleichgewichts und der Wachsamkeit zu erreichen? Kann ich diesen kritischen Punkt auch in meinem Leben finden? Die Augen des Kranichs sind rund und erscheinen sehr konzentriert, er ist kaum abzulenken, ein Bild wachsamer Geduld. Wovon lasse ich mich ablenken? Wovor habe ich Angst?

In was für einem Wasser stehe ich? Ist es der Strom der Phantasie? Sind es die Emotionen? Oder ist es das Unbewußte? Alle Wasservögel scheinen ein Ausdruck der unbewußten Aspekte des Selbst zu sein, das heißt, der Bereiche, zu denen das Bewußtsein kaum Zugang hat. Denken wir aber auch an die Sehnsucht des Menschen, einfach fortzufliegen, und an die Schwierigkeiten, die es bereitet, die eigenen Flügel auszubreiten und sich schließlich in die Luft zu erheben.

## Bakasana: Die Kranichstellung

Kraft, Gleichgewicht, Konzentration, Ablenkung, wachsame Geduld, Phantasie, Emotionen, das Bewußte und das Unbewußte, fortfliegen, die Flügel ausbreiten, sich in die Luft erheben, Geburt und Wiedergeburt, Schicksal.

Da der Kranich ein Wasservogel ist, der sich auch seine Nahrung im Wasser sucht, dem Element, das ein Symbol für die Emotionen ist, sollten wir auch daran denken, diesen Emotionen Nahrung zu ge-

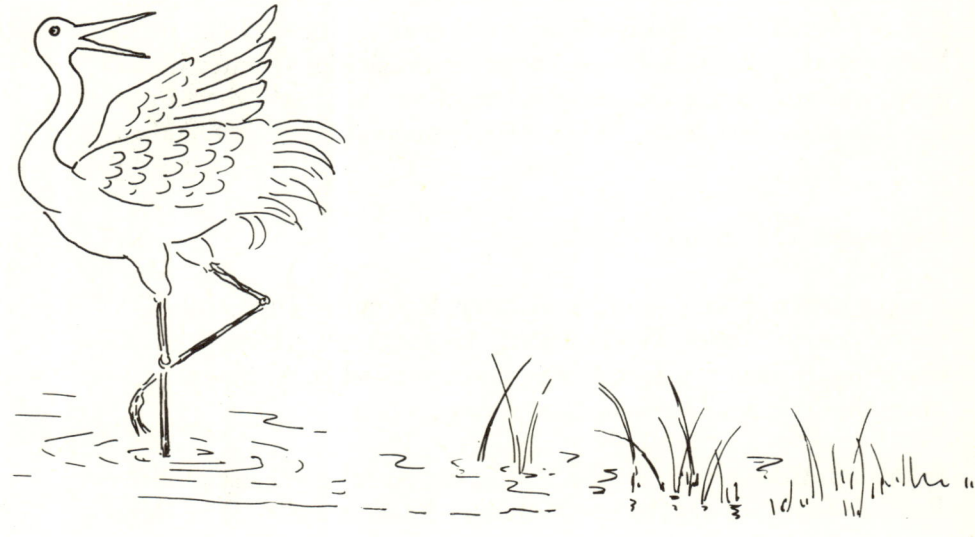

ben. Wenn die Emotionen positiv und kontrolliert sind, dann kann der Ruf des Kranichs Glück bedeuten; geraten die Emotionen dagegen außer Kontrolle und entwickeln sie sich negativ, dann ist der Kranichschrei ein böses Vorzeichen.

In Indien heißt es, daß der Kranich durch seinen Ruf den anderen Lebewesen das bevorstehende Glück oder Unglück ankündigt. In der gleichen Absicht sollte der Schüler seinen Mitmenschen vom Dharma erzählen und ihnen die Augen dafür öffnen, wie entsetzlich das Fegefeuer ist: Eine lange Zeit keine Chance mehr zu bekommen, durch eine neue Geburt das eigene Schicksal zu wiederholen, rückgängig zu machen, neu zu ordnen, zu verbessern; nicht erfahren zu dürfen, was für ein glückseliger Zustand das Nirvana ist.

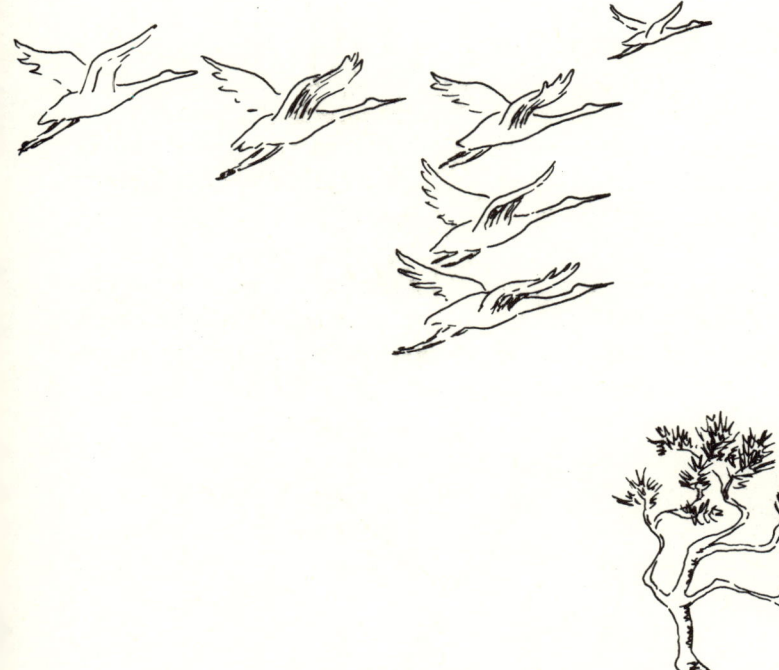

*Hamsa* heißt Schwan. Bei dieser Übung stützt man die Handflächen auf den Boden, die Daumen berühren sich, die Hände sind nach vorn gerichtet. Die Ellbogen werden angewinkelt und stützen das Zwerchfell. Nun hebt man den Körper parallel zum Boden an.

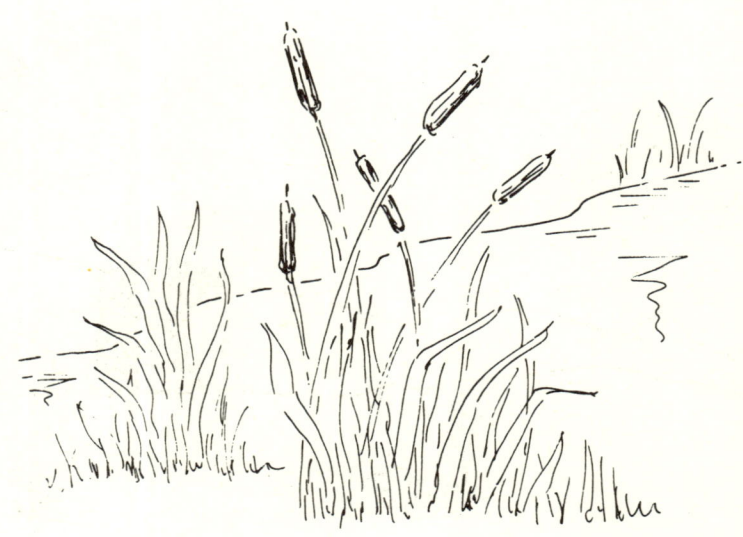

## *Hamsasana*
### Der Schwan

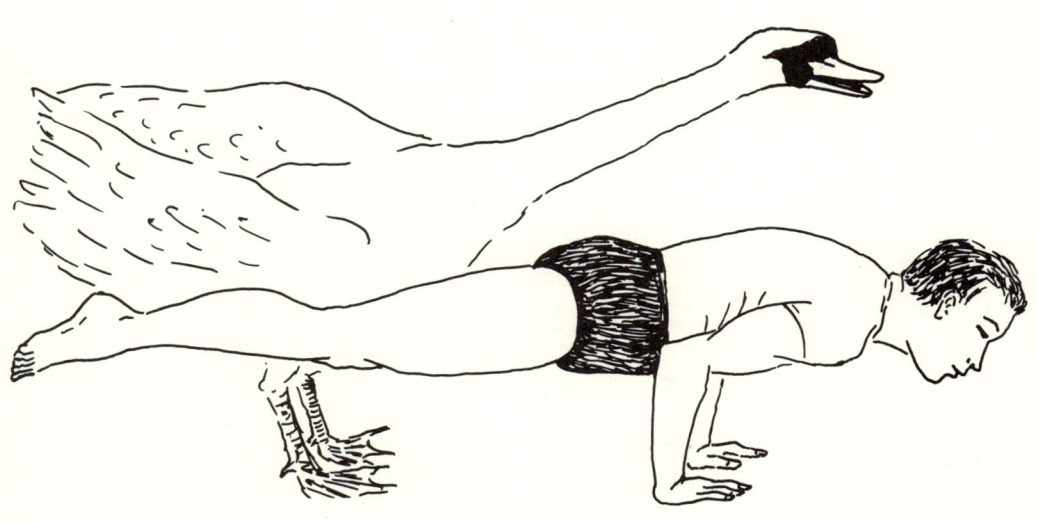

»Das stille Wasser eines Teiches spiegelt die Schönheit seiner Umgebung. Wenn der Geist ganz ruhig ist, spiegelt er die Schönheit des Selbst.«

B. K. S. Iyengar

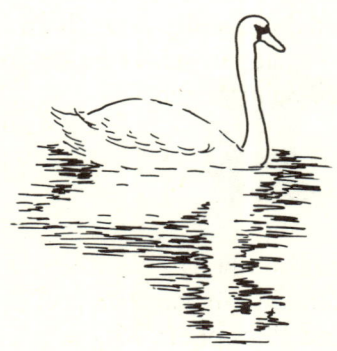

Der Schwan ist das Symbol für die Verbindung der beiden Elemente Luft und Wasser. Er ist der majestätischste aller Vögel, und er gilt als das Symbol für den Einfluß der Sonne, für die Wohltätigkeit, für das Leben und für den Tagesanbruch. Man nennt ihn auch den »Vogel der Dichter« und spielt damit auf das Bedürfnis nach Einsamkeit und Zurückgezogenheit an.

Rabindranath Tagore widmete eines seiner Gedichte dem Schwan:

O Schwan, erzähl mir deine uralte Geschichte.
Aus welchem Land kommst du?
Zu welchen Ufern wirst du fliegen?
Wo wirst du dich ausruhen, mein Schwan?
Und sag mir: Was ist es, wonach du suchst?[1]

Es gibt Zeiten, da muß sich auch der Schüler aus seinem alltäglichen Leben in die Einsamkeit zurückziehen, um zu finden, wonach er sucht.

Dem Schwan wird gelegentlich eine besondere Heiligkeit zugeschrieben. Für die Christen im gälischen Schottland symbolisierte dieser Vogel Reinheit und Gnade; er war das Sinnbild für die Jungfrau Maria. Im Alten Testament wird das Volk angewiesen, keine Eulen und Schwäne zu essen (5. Mose, 14, 17). Die Merkmale der Hamsasana kann man nur mit großer Mühe und Ausdauer herausarbeiten. Während der Schüler diese Übung probiert und versucht, sich auf den Händen im Gleichgewicht zu halten, sollte er auch an die Anstrengungen denken, die er in allen Bereichen seines Lebens unternehmen muß, um Reinheit und Gnade zu erlangen.

## Hamsasana – Die Schwanstellung

Luft und Wasser, Einsamkeit und Zurückgezogenheit, majestätisch, Reinheit und Gnade, Heiligkeit, Mühe, Ausdauer, ungeschickt, Gefühl der Unbeholfenheit und Plumpheit. Meine

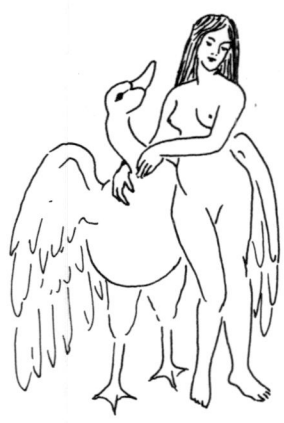

Arme sind schwach. Wo sind Majestät und Anmut, Erhabenheit und Gnade?

Der Schwan steht für eine Vielzahl unterschiedlicher Aspekte. In der griechischen Mythologie wird Orpheus, der durch seinen Gesang und sein Saitenspiel zu bezaubern wußte, als Schwan dargestellt. Von Jupiter wird berichtet, daß er manchmal die Gestalt eines Schwans annahm, um Leda, die Geliebte, ohne Wissen seiner eifersüchtigen Gemahlin Hera zu besuchen. Der Schwan war auch Aphrodite, der »aus dem Meerschaum Geborenen«, heilig. Es heißt, daß sowohl ihr goldener Wagen als auch der Wagen des Apollon von Schwänen gezogen wurde.[2]

Die Gestalt des Schwans wurde manchmal durch die einer Ente oder einer Gans ersetzt. Im Osten schrieb man ursprünglich der Gans die Zauberkraft zu. So reitet etwa der fünfköpfige Brahma, der schöpferische Aspekt der indischen Gottheit, noch auf dem »Kosmischen Ganter«. Erst in den Übersetzungen der alten spirituellen Texte des Ostens erscheinen die veränderten Bezeichnungen. Aus der Gans mit ihrem lauten Geschnatter wird ein Schwan, der mit ruhigen, majestätigen Bewegungen durchs Wasser gleitet. Der Vorgang kann für den Schüler eine Mahnung sein, daß er seine Aufmerksamkeit nicht nur auf die Ausführung der Asana richten darf, sondern daß er auch das unnötige Geplapper in seinem Geist zum Schweigen bringen muß.

Was Majestät und Herrlichkeit betrifft, so kann es nur Garuda, der Adler, mit dem Schwan aufnehmen. Im Rig-Veda heißt es (VI, 40, 5): »Der *hamsa*, der im Reinen sitzt, der Vasu, der im Luftkreis sitzt ... in der Ordnung selbst, in der Luft ruht ... (ist) das Gesetz.« Schwan und Gans sind ihrem Symbolgehalt nach sehr oft austauschbar. In manchen Ländern wird der Schwan auch durch den Flamingo ersetzt, denn jeder Kulturkreis benutzt in seiner Symbolik den Vogel, der in der betreffenden Region vorkommt.

Nach der Schöpfungstheorie des Hinduismus legte die Gans das goldene Ei, aus dem Brahma geboren wurde. In Ägypten hielt man die Sonne für ein goldenes Ei, das von einer Ur-Gans stammen sollte. Vielleicht liegt hier der Ursprung für das Märchen von der Gans, die goldene Eier legt.

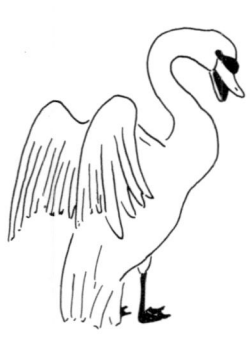

Im *Dhammapada* folgen die Gänse aufgrund ihrer magischen Kräfte dem Weg der Sonne und führen alle aus dieser Welt hinaus, die das Wissen erworben und zur Erkenntnis gelangt sind. Das Geschnatter der Gänse war der Grund, daß man glaubte, mit diesem Vogel sei die Sprache entstanden. Die Verfeinerung der Sprache und die Klärung von Wortbedeutungen ist ein wichtiger Teil des geistigen Weges. Überlegen Sie, welche Bedeutung die folgenden Begriffe für Sie persönlich haben.

## Hamsasana: Die Schwanstellung

Göttin der Liebe, heilig, ruhige Bewegungen, Majestät,
das goldene Ei, Geschnatter, magische Kräfte, Sprache, Hamsa,
Atem und Geist, Weisheit, Zeit, Gelassenheit,
schöne Empfindungen, das eine und das andere Selbst.

Zwei Schwäne bilden »jenes Schwanenpaar Ham und Sa, das im Geiste der Großen wohnen soll, die sich nur vom Honig des blühenden Lotos der Erkenntnis ernähren« *(Saundarya Lahari)*. Der Vogel Hamsa »symbolisiert die vollkommene Einheit, zu der sich die himmlischen Wesen in ihrem Fluge hinbewegen.«[3] Ham und Sa stehen für das Einatmen und das Ausatmen, daher verkörpert der Schwan den Atem und den Geist. Sri Ramakrishna betrachtete seine Frau Sarada Devi als ihm spirituell vollkommen ebenbürtig und drückte diese Ebenbürtigkeit im Bild vom Schwanenpaar aus.

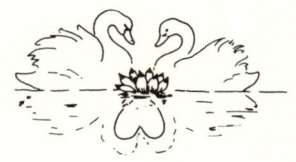

Der Schwan ist nicht nur das Symbol für Leben und Tod, sondern auch für die Weisheit und für den Übergang, für das Übergangsstadium. Lohengrin verließ den heiligen Gral und das Reich seines

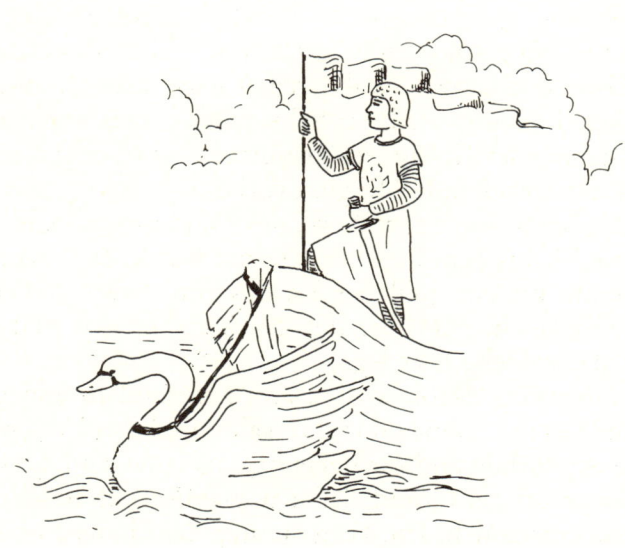

Vaters, und überquerte den gefährlichen Strom auf dem von einem Schwan gezogenen Nachen, um die schöne Elsa zu retten. Als sein Geheimnis offenbar wird, kehrt er mit Hilfe des Schwanes wieder in seine Heimat zurück. Der Geist wird oft als ein unergründlich tiefes Wasser dargestellt, und der Schwan, der königliche Vogel, der elegant durchs Wasser gleitet, stellt die Weisheit dar, die wie der Lotos auch auf trübem Wasser schwimmen kann, ohne selbst schmutzig zu werden. Schwäne brauchen bestimmte Bedingungen zum Leben und zum Brüten. Sie fühlen sich nur in ruhigen Gewässern wohl, weder das Meer noch Flüsse mit turbulenter Strömung sind für sie geeignet. Nur wenn der Geist ruhig ist, können höhere Erkenntnisse und schöne Empfindungen im Spiegel unseres Geistes erscheinen. Sobald es gelingt, sich in dieser Stellung zu halten, sollte man die Aufmerksamkeit auf den Geist richten. Lassen Sie die erhabenen Gedanken, rein wie der Schwan, in sich wirken? Können Sie dahingleiten, ohne vom schmutzigen Wasser benetzt zu werden?

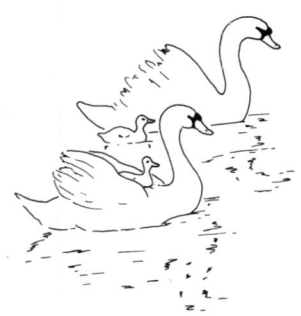

Der Schwanengesang richtet sich immer an den Gefährten, an die andere Hälfte. Beide vereinigen sich zur vollkommenen Einheit. Gleiten die beiden Teile meines Selbst majestätisch auf dem Wasser des Geistes in völliger Harmonie dahin, im Einklang miteinander wie zwei Noten eines harmonischen Klanges? Kann ich den einen Schwan (meine körperliche Erdennatur) mit dem anderen (dem immateriellen spirituellen Wesen) zusammenführen? Kann ich diese beiden Schwäne auf dem kosmischen Meer des Bewußtseins einträchtig dahingleiten lassen? Das sind die Gedanken, die dem Schüler bei der Ausführung dieser Asana durch den Sinn gehen sollten.

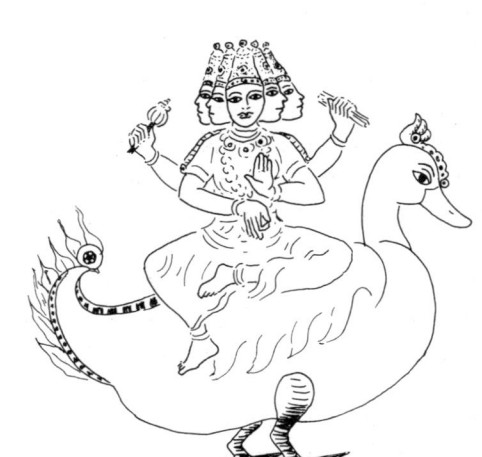

Brahma auf dem »Kosmischen Ganter«

## Reflexionen: Die Vögel

Wen erfüllt es nicht mit Bewunderung, wenn er die herrlichen Vögel in der freien Natur beobachtet? Bei uns ist der Stieglitz oder Distelfink und die Goldammer vertreten, im tropischen Amerika ist der winzige Kolibri mit seinem prächtigen Gefieder zu Hause. Selbst im kalten Winter, wenn der Schnee auf den Ästen und Zweigen der Bäume liegt, finden wir immer noch die Meisen, kleine Vögel mit einem großen Herzen. Sie sehen so weich und niedlich aus, weil sie viele Flaumfedern haben, die sie warmhalten. Manche Vögel wohnen sogar mit den Menschen unter einem Dach.

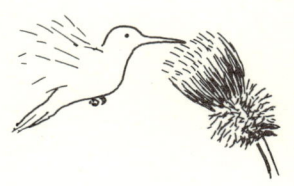

Unsere Gedanken haben Flügel, und Vögel sind wie Boten.[1] Die wichtigste Botin war wohl die weiße Taube, die zum Zeitpunkt der Taufe Christi am Himmel erschien und die Botschaft brachte, daß der Herr seine Schöpfung nicht vergessen hat. Es war eine Botschaft der Liebe, des Friedens und der Ermutigung. Viele von uns warten immer noch voll Bangen (wenn auch nur mit halber Aufmerksamkeit) auf die Botschaft, die von hoch oben in unser Herz strömen und dort ihren Platz finden soll.

Wenn wir uns wirklich darum bemühen, dann können wir das Lied des Lebens und der Liebe hören. Wenn wir zulassen, daß es in unserem Herzen Widerhall findet, dann können wir in dieses Lied einstimmen, das nicht nur das Leben, sondern auch das Allerhöchste verherrlicht. Es gibt sagenhafte Vögel wie die Chakori, von denen es heißt, daß sie auf den Mondstrahlen wohnen. Könnte es sein, daß auch wir dazu bestimmt sind, auf den trügerischen, immateriellen und rätselhaften Strahlen des Mondes zu leben? Wie kommen die Mondstrahlen zustande? Wir wissen, daß der Mond kein eigenes Licht ausstrahlt. Der Mond gleicht in dieser Beziehung dem Geist des Menschen. Auch der Geist besitzt von sich aus kein Licht. Er empfängt das Licht der Erkenntnis aus anderen Quellen, und von diesen Quellen strahlt das Licht aus wie die Sonnenstrahlen von der Sonne. Das Sonnenlicht wirkt belebend. Das gleiche gilt auch für das Licht der Erkenntnis.

Die Vögel sind den ganzen Tag über mit der Futtersuche beschäftigt. Auch der Schüler sollte unablässig auf der Suche nach der göttlichen Nahrung sein, die den Hunger seines Herzens und seines Geistes stillen kann.

Es gibt ein englisches Sprichwort, das in freier Übersetzung besagt: »Vögel der gleichen Art suchen beieinander Schutz.« Auch der Geistesschüler braucht andere Menschen mit dem gleichen Ziel, die ihm Rückhalt und Sicherheit geben und ihn dadurch vor destrukti-

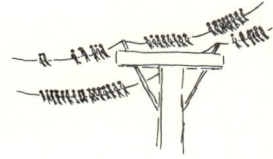

ven Einflüssen und Verführungen bewahren. Nicht nur Klöster und Ashrams bieten einen derartigen Schutz, auch überall dort, wo drei oder vier beieinander sind und gemeinsam das Aufleuchten des Herzens erleben, werden sie neue Kraft für ihren weiteren Weg finden. Selbst die alten Einsiedler und Höhlenbewohner in ihrer selbstgewählten Beschränkung suchten von Zeit zu Zeit die Gesellschaft eines Gleichgesinnten.

Die großen Raubvögel wie der Falke und der Adler, die so majestätisch ihre Kreise ziehen, erreichen die Meisterschaft ihres Fluges, indem sie sich vollkommen den Luftströmungen überlassen und ihre Flügel nur ganz wenig bewegen. Doch so mächtig diese Vögel auch scheinen, keiner kann für immer hoch über der Erde bleiben. Auch sie müssen sich einen Platz suchen, der ihnen Schutz und Zuflucht bietet. Genau so geht es dem Geist, der in der Meditation bis in die höchsten Höhen aufgestiegen ist. Auch er muß wieder in die Niederungen der alltäglichen Notwendigkeiten zurückkehren, nachdem er mit scharfsichtigem Adlerblick die banalen Ereignisse überschaut hat, die so überwältigend wirken und die den Menschen unter sich zu begraben drohen, wenn er sich mitten darin befindet, und die so unbedeutend erscheinen, wenn man sich einmal darüber erhebt.

Es gibt keinen Vogel, der uns nicht auch eine Botschaft übermittelt. Der Kranich und der Reiher mit ihren langen Beinen stehen im Nassen, ihr Körper befindet sich über dem Wasser, so warten sie geduldig auf ihre Nahrung, die sie rasch packen müssen, wenn sie vorbeikommt. Das ist für uns ein deutlicher Hinweis. Während wir im Strom unserer Emotionen stehen, von dem wir teilweise unberührt bleiben, müssen wir uns bemühen, die auftretenden Gefühle der Inspiration schnell festzuhalten, ehe sie vorbeiziehen und wieder unerreichbar sind.

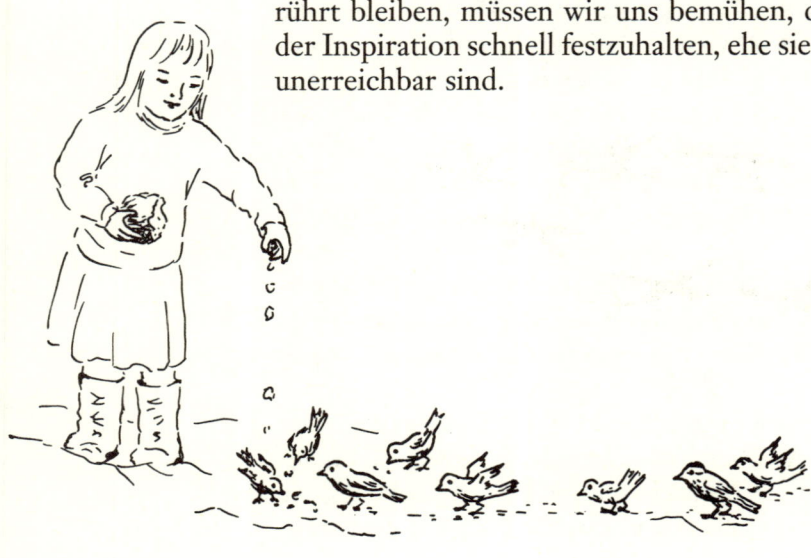

Der wunderschöne Zaubervogel Phönix, ebenso schwer zu fassen wie der große Garuda, der zu schnell fliegt, als daß man ihn aufhalten könnte, und der zu groß ist, um ihn zu begreifen, steigt aus der Asche des Opfers, aus der Asche des verbrannten Ego.

Inspirierende Gedanken sind wie das Ei, das ausgebrütet werden muß. Nur so können die spirituellen Nestlinge flügge werden. Der Phönix legt keine Eier, er wird aus der Asche wiedergeboren. Auch der geheimnisvolle Vogel in uns steigt aus der Asche der verbrannten Unwissenheit und fliegt auf den Flügeln der Erkenntnis davon. Wie die Sonne, die genau zum vorherbestimmten Zeitpunkt wieder erscheint, so wird auch der Phönix, der geheimnisvolle Sonnenvogel, mit dem neuen Morgen in uns geboren.

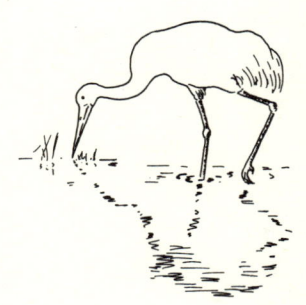

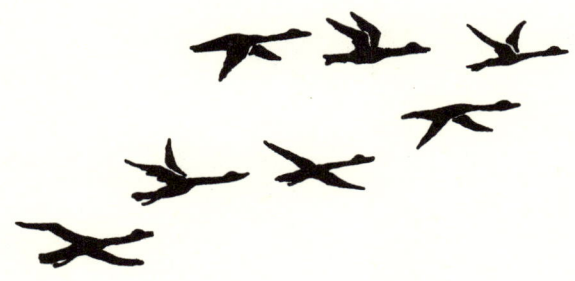

# Großtiere

*Gomukhasana*

Die Kuh

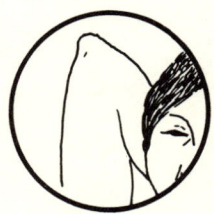

*Simhasana*

Der Löwe

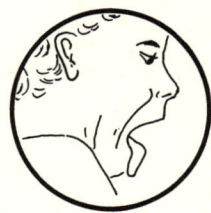

*Go* bedeutet Kuh, und *mukha* heißt Gesicht. Diese Haltung hat Ähnlichkeit mit dem Gesicht einer Kuh. In kniender Stellung legt man das linke Bein über das rechte und verlagert das Körpergewicht so, daß es hinten auf den untergeschlagenen Beinen ruht. Der rechte Arm ist erhoben und im Ellbogen gebeugt, die Hand ist im Rücken nach unten ausgestreckt. Den linken Arm bringt man ebenfalls nach hinten auf den Rücken, so daß sich die beiden Hände in Höhe der Schulterblätter umfassen. Man wiederholt die Übung nach der anderen Seite.

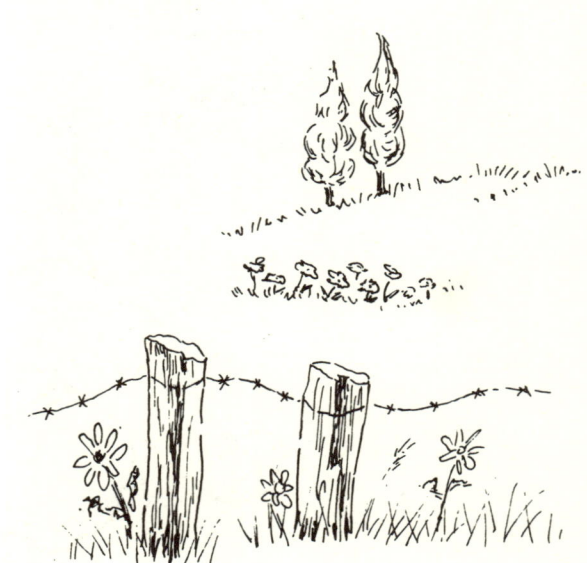

## *Gomukhasana*
## Das Kuhgesicht

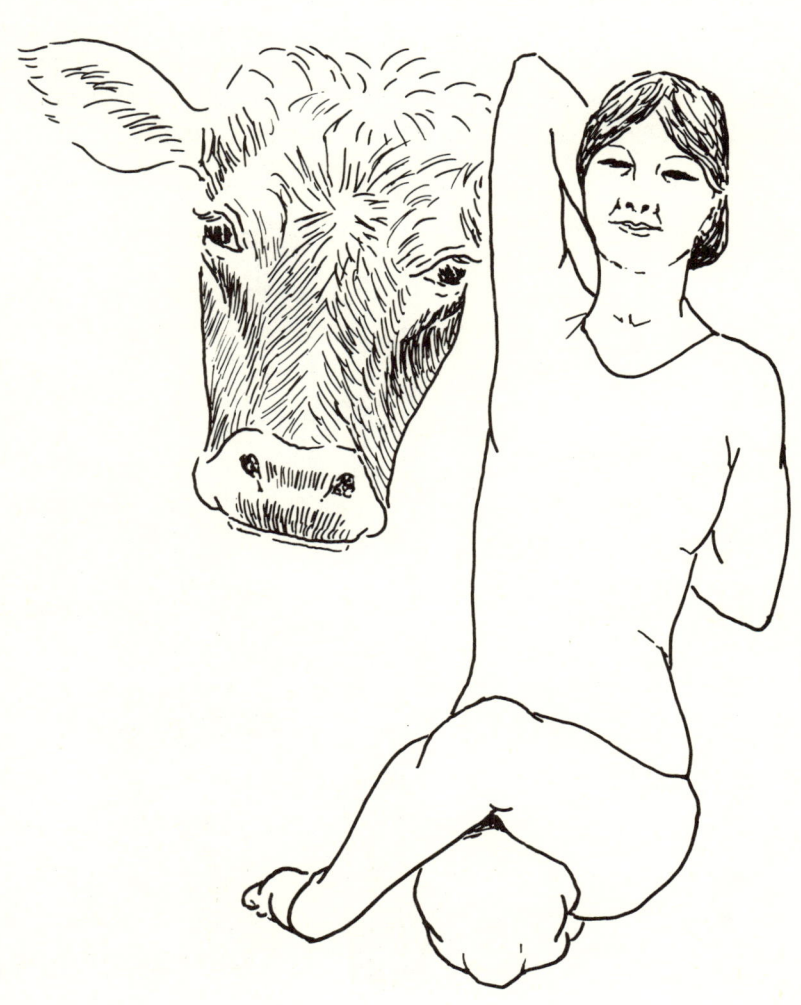

»Offene Ohren sind passive Ohren.«
B. K. S. Iyengar

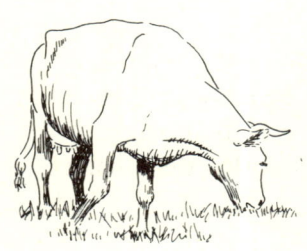

In Indien wird die Kuh als heiliges Tier angesehen. Sie gilt als lebensspendend, sie liefert Milch und Butter, und ihr Dung wird als Brennmaterial zum Kochen verwendet. In manchen Gebieten Indiens gibt es eine Zeremonie, bei der ein Angehöriger einer niederen Kaste in eine höhere Kaste aufsteigen kann, indem er von einer großen goldenen Kuh »geboren« wird.[1] Die Ägypter, in deren spirituellem Leben die Tiere ihres Landes eine große Rolle spielten, verehrten auch eine Kuhgöttin, das ursprüngliche schöpferische weibliche Prinzip. Sie wurde manchmal in Gestalt einer Frau mit dem Kopf einer Kuh dargestellt.

Ramakrishna, der berühmte indische Mystiker und Heilige, verglich die Schüler mit den Kühen: Manche muß man am Schwanz rückwärts in den Tempel ziehen, während andere den Weg selbst finden. Es lohnt sich, einmal über die symbolische Bedeutung nachzudenken, die dieses auch heute noch auf vielen Bauernhöfen anzutreffende Haustier im Verlauf der Jahrhunderte besaß.[2]

Wenn man mit der Übung dieser Asana beginnt, spürt man die Anspannung in den Beinen, besonders in den Fußknöcheln. Dabei werden die Schulterblätter gelockert, und die im Rücken verschlungenen Hände bewirken, daß sich der Brustkorb öffnet. Es kann Schwierigkeiten bereiten, Rücken, Hals und Kopf aufrecht und gerade zu halten, und bei manchen wird ein Reiz im Bereich des Magens spürbar, der aber verschwindet, sobald man die Übung besser beherrscht.

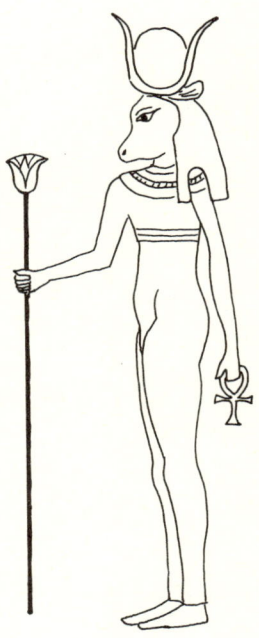

## Gomukhasana – Die Kuhgesichtstellung

Heilig, lebensspendend, Milch und Butter, Dung, die goldene Kuh, Kuhgöttin, das schöpferische weibliche Prinzip, am Schwanz ziehen, rückwärts in den Tempel, Anspannung, Fußknöchel, Lockern der Schulterblätter, Öffnen des Brustkorbs, Reiz, halten, umfassen, zwingen.

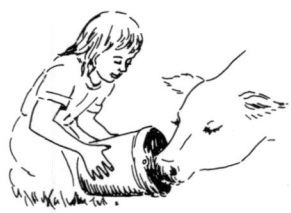

Die Kuh vermittelt den Eindruck einer ungeheuren Schwere, Kraft und Muskelmasse, ohne daß sie die Anmut eines Vollblutpferdes hätte, das leicht ebensoviel Gewicht auf die Waage bringt, aber andere Proportionen besitzt. Doch wenn die Kuh auch eine ganz gewaltige Kraft entwickeln kann, so darf jedes Kind ohne Angst zu ihr hingehen und sie streicheln.

Kraft ist auch erforderlich, um diese schwierige Stellung auszuführen, doch sobald man die Übung vollkommen beherrscht, entsteht ein Gefühl großer Ruhe und Gelassenheit. Die Empfindung der Weichheit oder Sanftheit, ja sogar einer gewissen Fügsamkeit, verbunden mit einer gleichzeitigen Einengung durch diese Körperstellung ist etwas ganz Ungewöhnliches und führt dazu, daß wir auf einmal Schwächen aller Art wahrnehmen. Es entsteht das Gefühl, »eine dumme Kuh« oder »stur wie ein Ochse« zu sein. Wir fühlen uns einfach unbehaglich. Am liebsten möchte man sich nur noch auf eine Wiese legen und mit der Zufriedenheit einer Kuh das Futter wiederkäuen.

Die Kuh hat einen besonders kompliziert gebauten Magen, der aus vier Abschnitten besteht. Sie kann bei einer Fütterung ganz beträchtliche Mengen Heu und Stroh fressen. Nach einer gewissen Zeit wird die grobkörnige Substanz aus dem Vormagen wieder in die Mundhöhle befördert, mit Speichel versetzt und zu einer weicheren Masse gekaut. In diesem Vorgang liegt eine gewisse Ähnlichkeit mit der Situation des Schülers, der die aufgenommene spirituelle Information und die erhaltenen Anweisungen immer wieder »durchkauen« muß, damit er sie verdauen und die darin enthaltene Nahrung aufnehmen kann.

Die meisten Menschen haben Schwierigkeiten, einen Zusammenhang zwischen Gomukhasana und dem Gesicht einer Kuh herzustellen, wie es dem Namen der Übung nach möglich sein sollte. Die Kuh ist aber ein Tier mit vielfältigen Charaktereigenschaften und Merk-

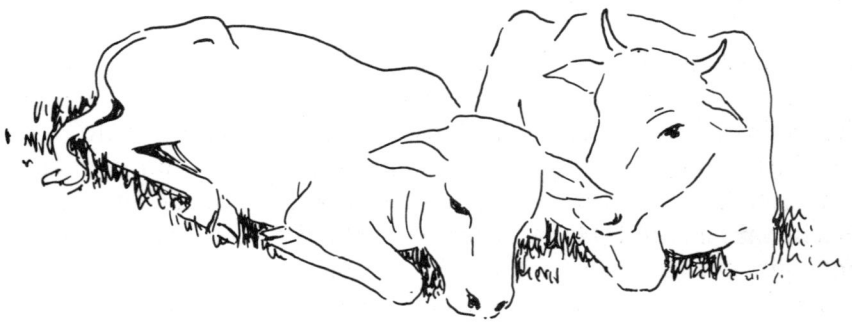

malen, die in zahlreichen Kulturen eine wichtige Rolle spielten, und auch die Asana ist von großem Nutzen, deshalb sollte man ihr unbedingt einen Platz einräumen.

In alten Zeiten stellte das Vieh den Reichtum der Könige dar und war wichtiger für die Verteidigung als die Krieger und die Waffen. Das Vieh galt als so wertvoll, daß ein König seinen erzürnten Nachbarn zu versöhnen vermochte, wenn er ihm seine Tochter zusammen mit einigen hundert Rindern gab.

Die Bedeutung dieses Tieres zeigt sich auch in den Legenden und Sprichwörtern vieler Länder. Angelo de Gubernatis hat eine Anzahl dieser Geschichten gesammelt, die zeigen, daß man den nährenden Eigenschaften der Kuh und ihrem Verhältnis zu Sonne, Mond und Himmel große Bedeutung beimaß. Aber auch die Reinheit des von der Kuh stammenden Nahrungsmittels erregte schon früh die Aufmerksamkeit der Menschen, denn es erschien ihnen nicht selbstverständlich, daß man von Kühen jeder Farbe, selbst von roten oder schwarzen, stets weiße Milch bekommt. Gubernatis zitiert auch einige lustige Redensarten, etwa das Wort, daß man die Stalltür erst verschließt, wenn die Kuh bereits gestohlen wurde, oder die Bemerkung, daß die Kuh nicht weiß, was ihr Schwanz wert ist, ehe sie ihn verliert.[3] Die Beispiele für die Bedeutung eines Symbols, das wir auch in anderen Kulturen finden, machen uns immer wieder deutlich, daß wir als menschliche Rasse alle zusammen eine Einheit sind.

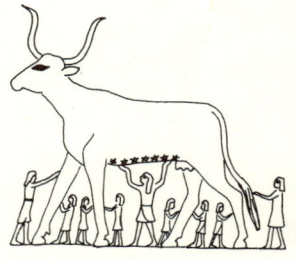

Die ägyptische Himmelsgöttin Nut in Gestalt der heiligen Kuh

## Gomukhasana: Die Kuhgesichtstellung

Gewicht, Kraft, Muskelmasse, ohne Anmut, Schwierigkeit, Gelassenheit, Weichheit, Fügsamkeit, Einengung, Schwäche, »dumme Kuh«, »sturer Ochse«, unbehaglich, Zufriedenheit, Verdauung, wiederkäuen, die Nahrung aufnehmen, Nutzen, Reichtum, Sonne, Mond, Himmel, Reinheit, die Stalltür schließen, den Schwanz verlieren.

Die Kuh ist ein heiliges Tier, weil sie ein Ursymbol der Mutterschaft ist, die die Schöpfung am Leben erhält. Die Erschaffung der menschlichen Rasse hat den Geist der Menschen in aller Welt beschäftigt. In den *Upanishaden* heißt es, daß Atman sich in einen Mann und eine Frau geteilt hat; sie wurde eine Kuh, er wurde ein Stier. Sie zeugten Nachkommen, und das wiederum sind alle die Tiere, die es auf der Erde gibt.[4] Von dieser Kuh, der Mutter der Schöpfung, stammt die Milch der göttlichen Weisheit, von der der Schüler auf dem geistigen

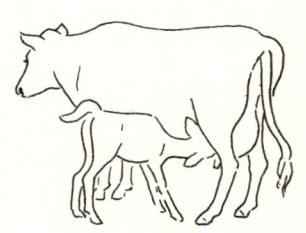

Weg gespeist wird. In der Poesie Indiens finden wir das Bild von kuhähnlichen Wolken, aus denen es nahrhafte Milch und andere Speisen regnet, die ganz besonders denen zugute kommen, die in ihrem innersten Wesen nach der Milch der göttlichen Weisheit suchen, um die niederen Emotionen in reine Gefühle zu verwandeln.

### Reflexion: Das Kuhgesicht

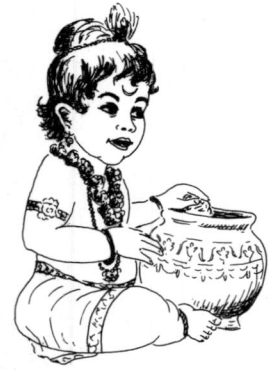

Krishna, der göttliche Kuhhirte, hat der ganzen Menschheit eine überaus ermutigende Botschaft hinterlassen. Als er noch der kleine Junge Gopal war (dieser Name heißt soviel wie »Beschützer der Kühe«), wurde er von den Gopis und von seiner Mutter Yashoda beschuldigt, Butter zu stehlen.

Es sind schon viele Abhandlungen darüber geschrieben worden, ob Krishna selbst überhaupt ein Butterdieb sein kann. Aber nehmen nicht auch die Menschen den Bienen ihren Honig, nehmen sie nicht die Fruchtkerne aus den Nüssen und die Samen des Getreides? Alles, was wir essen, ist Leben in irgendeiner Form. Wenn wir dem Höchsten dienen und von Nutzen sein wollen, dann müssen wir unseren Körper ernähren. Aber wir dürfen nur soviel nehmen, wie wir wirklich brauchen. Dazu gibt uns Krishna durch sein eigenes Beispiel die Erlaubnis.

Nahrung gibt es in vielerlei Formen. Zuerst meldet sich der Körper, denn wenn der Mensch hungrig ist, wenn er friert und kein Zuhause hat, dann wird er kaum geneigt sein, sich dem Gebet und der Meditation zu widmen und ein Gefühl der Dankbarkeit zu ent-

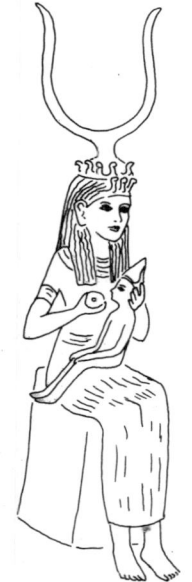

Isis-Hathor säugt Horus

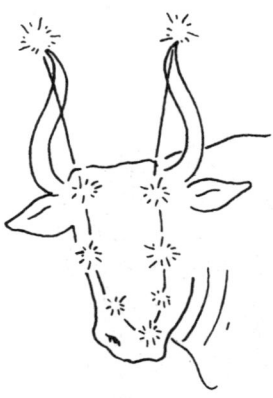

Sternbild Stier

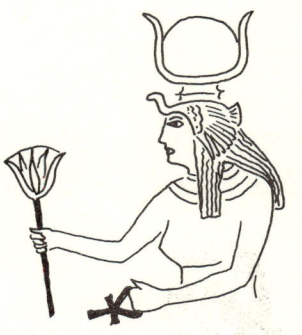

wickeln, daß ihm sein Körper geschenkt wurde. Wenn aber der Körper versorgt ist und das Herz von geläuterten Emotionen und der Geist von frommen Gedanken gespeist wird, dann verwandelt sich alles, was wir an Nahrung zu uns nehmen, in die Milch der göttlichen Weisheit.

Im Normalfall ist für ein Neugeborenes die Nahrung sofort verfügbar. Alle, die sich dazu verpflichtet haben, die Sache der göttlichen Mutter zu vertreten, haben damit auch die Verantwortung übernommen, Nahrung für die Suchenden bereitzuhalten. Führung und Unterweisung findet man in den heiligen Schriften vieler Kulturen. So könnte man beispielsweise die vier Veden in Beziehung zur Kuh setzen, die ebenfalls auf vier Beinen steht.[5] Auch die Veden sind jederzeit imstande, das spirituelle Kind zu ernähren. Sie halten für jede Stufe seiner Entwicklung das Nötige bereit.

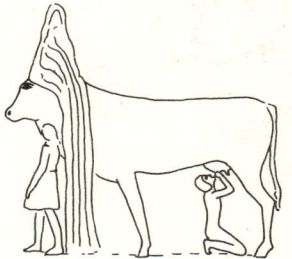

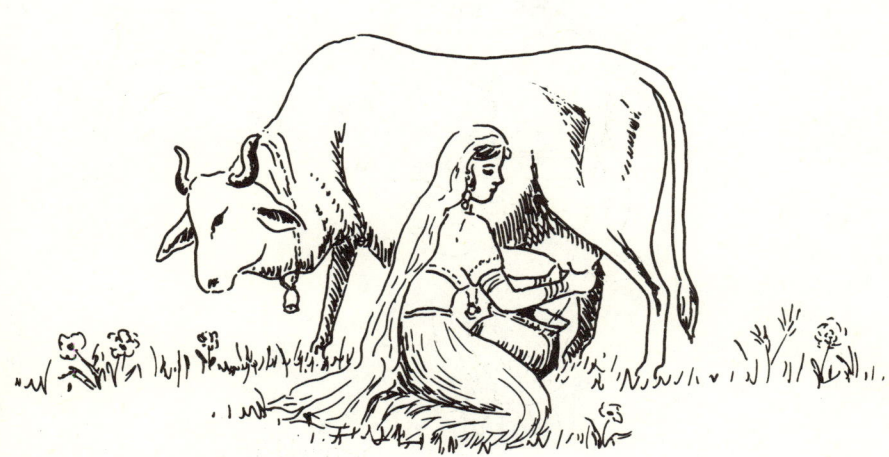

*Simha* heißt Löwe. Diese Stellung hat Ähnlichkeit mit einem brüllenden Löwen. Der rechte Fuß befindet sich unter dem linken Gesäß, und der linke Fuß unter dem rechten Gesäß. Das Gewicht ist nach vorn auf die Knie verlagert, die Arme sind gestreckt, die Handflächen werden gegen die Knie gedrückt. (Bei einer Variante dieser Übung nimmt man die Stellung Padmasana ein und legt das Gewicht nach vorn auf die Hände, die sich auf dem Boden abstützen.) Der Kiefer ist weit geöffnet, die Zunge zum Kinn hin ausgestreckt. Man stößt den Atem bei weit offenem Mund kraftvoll aus.

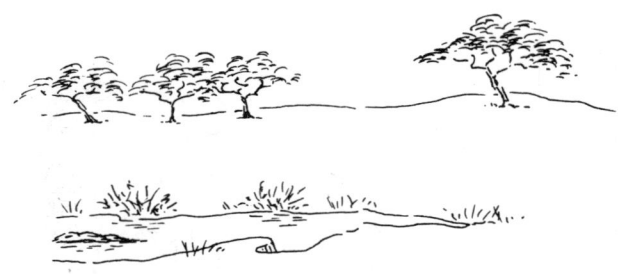

## *Simhasana*
### Der Löwe

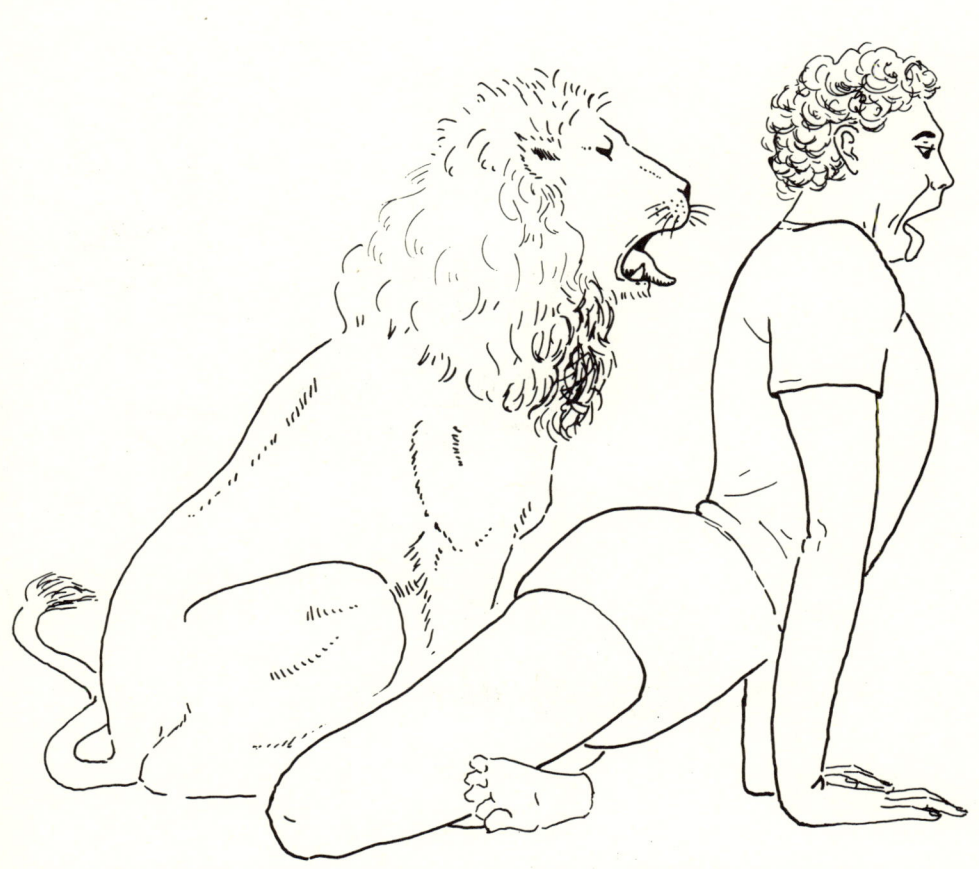

Wenn du nicht zur freiwilligen Hingabe an den Guru bereit bist, zumindest während der Zeit des Lernens, dann gib auf. Tust du es nicht, dann ist das Ego für diesen Stolz verantwortlich.«

B. K. S. Iyengar

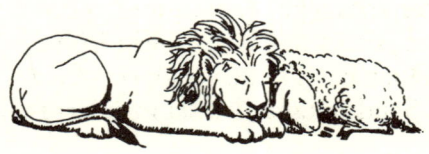

In Indien ist der Löwe das Symbol höchster königlicher Kraft und Majestät. Es gibt einen Ausdruck, der soviel wie »Löwe der Menschen« bedeutet und dem Wort König entspricht. Dem liegt die Vorstellung zugrunde, daß der König stets der Beste ist. Der Löwe, der König der Tiere, wurde auch in Griechenland als Symbol gebraucht. Hier wurde der König als »Löwe« bezeichnet. Andere europäische Königshäuser haben den Löwen als Zeichen ihrer Macht im Wappen. Dem Löwen wird auch ein leidenschaftlicher Stolz zugeschrieben.

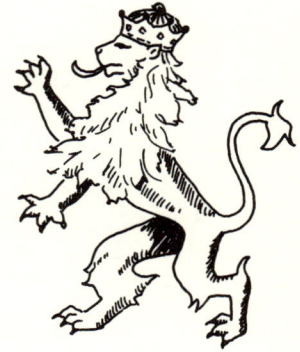

Eine der faszinierendsten bildlichen Darstellungen des Löwen ist die Sphinx von Gizeh, die bei den Ägyptern ein Symbol für den Sonnengott Ra-Temu-Khepera-Herukhuti war. Niemand weiß, wann diese ungewöhnliche Figur entstanden ist. Sie war dazu bestimmt, als kolossale Wohnstätte für den Geist des Sonnengottes zu dienen, von dem man sich Schutz für die Toten und ihre Gräber erhoffte.[1] Die Sphinx besitzt einen Löwenleib und ein menschliches Haupt. Sollte damit die Macht und Stärke betont werden, worauf der kraftvolle Körper des Löwen hinweist? Oder eher Wissen und Erkenntnis, wie es der menschliche Kopf mit seiner Fähigkeit, Schlußfolgerungen zu ziehen, andeutet? Es gibt viele Theorien, die von manchen Wissenschaftlern lediglich als persönliche Ansichten oder, noch schlimmer, als bloße Phantasiegebilde betrachtet werden. Wenn man jedoch nur Symbol und Metapher sprechen läßt, dann kommt man dem Verständnis der Bedeutung der Sphinx schon näher. Auch bei den Griechen gab es die Sphinx. Diese Figur besaß Flügel und hatte Kopf und Brust einer Frau.

In den Ländern Nordafrikas, besonders in Ägypten, hielt man den Löwen auch als Haustier. In dieser Funktion diente er natürlich als wirksamer Schutz, denn unerwünschte Besucher wurden durch die Gegenwart des zahmen Löwen in respektvoller Entfernung gehalten. Heute gilt bei den Wildhütern in Afrika das Wort: »Ein Löwe, den man sieht, ist nicht gefährlich.« Doch das Tier, das sich versteckt hält und durch Gräser, Steine und Sand getarnt ist, kann überraschend angreifen.

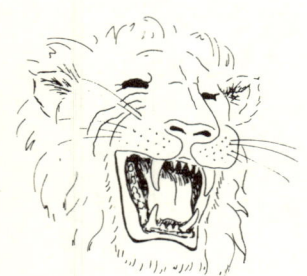

Diese Stellung verhilft dazu, die Kraft in sich selbst wahrzunehmen, auch wenn sie getarnt oder maskiert ist, und die Gefahr zu erkennen, die es bedeutet, wenn man vorgibt, ein Lamm zu sein, während im Innern ein wilder Löwe brüllt. Nur wenige Menschen können wirklich sanft sein. Es kommt manchmal vor, daß jemand ein Baby oder ein kleines Tier streichelt und liebkost, und dabei unbewußt einen anderen Teil des Körpers, etwa die Zähne, fest zusammenpreßt, um die Energie aus den Händen in eine andere Richtung zu lenken, weil sich die Hand sonst in eine schwere Waffe verwandeln könnte. Die Eltern sind für ihre Kinder mächtige Götter, aber oft müssen sie ihre wahre Macht und Kraft verstecken, damit sich überhaupt eine gegenseitige Beziehung entwickeln kann. Der Ausdruck dieser Macht ist oft kaum wahrzunehmen, denn derartige Kräfte pflegen sich meist sehr subtil zu äußern.

Simhasana ist die einzige Asana, bei der ein Ton erzeugt wird. Im Gebrüll des Löwen drückt sich Wildheit und Kraft aus, Lunge und Kehle werden von all den unterdrückten Worten und Tränen befreit, die so viele Menschen zurückhalten und nicht zu äußern wagen.

## Simhasana: Die Löwenstellung

*Majestät, König der Tiere, Stolz, Sphinx, Sonnengott, Erkenntnis, Stärke, Flügel, Schutz, unerwünschte Besucher, das Sichtbare, Tarnung, überraschender Angriff, maskiert, Lamm, sanft, Wildheit, anspannen, zusammenpressen, schwere Waffe, Macht, subtil, Gebrüll, unterdrückte Worte, zurückgehaltene Tränen.*

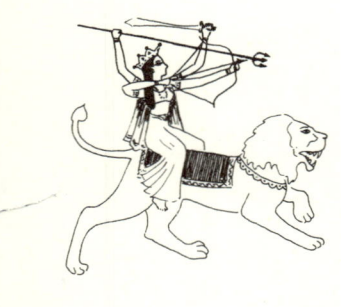

Das Leben und das Schicksal scheinen eine Macht über uns zu haben, die sich zumeist unserer Kontrolle entzieht. Im Osten wird diese Macht durch die göttliche Mutter in ihrem Aspekt als Durga, die auf einem Löwen reitet, symbolisiert.[2] Sie ist die einzige Göttin, die keinen männlichen Gefährten hat. (Zu Parvati gehört Shiva, zu Radha gehört Krishna ...) Kali, ein Aspekt der Durga, ist so mächtig, daß sie niemanden gefunden hat, der ihr ebenbürtig ist. In ihrem Aspekt als Kali läßt die göttliche Mutter neues Leben entstehen und zerstört das alte. Diese Zerstörung ist symbolisch für ihre allesverzehrende Macht und Stärke.

Im Orient ist der Herrscherthron oft so gebaut, daß die Figur eines Löwen als Rückenlehne dient, seine Tatzen stellen die Beine dar. Der Thron Buddhas wurde als Löwenthron bezeichnet. Als Siddharta war er in einer königlichen Familie geboren, deren Kennzeichen der

Löwe war. Nachdem er zum Buddha geworden war, nannte man ihn den »allwissenden Löwen der Sakyas«. In der alten Welt sollten handgeschnitzte und mit Löwenköpfen und Löwentatzen verzierte Möbel den Eindruck von Wohlhabenheit und Macht vermitteln und jeden Widerspruch von vornherein ausschließen.

Wenn man das Wort Löwe hört, dann denkt der eine vielleicht an Afrika, an die Seen, an die Hitze, an die Steppen und Savannen. Andere wieder sehen vor ihrem geistigen Auge einen Löwen, der angreift und tötet.

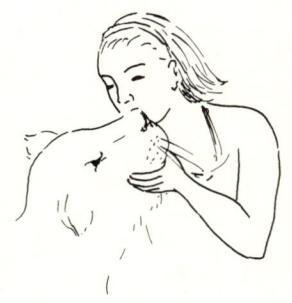

Wer die Bücher über die Löwin Elsa und ihre Jungen kennt, hat sicher ein besonderes Gefühl für die Löwen und ihre Kraft und Schnelligkeit entwickelt. Doch vielleicht erinnert sich der Leser auch daran, daß Joy Adamson davon berichtet, wie die Löwin zu ihr kam und an ihrem Daumen lutschte, wenn sie in Spannung und nervös war. Daß ein so starkes Tier derart trostbedürftig sein kann!

Nach unserer Vorstellung sind Grausamkeit, Wildheit und Mut die charakteristischen Merkmale des Löwen. Dabei greift ein Löwe niemals direkt an, er nähert sich vielmehr von hinten. Er jagt das Beutetier, springt es an, wirft es zu Boden, schlägt die Krallen in sein Opfer und tötet es schließlich.

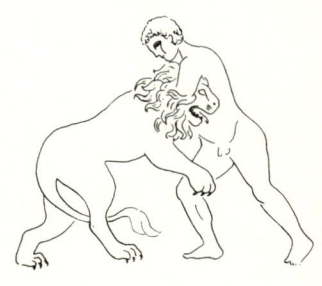

Die Natur ist allen Lebewesen gegenüber hart. In vielen Bereichen müssen auch wir Menschen immer wieder wie die Löwen kämpfen, um unsere Existenz und unser Überleben zu sichern. In den dunkelsten Augenblicken hat man manchmal das Gefühl, den Löwen zum Fraß vorgeworfen zu werden, so wie das mit den ersten Christen geschehen ist.

Im Geschäftsleben, wenn es um Geld geht, zeigen sich die Menschen oft von einer grimmigen Entschlossenheit, die an einen wilden Löwen erinnert. Doch sie müssen dabei auch das Herz eines Löwen besitzen und Mut zum Risiko beweisen. Man sagt oft, daß die Reichen den »Löwenanteil«, also den größten Teil aller Güter, erhalten haben. Es scheint, als ob ihnen fast alles im Leben buchstäblich auf einem goldenen Tablett serviert wird; dabei ist ihre Zahl im Verhältnis zur Gesamtbevölkerung so gering, daß man noch nicht einmal von einem Prozent sprechen kann. Doch auch diese reichen Menschen haben keine Garantie, daß ihnen der Besitz erhalten bleibt. Was man sich nicht erarbeitet hat, was man nicht selbst verdient hat, das geht manchmal durch Unachtsamkeit wieder verloren, manchmal wird es sogar leichtfertig weggeworfen. Die meisten von uns müssen den schweren Weg gehen und sich von Anfang an ihren Besitz hart erarbeiten.

Der Löwe ist der König der Tiere. Das weckt die Vorstellung, daß ein Tier dieser Art ein leichtes Leben hat und sich gewiß nicht allzu sehr anzustrengen braucht. Auf den männlichen Löwen trifft das zweifellos zu. Es ist nämlich die Löwin, die jagt, doch der Löwe frißt zuerst; erst danach ist das weibliche Tier an der Reihe, und was übrigbleibt, bekommen die Jungen. Das weist darauf hin, daß das Interesse am Nachwuchs nicht besonders groß ist. Der Instinkt scheint den Jungtieren jedoch zu sagen, wie sie sich zu verhalten haben. Doch wenn die kleinen Löwen hungrig sind und versuchen, ans Futter zu kommen, werden sie oft mit einem heftigen Schlag auf ihren Platz verwiesen. Es kann sogar vorkommen, daß sie ein solcher Schlag tötet. Auf der anderen Seite teilen sich die Löwinnen eines Rudels die Pflichten bei der Aufzucht der Jungen. Selbst beim Paarungsritual gibt die Löwin das Signal und der männliche Löwe reagiert darauf.

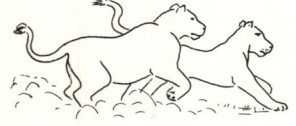

Diese Großkatzen haben in ihren Bewegungen und in ihren Jagdinstinkten Ähnlichkeit mit unseren Hauskatzen. Beide können ihre Krallen einziehen, um schneller vorwärtszukommen, und sie blitzschnell wieder ausstrecken, um ihre Beute zu packen. Katzen haben ihren eigenen Charakter und ihren eigenen Willen. Sie sind sehr schwer zu dressieren. Löwenbändiger beobachten die Tiere von klein auf und treffen sorgsam ihre Wahl. Manchmal arbeiten sie auch mit älteren Löwen, die nicht mehr jagen und froh sind, daß sie ihr Futter bekommen.

Die Löwenstellung weist auf einige wichtige Charaktermerkmale des Menschen hin. Seine Bewegungen können katzenhaft sein: geschmeidig, schleichend und verstohlen. Psychologisch kann ein Mensch eigenwillig oder »falsch wie eine Katze« sein und andere heimtückisch von hinten angreifen. Doch auch die Kraft und die Intelligenz des Löwen machen sich oft bemerkbar.

Beschäftigen Sie sich mit diesen Gedanken, während Sie die Asana ausführen.

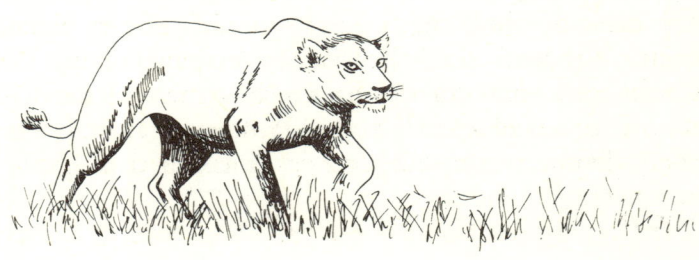

## Simhasana: Die Löwenstellung

Göttliche Mutter, Durga, Kali, neues Leben und Zerstörung, der Thron Buddhas, Afrika, angreifen und töten, Schnelligkeit, Spannung, nervös, am Daumen lutschen, Grausamkeit, Mut, Überleben, verschlungen werden, wild, das Herz eines Löwen, »Löwenanteil«, jagen, leichtfertig, Instinkte, Paarungsritual, Signal, eigener Wille, geschmeidig, schleichend und verstohlen, katzenhaft, heimtückisch, von hinten angreifen.

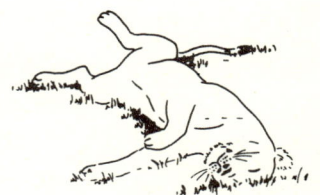

Trotz ihrer Kraft stoßen auch die Löwen an Grenzen. Sie spurten kürzere Strecken sehr schnell, doch dem Tier, das über lange Strecken mit hoher Geschwindigkeit laufen kann, ist es möglich, einen Löwen abzuschütteln. Um wieder zu Kräften zu kommen, braucht der Löwe lange Ruhezeiten. Im Grunde genommen ruhen oder schlafen diese Tiere immer, wenn sie nicht gerade jagen. Die Forschungsarbeiten mit Löwen haben gezeigt, daß es den Beutetieren nicht unmöglich ist, sich zu verteidigen.[3] Ein Huftier beispielsweise kann nach dem Kiefer der Löwin schlagen und ihn brechen. Sie muß dann verhungern, denn sie kann nicht mehr fressen, sie kann nicht mehr jagen, sie ist am Ende, die Beute entkommt. Wenn der Mensch eine starke Position im Leben erreicht hat, dann ist er versucht, sich allein auf seine Macht zu verlassen. Aber in unserem Leben dauert nichts ewig, alles ist ständig in Veränderung begriffen. Es hat den Anschein, als ob wir stets auf der Hut sein müßten, um für jede Situation gewappnet zu sein.

Simha heißt Löwe, und diese Asana ist Narasimha gewidmet, das ist Vishnu in Gestalt eines löwenköpfigen Menschen. In der christlichen Ikonographie wird der Evangelist Markus als geflügelter Löwe mit einem Glorienschein und einem Buch dargestellt. Das weist auf alle die Fähigkeiten und Kräfte hin, die man überhaupt glaubt erwerben zu können. Der Glorienschein ist das Sinnbild der Heiligkeit, und der Löwe selbst symbolisiert die Kraft und Stärke, die auf dem Buch der Weisheit beruht. Dieses Buch verkörpert eine Botschaft, die die gleiche Kraft besitzt wie der Löwe. Doch es ist darüber hinaus heilig und vermag sich auf Flügeln fortzubewegen.

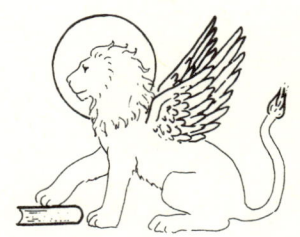

Alle diese Symbole sagen uns etwas über unsere eigene Vergangenheit. Wir sind die Erben dieser Vergangenheit. Wir denken vielleicht, daß wir keinerlei Erinnerung mehr daran haben, doch wenn wir die Gedanken aus dem Unbewußten aufsteigen lassen, werden wir überrascht sein über das, was sich da zeigt.

## Reflexionen: Der Löwe

Der Löwe ist zweifellos ein eindringliches Symbol. In Ostia wurde eine faszinierende Statue gefunden, die im Jahre 190 n. Chr. von einem Griechen namens Herakles und dessen Söhnen geopfert wurde. Bei dieser Mithras-Kronos-Statue handelt es sich um einen völlig nackten Mann mit einem Löwenkopf. Er ist mit allen Kräften ausgestattet, die man sich vorstellen kann. Am Sockel der Statue befinden sich ein Hahn, ein Kieferzapfen, ein Hammer und eine Zange. Um seinen Körper windet sich sechsmal eine Schlange, deren Kopf wie eine Krone auf dem Löwenhaupt ruht. Diese unglaubliche Figur besitzt auch zwei Paar Flügel und hält Schlüssel und Zepter in den Händen. Auf ihrer Brust ist ein Donnerkeil eingegraben.[4]

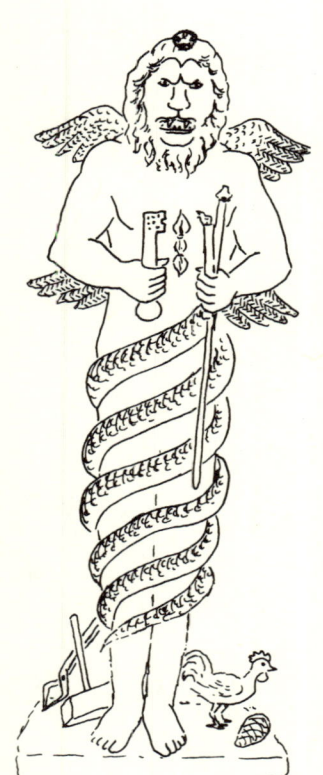

Über diese Statue ist nur wenig bekannt. Ihre Symbolik ist außerordentlich interessant. Allein die Anzahl und Art dieser Symbole mit ihrer allgemeinen Bedeutung ist faszinierend. Schon seit uralten Zeiten brachte man die große Kraft des Löwen mit der Königswürde in Verbindung, und es erscheint verlockend, die sechs Windungen der Schlange als die Schlangenkraft der Kundalini zu deuten, vor allem auch deshalb, weil der Kopf der Schlange auf dem Haupt des Löwenmenschen liegt. Bei dieser Interpretation weist alles auf Wissen und Erkenntnis der höchsten Stufe hin. Das ist gewiß keine Übertreibung, wenn man noch die vorhandenen Flügel berücksichtigt. Ein Geschöpf, das Flügel besitzt, kann sich über die Erde hinaus bewegen. Kraftvolle Gedanken haben Flügel. Das doppelte Flügelpaar könnte sogar auf die Fähigkeit der Bilokation hinweisen, also auf die Möglichkeit, gleichzeitig an zwei Orten anwesend zu sein.

Die Bekräftigung einer solchen Theorie geben Schlüssel und Zepter, beides Symbole für Macht und Ansehen, ebenso wie der Donnerkeil auf der Brust. Außer dem Kieferzapfen, dem Hammer und der Zange stützen alle vorhandenen Symbole diese Idee.

Der Zapfen enthält die Samen für die Vermehrung des Baumes, aber auch die Nahrung für kleinere Tiere. Der Hammer bedeutet, immer wieder auf einen bestimmten Punkt einzuschlagen, jemandem etwas einzuhämmern, ihm etwas zum Bewußtsein zu bringen, bis er es versteht, Dinge zusammenzufügen. Mit einer Zange kann man brennendes Holz oder Kohlenglut aufnehmen und transportieren, ohne sich zu verbrennen. Das kann ein Hinweis darauf sein, daß schwelende Feuer gefährlich sind und entfernt werden müssen. Eine Gestalt, die mit soviel Macht und Ansehen ausgestattet ist, zieht auch Gegenkräfte an. Das Licht gibt es nicht ohne die Dunkelheit.

Dieses Bildnis sagt uns, daß wir klug wie die Schlange, stark wie der Löwe, praktisch wie Hammer und Zange, und wachsam wie der Hahn sein sollen, und daß wir den Schlüssel des Wissens und der Erkenntnis benutzen müssen, um uns Autorität zu verschaffen. Doch wir können uns auch mit Hilfe der Flügel erheben und im Einklang mit dem Schicksal wie ein Vogel dahingleiten, der sich die Windströmungen zunutze macht. Osten und Westen scheinen in dieser Statue zusammenzutreffen, um all den Menschen eine Botschaft zu vermitteln, die eine Ahnung davon haben, daß ihre Möglichkeiten durch kluges Handeln besser genutzt und alle Widerstände wie die letzte Glut eines schwelenden Feuers entfernt werden können. Der Same der Weisheit und Erkenntnis steht jedem zu Gebote, der danach sucht. Das Wissen wird vom Lehrer stets im Verhältnis zum aufrichtigen Bemühen des Suchenden angeboten. Der Löwe ist ein Sonnensymbol, die Sonne wiederum ist das Symbol der höchsten Weisheit und eines Bewußtseins, das alle Erwartungen übersteigt und schließlich zum Licht führt, das dieser Weisheit innewohnt. Es verwandelt sich dadurch in eine ungeheure Kraft, vergleichbar nur mit der Kraft eines Atoms, das über alle Fesseln und Beschränkungen hinweg freigesetzt wird.

Für den Schüler ist die Löwenstellung das Symbol, daß er danach strebt, über alle Charakterzüge in seinem Innern zu herrschen, so wie der Löwe über alle Tiere herrscht.[5] Wenn er die Worte der Weisheit vernimmt, finden sie Widerhall in seinem Innern wie das Brüllen eines Löwen und wecken den Schlafwandler.[6] Wenn er den Blick fest auf das Licht richtet, dann wird dieses Licht über die Dunkelheit seiner Unwissenheit siegen.

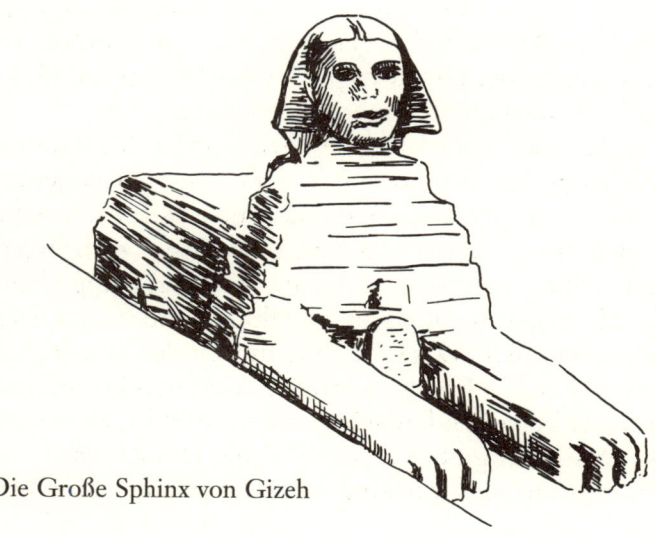

Die Große Sphinx von Gizeh

*Shavasana*

Die Totenstellung

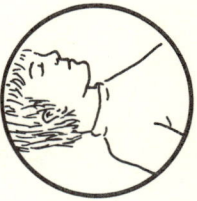

# Totenstellung

*Shava* heißt Leichnam. Bei dieser Übung liegt der Körper mit dem Gesicht nach oben auf dem Boden und ist vollkommen entspannt, während der Geist lebendig ist. Die Augen sind geschlossen, die Arme sind zu beiden Seiten mit den Handflächen nach oben ausgestreckt. Der Körper verharrt regungslos wie ein Leichnam.

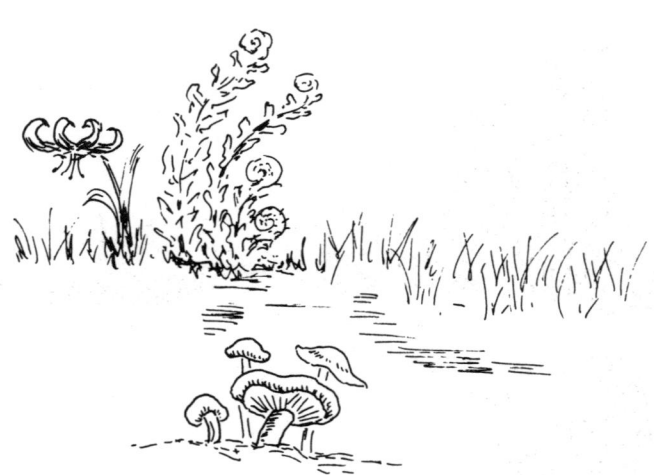

## *Shavasana*
# Die Totenstellung

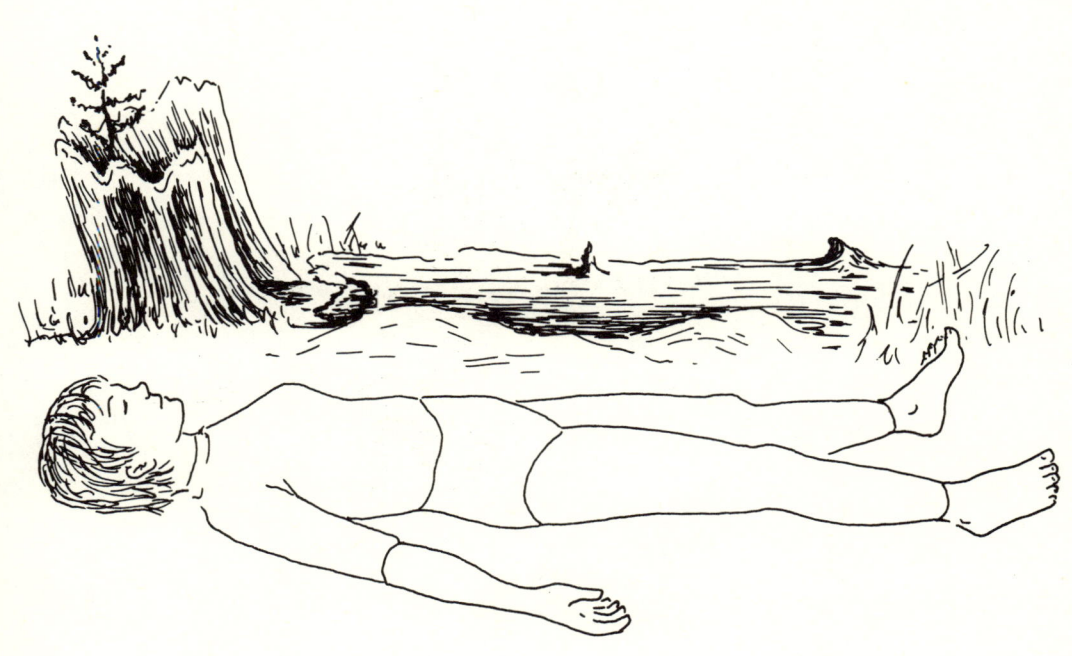

»Das beste Anzeichen für eine gute Shavasana ist das Gefühl tiefen Friedens und reiner Seligkeit. Shavasana ist die achtsame Hingabe des Ego. Indem man sich selbst vergißt, entdeckt man sich selbst.«  
B. K. S. Iyengar

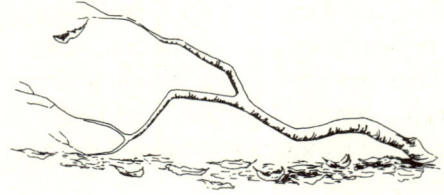

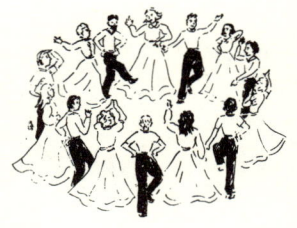

Wenn der Schüler bis zu dieser Stelle vorgedrungen ist, wird er durch die Übung der Asanas erkannt haben, welche wichtige Rolle Abhängigkeit, Wechselwirkungen und gegenseitige Beeinflussung spielen. Abhängigkeit und Bindung sind die beiden großen Hindernisse, die der Freiheit im Wege stehen. Dennoch gibt es zu keinem Zeitpunkt unseres Lebens eine völlige Unabhängigkeit; es besteht immer eine wechselseitige Abhängigkeit zwischen uns und anderen Menschen und zwischen der inneren und der äußeren Welt. Im Prozeß der Bewußtwerdung treten diese Wechselwirkungen ganz deutlich zutage. Eine Selbstanalyse kann uns davor bewahren, daß wir uns selbst Schmerzen zufügen.

Besonders die nach Tieren benannten Asanas zeigen, daß der Mensch zu keiner Zeit von der Schöpfung losgelöst ist. Es gibt kein »niederes« Tierreich und kein »höheres« Reich des Menschen, jeder von uns trägt in sich gleichzeitig Vergangenheit, Gegenwart und Zukunft. Mit der symbolischen Bedeutung der Tiere beschäftigen sich die Mythen und Sagen in vielen Teilen der Welt. Alle diese symbolträchtigen Bilder haben einen starken Einfluß auf unser Leben. Indem wir uns ihnen stellen, treten wir dem großen Unbekannten gegenüber. Damit ist eine Wechselwirkung, eine gegenseitige Beeinflussung der vielen Aspekte verbunden, von deren Existenz wir bis dahin überhaupt nichts wußten.

Shavasana, die Totenstellung, führt uns zu den gleichen Fragen, auf die wir schon vorher gestoßen sind. Auch hierbei werden wir mit bedrohlichen Gedanken konfrontiert, die im schlammigen Wasser unseres Geistes treiben. Wir haben Angst, sie an die Oberfläche steigen zu lassen, doch eines Tages werden sie auftauchen, und zwar zu einem Zeitpunkt, wenn uns der Gedanke an den Tod am wenigsten willkommen ist. Die Erkenntnisse, die wir durch die Übung der anderen Asanas bereits gewonnen haben, werden uns helfen, dem Gedanken an den Tod mutig ins Auge zu sehen. Die Realität des Todes erfahren wir, wenn ein Mensch, den wir kennen, stirbt oder dem Tode nah ist. Unsere Abhängigkeit von einem gesunden Körper und Geist wird deutlicher als jemals zuvor.

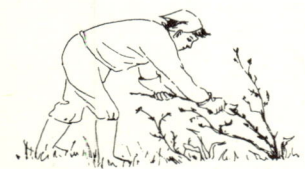

Die Wirkung dieser Asana auf Körper und Geist, auf unsere Fähigkeit zu Entspannung und Hingabe, auf unser Verhältnis zum Tod und sogar zum Geschehen über den Zeitpunkt des Todes hinaus ist ganz unglaublich. Wenn man einen lebenden Leichnam darstellen will, dann muß man zuerst den Sinn des Lebens ergründen. Will man das eigene Leben aktiv gestalten und nicht wie ein Parasit nur von außen daran hängen, dann ist es notwendig, die dynamische Wechselwirkung zwischen Leben und Tod zu erkennen. Man muß beidem gerecht werden und ihre Wechselbeziehungen steuern.

Wie lange hat ein Mensch zu leben? Wer weiß es? Wie steht es mit einem Leben, das noch gar nicht gelebt wurde? Wissen wir das Leben richtig zu würdigen? Was hat es zu bieten? Ist der Tod wirklich der große unbarmherzige Schnitter? Oder ist er der Erlöser, der von allen Schmerzen befreit? Ist der Tod das absolute Ende? Gibt es mehr als ein Leben? Ist der Tod die Ruhezeit zwischen zwei Leben, so wie die Nacht zwischen den Tagen?[1]

In der Stille der Meditation, wenn die Augen geschlossen sind, um alle äußeren Impulse auszuschließen, öffnen wir uns den inneren Kräften, die uns neu beleben und dazu inspirieren, auf dem geistigen Weg weiterzugehen. Doch wir brauchen auch die größeren Perioden der Ruhe und der Dunkelheit, die man im Tod durchläuft, um Sinn und Ziel eines neuen Lebens zu finden und um dem Geist, der wiedergeboren werden und die noch nicht bewältigte Aufgabe fortführen möchte, Gelegenheit zur Entscheidung zu geben. Worin könnte diese Aufgabe bestehen? Vielleicht müssen wir uns dafür entscheiden, am Verlauf unserer eigenen Evolution mitzuwirken, an

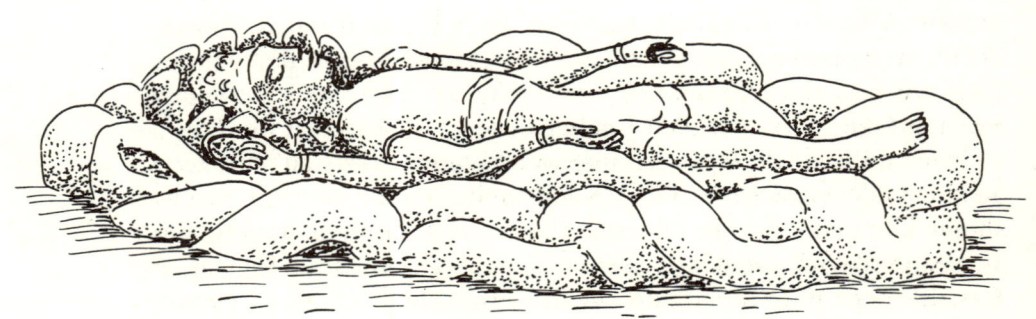

Gott Vishnu schläft auf der Schlange Ananta, die auf dem Urozean treibt. Vishnus Erwachen löst die Schöpfung aus.

der Weiterentwicklung der Intelligenz, der Verstandes- und Bewußtseinskräfte, die Ziel und Zweck aller Menschenwesen ist.

Intelligenz ist wahrscheinlich die interessanteste Eigenschaft des Geistes, auf die man bei der Beschäftigung mit seiner Rolle als geschickter Interpret stößt. Welche Erfahrungen unseres Lebens wurden vom Geist angenommen? Welche hat er zurückgewiesen oder falsch gedeutet? Werden alle unsere Erfahrungen von emotionalen Impulsen überschwemmt? Der Geist hat mit seinem eigenen Charakter zu kämpfen, der manchmal recht zwiespältig und problematisch ist und sich dann wieder als äußerst klug, doch schwer faßbar erweist. Der Geist kann Zensur ausüben oder konkretisieren, auf jeden Fall wird er die Interpretation immer zu seinem Vorteil gestalten. Jeder Mensch lernt in seinem Leben so manche Lektion, anderen weicht er aus oder er erkennt nicht einmal die Lehre, die er aus einer bestimmten Situation ziehen soll. Zu den bequemsten Eigenschaften des menschlichen Geistes gehört die Vergeßlichkeit.

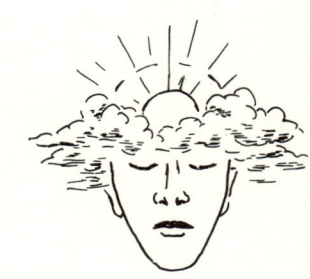

## Shavasana – Die Totenstellung

Das »niedere« Tierreich, das »höhere« Reich des Menschen, das große Unbekannte, Angst, Entspannung, Hingabe, über den Tod hinaus, lebender Leichnam, aktiv gestalten, Parasit, der unbarmherzige Schnitter, von Schmerzen erlösen, mehr als ein Leben, Meditation, neu beleben, Sinn des Lebens, nicht bewältigte Aufgabe, Evolution des Bewußtseins und der Intelligenz, Zensur, konkretisieren, Vergeßlichkeit.

Natürlich wissen wir, daß ein toter Körper keinen Widerstand mehr leistet. Unser ganzes Leben lang wenden wir eine ungeheure Kraft auf, um Widerstand zu leisten. Selbst im Schlaf hält dieser Widerstand an, denn die Träume sind ein Spiegelbild unserer Aktivitäten. Shavasana schenkt uns die Erfahrung eines symbolischen Todes und weist auf die Notwendigkeit hin, wieder neu geboren zu werden.

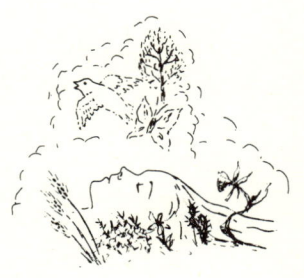

Jeder muß eines Tages sterben, wen braucht man auf diese erschreckende Tatsache noch besonders hinzuweisen? Wir wissen, daß dieser Übergang unsere unausweichliche Bestimmung ist. Wir haben Angst davor, und dennoch spielen wir mit Leben und Tod, als ob uns das persönlich überhaupt nicht berührte. Wie ziehen es vor, nicht an den Totenkopf in der Hand der Devi im Muladharachakra zu denken. Dieses Symbol macht die Notwendigkeit deutlich, daß die alte mental-emotionale Konzeption und die parasitischen Gedanken sterben, daß wir diesen überflüssigen »Plunder« loswerden müssen. Was würde geschehen, wenn wir all den tödlichen Spielereien unseres Geistes ein Ende setzten, die die besten Eigenschaften in uns töten: Loyalität, Moral, Ehrlichkeit? Bringen wir es fertig, alle störenden Aspekte unserer Persönlichkeit abzutöten, die sich maskieren, die betrügen und die in die Irre führen? Ist es möglich, sich ein Leben vorzustellen, das frei ist von den alten vorprogrammierten Reaktionen? Wenn die Antwort »Nein« lautet, dann dürfen wir nicht überrascht sein, daß die Angst alle anderen Gedanken über den Tod verdrängt.

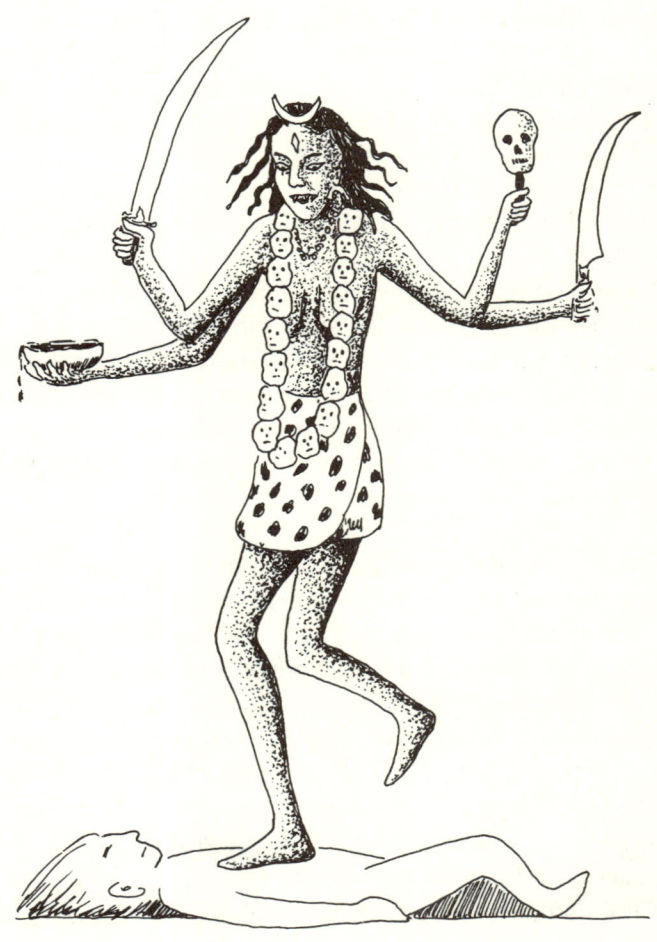

Die indische Göttin Kali, die zerstörerischen negativen Aspekte der Persönlichkeit.

In unserem Leben gibt es eine Unzahl von tödlichen Spielen. Diese tödlichen Spiele sind die Parasiten, die die Lebenskraft untergraben, indem sie trügerische Hoffnung auf Sicherheit wecken. Tödliche Spiele lassen den geheimen Wunsch zum Töten sichtbar werden. Das beginnt schon beim Konkurrenzdenken:

Wettbewerb bedeutet: Gewinnen wollen.
Gewinnen heißt kämpfen.
Kämpfen heißt töten.
Töten heißt gewinnen.

Wieviele Gesichter hat der Tod?
Stellen Sie sich den Tod vor:

Als Teil unserer Kultur.
Als letzte ehrenhafte Handlung.
Als Vermeidung von Ehrlosigkeit.
Als Akt zur Wiederherstellung der Ehre.
Als sittliche Verpflichtung.
Wichtiger als das Leben.
Mit dem Schiff untergehen.
Bin ich der Kapitän meines Schiffes –
im Leben und im Tod?

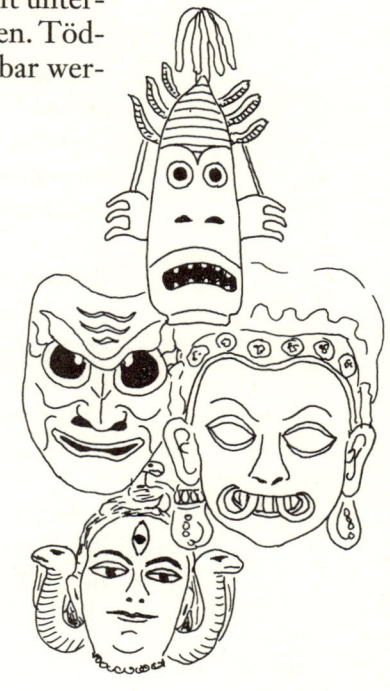

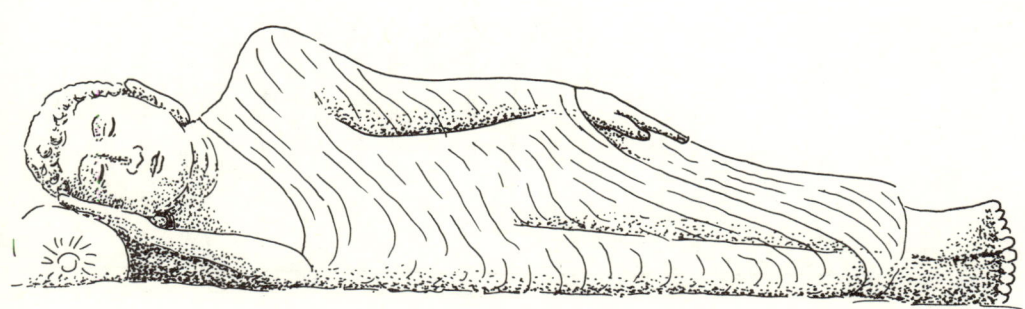

Parinirvana Buddhas
Eine Arbeit aus dem 11. Jahrhundert

Das ganze Leben hindurch zeigen sich kleine, doch bedeutsame Warnsignale, die aber gewöhnlich nicht beachtet werden. Das Nachlassen der physischen Kräfte und des Seh- und Hörvermögens, Unbeweglichkeit und Steifheit in manchen Teilen des Körpers erinnern an unsere Sterblichkeit. Wie nützen wir die Zeit, die uns noch bleibt? Wenn wir nur den grausamsten Tyrannen, das Ego, besiegen könnten, dann wäre unser Leben voller Dynamik.[2] Der heilige Paulus drückte diesen Gedanken mit den Worten aus: »Tag für Tag sterbe ich.« (1. Kor. 15, 31) Wenn man die Forderungen des Ego und seine Begierden überwunden hat, ebbt der Kampf um die Erfüllung der persönlichen Wünsche langsam ab. Das Leben bekommt einen neuen Reiz. Es ist, als wehte ein frischer Wind. Wie die Schildkröte aus ihrem Panzer oder wie der Stachel aus dem Hinterleib des Skorpions, so kommt ein neuer Mensch zum Vorschein, der weiß, wo er im Leben steht: Tadasana.

Bei Shavasana ist die Entspannung der erste Versuch, loszulassen, sich fallenzulassen, sich hinzugeben. Während der Geist dem Strom des Atems folgt, glättet sich langsam die bewegte Oberfläche des tiefen Wassers unseres Geistes. Durch fortgesetztes Üben gelingt es allmählich, die Sinne zurückzuziehen und ruhig zu werden. Leidenschaften, Ichbezogenheit und Selbstüberschätzung kommen für den

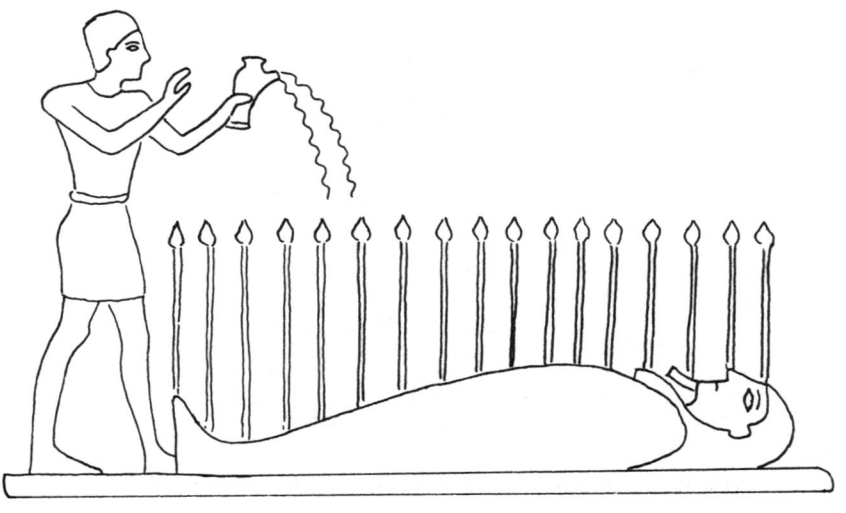

Tod und Wiedergeburt: Aus der Mumie
des ägyptischen Gottes Osiris wächst Getreide.

Augenblick zur Ruhe. Ruhe wird zu einem wichtigen Begriff, dessen Bedeutung sich mit zunehmender Erfahrung erweitert. Shavasana, die Totenstellung, vermittelt ein neues Verständnis vom Tod, von der Notwendigkeit, loszulassen und sich einfach hinzugeben. Der Körper kann im Ruhezustand seine Instandsetzungsarbeiten erledigen. Ein ausreichendes Maß an Ruhe gibt dem Körper die Möglichkeit, sich von den Triebkräften der Emotionen und von den ehrgeizigen Bestrebungen des Geistes zu erholen. Der Nutzen auf der physischen, der geistigen und der emotionalen Ebene ist ganz beträchtlich. In diesem Zustand des Friedens, der Ruhe und der inneren Harmonie erhält man einen Eindruck von dem Licht, das im Leben wie im Tod gegenwärtig ist.

Das göttliche Licht hat mich geschaffen.
Das göttliche Licht erhält mich.
Das göttliche Licht ist mein Schutz.
Von göttlichem Licht bin ich umgeben.
Mehr und mehr werde ich selbst zum göttlichen Licht.[3]

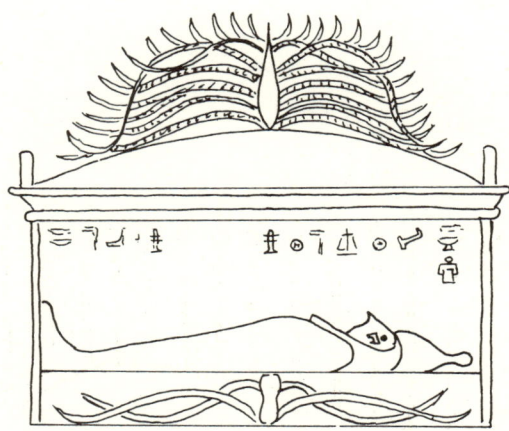

Osiris, der ägyptische Gott der Schöpfung und der Erneuerung, liegt im Sarkophag, um den ein herrlicher Baum wächst. Aus diesem Baum wurde eine Säule des Königspalastes: ein Symbol für den Sieg über den Tod durch die Wiederauferstehung.

## *Brahmacharya*
## Die vollkommene Keuschheit

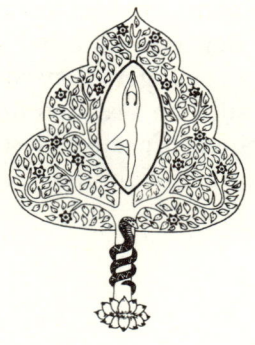

»Angezogen von einem Leben in Lust und Freude, beginnt der Mensch zu glauben, daß diese Genüsse ewig währen; doch sie sind vergänglich. Gefangen im schwindelerregenden Strudel der Lust, ist der Mensch blind und erkennt das nicht. Doch ein urteilsfähiger Mensch durchschaut den flüchtigen Schleier der sinnlichen Freuden und lernt, die Kraft der Sinne nach innen zu richten. Er lenkt diese Energie zurück zum Schrein des Göttlichen, in die Seele.«  B. K. S. Iyengar

In dem Buch *Kundalini: Yoga for the West* heißt es, daß Hatha Yoga ein derart wichtiger Bestandteil des Kundalini-Systems ist, daß er besonders behandelt werden muß. In diesem Buch beschäftigen wir uns auch mit der Philosophie des Brahmacharya, so daß es möglich wurde, einmal darzustellen, welche Hilfe Hatha-Yoga für den Schüler sein kann, der den Weg der Selbstbeschränkung und Enthaltsamkeit gewählt hat.

Die Kommentare in den alten Schriften betonen immer wieder, daß Shiva nur schöpferisch tätig sein kann, wenn er mit seiner Gattin Shakti vereint ist. Diesen Gedanken hat man auch auf die menschliche Natur übertragen. Doch es besteht ein gewaltiger Unterschied zwischen der kosmischen Energie (Shiva) und ihrer Manifestation (unsere Welt und alle Galaxien) und dem Menschen, also dem einfachen Mann und seiner Frau, die den Zeugungsakt vollziehen, um die Art zu erhalten. Es gibt Eltern, die jedes ihrer Kinder mit einer ganz klaren Zielvorstellung erwarten und sich stets der damit verbundenen Verantwortung bewußt sind. Andere bekommen Kinder, ohne daß sie sich Gedanken über die späteren Konsequenzen und über die tiefere Bedeutung des Geschehens machen. In ähnlicher Weise beginnen viele den Weg des Yoga, um ihren allgemeinen Gesundheitszustand zu verbessern oder ihre Beziehungen zu fördern, andere wiederum wollen die ihnen bewußt gewordenen inneren Kräfte weiterentwickeln.

Wenn das Ziel darin besteht, eine höhere Stufe zu erreichen, und das bedeutet eine ständige Weiterentwicklung der Wahrnehmung und des Bewußtseins, muß man sich über die Methoden zur Erreichung dieses Ziels klarwerden. Ein Karma, das auf den in diesem und in vergangenen Leben erworbenen Verdiensten aufbaut, erzeugt im Menschen die Neigung, oder besser gesagt die tiefe Sehnsucht, im Innern zur Vereinigung von Shiva und Shakti zu gelangen. Die männlichen Aspekte Logik, Verstand und Tat und die weiblichen Aspekte Intuition, Emotion, Aufnahmebereitschaft und Duldsamkeit müssen sich im Innern eines jeden Yogis und einer jeden Yogini ebenso vereinen. B. K. S. Iyengar stellte einmal fest, daß es schwieriger ist, ein vollkommener Hatha-Yogi zu werden, als den Doktorgrad in irgendeiner anderen Wissenschaft zu erwerben.

Die von Familie und Beruf bestimmten Jahre des Schülers könnte man mit dem Schlachtfeld der *Bhagavadgita* vergleichen. Alle Persönlichkeitsaspekte mit ihren unzähligen Nebenzweigen und Verästelungen verlangen nach Kampf und Auseinandersetzung. Wenn man diese Pflichten erfüllt hat, wenn die Kinder erwachsen sind und auf eigenen Füßen stehen, dann erst kann man sein Leben verändern. In den späteren Jahren geht auch das Interesse an Sexualität zurück, und es erscheint lohnender, andere Gedanken weiterzuverfolgen. Es ist die Zeit gekommen, an der Verwirklichung der eigenen inneren Möglichkeiten zu arbeiten. Alle Kraft, die wir aufwenden mußten, um unsere Pflichten gegenüber der Familie, in Haushalt und Beruf zu erfüllen, ist jetzt frei verfügbar, um das Ziel eines höheren Bewußtseins anzustreben. Selbstbeherrschung, ein Prozeß, durch den wir die Freiheit erlangen, beginnt natürlich im alltäglichen Leben, indem man sich von Bindungen, Wünschen, Begierden und Leidenschaften freimacht. Das gilt für jeden Menschen, ob er eine Familie hat oder allein lebt. Wir alle müssen Verantwortung übernehmen, an welchem Platz wir auch im Leben stehen, und wir sollten dieser Verantwortung mit der größten Sorgfalt nachkommen.

Es gibt verschiedene Richtungen und Schulen, die mit besonderem Nachdruck betonen, daß Brahmacharya oder Keuschheit für die Gewinnung der Freiheit nicht notwendig ist. Ich möchte jedoch darauf hinweisen, daß derartige Feststellungen meist von Männern getroffen werden, die es gewohnt sind, Frauen als untergeordnete Wesen zu betrachten. Manche haben sich den Konsequenzen ihrer Handlungen entzogen, sie sind davongelaufen und haben die Verantwortung für etwa vorhandene Nachkommen einfach den Frauen überlassen. In der traditionellen Beziehung zwischen einem Mann und einer Frau ist man es noch nicht gewohnt, daß sie wirtschaftlich oder emotional unabhängig ist. Doch wenn der eine Partner die Verantwortung scheut, dann kann das Leiden des abhängigen Partners wohl kaum als Segen angesehen werden, selbst wenn es um den Preis der Heiligkeit geht. Yoginis haben nur selten ihre Erkenntnisse niedergeschrieben, deshalb gibt es kaum Berichte über den weiblichen Standpunkt.

In verschiedenen Kulturen gibt es unterschiedliche Überlieferungen. Wir können der Philosophie des Ostens folgen und ihre Praktiken anwenden, doch es ist manchmal nicht möglich und vielleicht auch gar nicht erforderlich, sich auch zur dazugehörigen Kultur zu bekennen. Im westlichen Kulturkreis sind die Traditionen noch nicht ganz so alt, und in einer neuen Welt befinden sie sich ständig im Fluß. Die raschen und umwälzenden Entwicklungen in Technik und Wissenschaft machen es für jeden Menschen schwierig, sein Leben und seine berufliche Laufbahn zu planen, und sei es nur für eine Spanne von etwa zwanzig Jahren. Doch Ideale und ethische Grundsätze stellen immer einen beständigen gemeinsamen Nenner dar, auch wenn jeder Mensch seinen eigenen Maßstab finden muß. Für den Schüler ist es besonders wichtig, daß er sich mit den verschiedenen Auffassungen über die Sexualität und die Liebe beschäftigt.

## Brahmacharya: Die vollkommene Keuschheit

Manchen Menschen sind Ehe und Sexualität eine heilige Pflicht. Oder aber: Sexualität ist Sünde, Naturtrieb, Zeugung, Sinnenlust; alle sexuellen Impulse werden von den Genen gesteuert. (Weitere Gedanken über Brahmacharya finden Sie in *Kundalini: Yoga for the West*.)

Die Autobiographie Gandhis zeigt deutlich die Entwicklung einer Beziehung zwischen Mann und Frau (Mahatma Gandhi und Kasturbai) und stellt den Gedanken des Brahmacharya in den Vordergrund. Im allgemeinen geht man davon aus, daß nur christliche Mönche und Nonnen das Zölibat einhalten. Doch die von Gabrielle Brown für ihr Buch *The New Celibacy: How To Take a Vacation From Sex – And Enjoy It!* (deutsch: *Liebe ohne Sex*) gesammelten Aussagen vieler Menschen über deren Einstellung zur Sexualität werden vielleicht überraschen. Es zeigte sich nämlich, daß Enthaltsamkeit gar nicht so ungewöhnlich ist. Es gibt Paare, die sich von Zeit zu Zeit entschließen, einige Wochen oder sogar über Monate sexuelle Enthaltsamkeit zu üben, um einmal die zur Gewohnheit gewordenen Aktivitäten zu unterbrechen und ihre Anziehungskraft füreinander zu erneuern und zu bereichern.
 Überall in unserer Welt finden wir Beispiele dafür, daß nach einem starken Energieverbrauch einige Zeit der Erholung oder Wiederherstellung erforderlich ist. In der Natur läßt der Bauer das Feld ruhen, nachdem es reiche Ernte gebracht hat. Sogar die religiöse Tradition widmet den siebten Tag der Ruhe. Doch den Frauen steht eine solche Zeit der Ruhe und Erholung oft nicht einmal zwischen zwei Entbindungen zur Verfügung.
 Die Einstellung zu Sexualität und Zölibat wird heute von vielen Faktoren beeinflußt, unter anderem auch von der Unausgewogen-

heit zwischen der Zahl der Männer und Frauen, die Ehepartner suchen (in den meisten Ländern gibt es mehr Frauen als Männer), und durch die hohen Scheidungsziffern. Auch mächtige Gruppen mit religiösen, wirtschaftlichen, militärischen oder medizinischen Interessen sprechen zu ihrem eigenen Vorteil für oder gegen die Enthaltsamkeit. Professor Geoffrey Parrinder schreibt in seinem Buch *Sex in World Religions*, daß die Einstellung zur Sexualität mit dem Wandel in der Welt von Heute zu vergleichen ist. Elisabeth Haich untersucht in *Sexuelle Kraft und Yoga* die Möglichkeit, die Geschlechtskraft zur spirituellen Weiterentwicklung zu nutzen. Shankaracharya, ein indischer Weiser, von manchen als der Schöpfer des Kundalini-Systems angesehen, weist auf die kreativen Sexualkräfte des ersten oder Muladhara-Chakras hin, und empfiehlt die Umleitung der Energie für verschiedene Zwecke in das dritte oder Manipura-Chakra. Es gibt keine allgemein gültige Regel im Bereich der Sexualität und des Brahmacharya. Die Zusammenhänge sind zu komplex, die Auswirkungen zu weitreichend und widersprüchlich.

Auf welcher Grundlage kann die Entscheidung für oder gegen Brahmacharya getroffen werden? Es gibt verschiedene Temperamente, unterschiedlich stark ausgeprägte Triebkräfte. Manche Menschen haben nur ein geringes sexuelles Verlangen, und es fällt ihnen leicht, es zu beherrschen. Andere führen ein sehr aktives Sexualleben; für sie ist es schwer, auf die Befriedigung der sinnlichen Begierde zu verzichten. Die Entscheidung muß jeder für sich selbst treffen.

Um die Vielschichtigkeit der sexuellen Wechselwirkungen zu verstehen und zu erkennen, wie die Sexualität von Mann und Frau immer wieder als Machtinstrument zur Herrschaft über den anderen eingesetzt wird, ist ein Prozeß der Selbsterforschung erforderlich.

## Brahmacharya: Die vollkommene Keuschheit

Zärtlichkeit wird als Einladung zu sexuellen Aktivitäten mißverstanden. Frauen mit negativem Selbstbild gebrauchen die Sexualität, um mehr Selbstbewußtsein zu entwickeln. Starke sexuelle Gefühle werden irrtümlich für Liebe gehalten. Liebe kontra Erotik. Sexualität und Emotionen. Welche Vorstellungen habe ich von der Sexualität? Welche Mißverständnisse bestehen?

Bei der Beschäftigung mit dem Yoga, ganz besonders, wenn auch die spirituellen Ebenen mit einbezogen werden, ist die Stufe der transpersonalen Psychologie nur das Vorbereitungsstadium, dem eine veränderte Auffassung und ein gewandeltes Verständnis folgen müssen. Den Weg des Brahmacharya kann man also nicht wählen, weil er so verlockend erscheint oder weil wir uns dadurch von anderen Menschen unterscheiden wollen.

Das ganze Leben hindurch treffen wir Entscheidungen, und diese Entscheidungen stellen die Weichen in die Richtung, die wir einschlagen werden. Das beginnt bereits, wenn sich der junge Mensch entscheidet, ob er die Schule mit vierzehn oder sechzehn Jahren verläßt oder weitermacht und zur Universität geht; ob er mit dem Magister-Titel zufrieden ist, oder ob er die Doktorwürde anstrebt. Wenn man eine klare Entscheidung trifft und alle Energie gezielt einsetzt, dann wird man in der gewählten Laufbahn auch Erfolg haben. Wenn man sich auf die Selbsterkenntnis und die innere Freiheit, auf die Kräfte und Geheimnisse des Geistes konzentriert, dann werden die Ereignisse den entsprechenden Verlauf nehmen.

Entscheidungen im Bereich von Sexualität, Liebe und Ehe müssen mit mindestens ebenso großer Sorgfalt getroffen werden wie etwa der Entschluß zum Kauf eines Autos oder zum Erwerb eines Hauses. Wie zuverlässig ist die Konstruktion des Autos? Wie komfortabel ist das Haus? Kann ich es mir leisten? Welche Motive habe ich für die Ehe? Wie möchte ich als Mensch ganz allgemein sein: physisch, geistig, spirituell? Was ist der Sinn meines Lebens? Wie muß mein Leben sein, damit es für mich lebenswert ist? Alle diese Fragen müssen zu einer Auseinandersetzung des Menschen mit sich selbst führen. Es ist wichtig, daran zu denken, daß sich nicht nur Alleinstehende, strebsame Yogis, Mönche und Nonnen in sexueller Enthaltsamkeit üben, sondern auch eine große Zahl anderer Menschen, die für längere oder kürzere Zeit ihr Interesse auf andere Ziele konzentrieren. Es ist vielleicht nicht allgemein bekannt, daß Berufssportler jeweils vor Saisonbeginn einige Wochen in strenger Enthaltsamkeit leben, damit sie ihre ganze physische Kraft auf das Spiel konzentrieren können.

Wenn man innerhalb einer ehelichen Beziehung nach spiritueller Vervollkommnung strebt, kann es vorkommen, daß unterschiedliche Interessen die Einspitzigkeit verhindern, die Voraussetzung für den vollen Erfolg ist. In einem solchen Fall sollte man sich um eine realistische Einstellung bemühen und in den Mittelpunkt der Beschäftigung mit dem Yoga vorerst die Ausgewogenheit zwischen mentaler und emotionaler Gesundheit stellen, um eine solide Grundlage für die Zeit zu schaffen, wenn man sich ganz dem spirituellen Leben widmen kann. Bis dahin ist die sexuelle Enthaltsamkeit als unnötig oder sogar als ungesund anzusehen.

B. K. S. Iyengar gibt in seinem Buch *Licht auf Yoga* eine ausführliche Beschreibung der Asanas, die Impotenz und Sterilität heilen können, und solcher Übungen, die zur Förderung des Brahmacharya geeignet sind.[1] Die Zurückhaltung der sexuellen Energie schafft eine starke, strahlende Persönlichkeit. Dadurch wird der Brahmachari für das andere Geschlecht noch begehrenswerter. Die durch Brahmacharya gesteigerten körperlichen und geistigen Kräfte müssen klug genutzt werden. Wendy Doniger O'Flaherty berichtet in ihren Schriften von entzückenden Geschichten über Parvati und Shiva, in denen es darum geht, daß er oder sie zu unterschiedlichen Zeiten mehr zu Askese oder Erotik neigte, und wie die zurückgehaltene Kraft einzusetzen ist.

Im *Hatha-Yoga-Pradipika* heißt es: »Nur ein Yogi, der das Leben eines Brahmacharin führt und der auf mäßige und nahrhafte Kost achtet, erreicht Vollkommenheit im Umgang mit der Kundalini innerhalb von fünfundvierzig Tagen.«[2] Weiter heißt es: »Halte den nicht für einen Brahmacharin, sondern für einen völligen Versager in der Kunst des Yoga, dem Alter, dem Tod und Beschwerden aller Art ausgesetzt, der seine Samensubstanz noch nicht beherrscht und der das Stadium des Samadhi nicht erreicht hat. Einen solchen Mann nennt man weltlich.«[3] In der *Bhagavadgita* lesen wir im VI. Kapitel:

So, mit gelassenem, furchtlosem Herzen,
Treu dem Gelübde letzter Entsagung,
Hemmend das rastlose Schweifen des Sinns,
Mög um die Einheit mit mir er sich mühen
Ständig versunken, das Aug stets gerichtet
Auf mich, seinen Preis und sein Ziel.

Im VIII. Kapitel der *Bhagavadgita* heißt es: »Nun will ich kurz dir die Natur von Ihm erläutern, den jene Seher, die fürwahr die Veden ganz erfassen, todlos nennen. Wenn die Bande seiner Wünsche reißen, geht der Ergebene zu Ihm ein. Damit er dieses Ziel erlange, übt er Beherrschung aller Leidenschaften.« Auch im XVII. Kapitel finden wir einen Hinweis: »Ehrfurcht vor den Devas, den Sehern, Lehrern und den Weisen, redliches Leben, Güte, körperliche Reinheit und Keuschheit, das sind die Tugenden, deren Ausübung Kasteiung des Leibes genannt wird.«

An dieser Stelle sei auch daran erinnert, daß Jesus einmal sagte: »Denn nach der Auferstehung werden die Menschen nicht mehr heiraten, sondern sein wie die Engel im Himmel.« (Matth. 22, 30) Er sagte auch: »Folge mir nach!« (Matth. 9, 9), und »Seid ihr also vollkommen, wie euer himmlischer Vater vollkommen ist.« (Matth. 5, 48). Diese Vollkommenheit ist nicht leicht zu begreifen, und es gibt auch immer wieder Auseinandersetzungen darüber. Kann eine solche Vollkommenheit während der Dauer eines einzigen Lebens erworben werden? Erforderte sie nicht die einspitzige Konzentration aller Aufmerksamkeit? Jesus sagte auch, wer eine Frau mit begehrlichen Blicken ansieht, hat bereits eine Sünde begangen. Und in der Offenbarung des Johannes (2, 4) steht: »Ich werfe dir aber vor, daß du deine erste Liebe verlassen hast. Bedenke, aus welcher Höhe du gefallen bist.«

Wir können die biblischen Texte ebenso wie alle anderen religiösen Schriften als das Wort Gottes akzeptieren oder nicht, wir können uns auch auf den Standpunkt stellen, selbst wenn die göttliche Inspiration ursprünglich der wahre Verfasser gewesen sein mag, so sind die Worte vor der Niederschrift immer durch den Geist eines Menschen gegangen und dadurch beeinflußt worden. Dennoch sind die wichtigsten Botschaften in allen Religionen gleich: »Sei gut.« »Tu Gutes.« »Habe Erbarmen.« »Sei ehrlich.« »Füge keinem anderen Schaden zu.«

Doch Inkonsequenz und Wankelmut des Menschen, seine Schwachheit, sein Bedürfnis nach Veränderung oder die Entwicklung in verschiedene Richtungen haben dazu beigetragen, daß man nach Lösungen für Probleme suchen muß, die durch dieses Wechselspiel der Kräfte entstanden sind. Mit Hilfe des Yoga können wir sehr viel erreichen. Indem wir für physische und mental-emotionale Gesundheit sorgen, kommen wir vielleicht dem uns gegebenen Kräftepotential näher. Manchem wird es sogar gelingen, die Selbstheilungskräfte wieder zu wecken; andere werden erkennen, daß ihr Körper auch ein spirituelles Instrument sein kann. Sie lassen in ihrem Herzen ein Zentrum der Ehrfurcht und des Erstaunens über diese unglaubliche kosmische Kraft entstehen, für die der Mensch so viele unterschiedliche Namen hat und für die er immer wieder neue und wunderbare Ausdrucksformen findet.

Das Thema der sexuellen Aktivität als wesentlichen Beitrag zur physischen Gesundheit hat schon oft zu Kontroversen geführt. Dr. R. S. Mishra, ein Kenner des Sanskrit, Mediziner und Psychiater, schreibt: »Brahmacharya, die geschlechtliche Enthaltsamkeit, ist die Erhaltung der hormonellen Kräfte durch die Beherrschung des Sexualtriebes. Das bedeutet nicht nur, daß man auf den Geschlechtsverkehr verzichtet, sondern daß man sich auch aller sexueller Gedanken und Impulse enthält. Das Sperma des Mannes und die Eizellen der Frau stellen die stärkste produktive Energie überhaupt dar. Sie sollte nur zum Zwecke der Zeugung gebraucht werden.«[4] Weiter führt er aus: »Wer Hunger hat, denkt in Bildern und träumt vom Essen. Ganz ähnlich denkt auch ein Mensch mit sexuellem Verlangen in Bildern und träumt von Sex.«[5] Wir müssen wieder einmal erkennen, daß es viele Möglichkeiten für eine falsche Identifikation gibt, und daß uns eine solche falsche Identifikation in die Irre führt. Wenn wir uns mit einem Gefühl wie Liebe, Haß, Zorn oder mit dem Geschlechtstrieb identifizieren, dann bedeutet das, daß das Licht in unserem Innern nicht mehr gegenwärtig ist. Die Notwendigkeit, die Aspekte unserer Persönlichkeit zu überwinden und sich mit dem Licht zu identifizieren, wird ganz deutlich erkennbar. »Ich bin nicht der Körper, ich bin nicht der Geist, ich bin das ewige Licht.«[6]

Dr. Mishra gibt uns einen klaren Hinweis, wenn er sagt: »Ein Mensch mit sinnlichen Begierden und triebhaftem Verlangen betrachtet jede Person des anderen Geschlechts als Sexualobjekt, und daher voller Sehnsucht. Die Konsequenzen überwältigen ihn. Ein Schüler auf dem Weg zur Selbstverwirklichung begreift jeden Gegenstand und jedes Glied der menschlichen Gesellschaft als Manifestation des Höchsten. Durch die veränderte Sicht der Beziehung kommt das Glück mit allen Konsequenzen zu ihm. Bei einer solchen Entwicklung werden die Dinge nicht zerstört, es werden nur die Beziehungen verändert.«[7] Weiter schreibt er: »Sobald der Yogin eine höhere Stufe erreicht hat, empfängt er kosmische Weisungen, und seine persönlichen Eingebungen hören allmählich auf.«[8]

Selbstbeobachtung und Selbstanalyse des Yoga sind nicht mit den in der westlichen Psychologie üblichen Techniken vergleichbar, denn sie sind nicht möglich, ohne wirklich das eigene Selbst mit in den Vorgang einzubeziehen. Am Anfang wird man sich jedoch vor allem mit den Aspekten der Persönlichkeit befassen. Es ist hilfreich, wenn man alles und jedes untersucht und analysiert, doch damit darf es nicht genug sein. Beim Yoga muß der Schüler einen Überblick über den gesamten Bereich gewinnen, er muß alle Welten und Ebenen untersuchen, in denen er lebt. Das Ziel darf nicht bloße Kritik sein oder der Wunsch, so geschickt zu werden, daß man sich jeder Kritik entziehen kann. Das Ziel muß vielmehr sein, sich selbst wirklich zu erkennen. Dazu reicht die Psychoanalyse in der heute betriebenen Form nicht aus. Der Schüler muß die Stufe der Selbsterkenntnis erreichen.

Dr. Mishra warnt davor, Psychoanalyse oder Selbstanalyse auf die engen Grenzen einer bestimmten Doktrin zu beschränken. Er glaubt, daß die Religionen und Sekten bereits unter einem Berg von allzu vielen Doktrinen und Dogmen verschüttet sind.

Gandhis Ansichten über die Ehe und Brahmacharya sind weithin bekannt. Er hat zehn Regeln aufgestellt:

1. Jungen und Mädchen sollen einfach und natürlich aufwachsen, im vollen Glauben daran, daß sie unschuldig sind und unschuldig bleiben können.
2. Alle Menschen sollten auf anregende und aufheizende Nahrungsmittel verzichten.
3. Eheleute sollten getrennte Zimmer haben und allzu große Intimität meiden.
4. Körper und Geist müssen ständig auf gesunde Weise beschäftigt werden.
5. Der Grundsatz »Früh zu Bett und morgens beizeiten aus den Federn« soll streng befolgt werden.
6. Alle obszöne Literatur ist zu meiden.
7. Von Theatern, Kinos usw, die ebenfalls die Leidenschaften wecken, sollte man sich fernhalten.
8. Keine Angst vor nächtlichen Träumen! Für einen einigermaßen kräftigen Menschen ist in solchen Fällen das tägliche kalte Bad die beste Vorbeugung.
9. Vor allem darf man die sexuelle Enthaltsamkeit auch zwischen Eheleuten nicht für so schwierig halten, daß sie praktisch unmöglich wird.
10. Das tägliche aufrichtige Gebet mit der Bitte um Reinheit macht den Menschen nach und nach rein.[9]

Abhängigkeiten und Wechselwirkungen zeigen sich noch deutlicher, wenn das Verlangen nach dem kosmischen Bewußtsein einen Punkt erreicht, daß es alle anderen Wünsche verdrängt. Von Milarepa, dem großen tibetanischen Yogi, wird berichtet, daß er diese unglaubliche Leistung in einem einzigen Leben vollbracht hat. Man muß diese Aussage allerdings auch in Verbindung mit dem Hinweis sehen, daß in diesem Fall die entsprechenden karmischen Voraussetzungen gegeben waren. Von allen Verfassern der verschiedenen esoterischen Schriften wird immer wieder darauf hingewiesen, daß es vieler Leben bedarf, um auch nur den Wunsch nach dem Erreichen dieses Zieles zu entwickeln. Der Mensch muß in jedem Leben sein Möglichstes tun, damit er schließlich eines Tages im Zustand der Gnade ist und die letzte Phase seiner Entwicklung vollenden kann.

# Die Asanas: Eine Geheimsprache

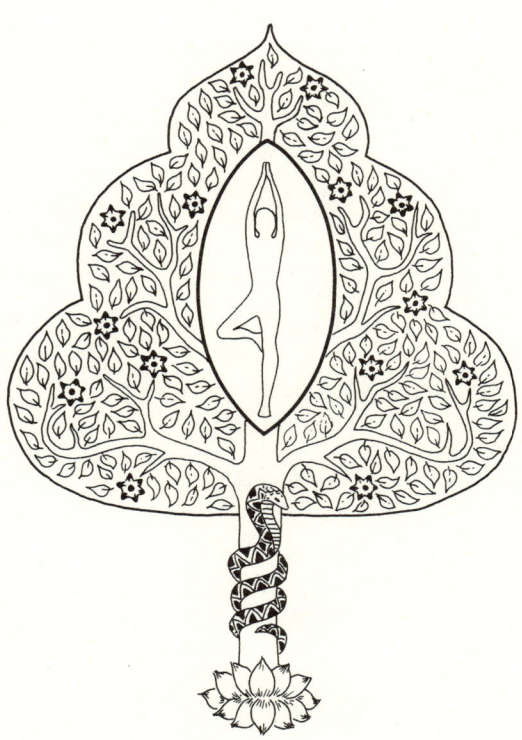

Die besorgniserregende Situation des Menschen und die Erkenntnis, wie schwierig das Leben nicht nur im Osten, sondern auch für den Bewohner des Westens geworden ist, hat mich zu dem Versuch veranlaßt, eine Brücke zwischen der westlichen Psychologie und der Yoga-Psychologie zu bauen. Ich benutzte dazu die Symbolik der Asanas aus dem Hatha-Yoga.

Um eine harmonische Verbindung zwischen dem Osten und dem Westen zu schaffen, können wir das, was es im Westen an Wertvollem gibt, mit der Philosophie und den Methoden des Yoga zusammenbringen. Die westliche Psychologie, im besonderen die Transpersonale Psychologie, eröffnet den Zugang zu der im Osten üblichen Analyse, die durch Anwendung der Yoga-Psychologie vorgenommen wird.

Wir können zu diesem Zweck natürlich auch die Methoden des Westens anwenden, etwa die freie Gedankenassoziation oder die Technik, durch Beobachtung anderer Personen zu Erkenntnissen über uns selbst zu kommen, da wir davon ausgehen können, daß in uns die gleichen Prozesse ablaufen. Doch das alles ist nur ein Anfang. Die Erforschung dieser Dinge und der Einblick in die Arbeitsweise unseres Geistes führten zwar dazu, daß wir uns besser kennenlernen, doch wir erreichen damit keineswegs das, was man im Osten als *Sadhana* bezeichnet.[1] Sadhana bedeutet, dem Göttlichen durch geistige Übung zu dienen. Selbst die Yoga-Psychologie ist noch nicht Sadhana, sondern nur eine Vorbereitung darauf. Sadhana ist erst der dritte Schritt. Sadhana ist die geistige Übung, die Reflexion. Bis zu einem gewissen Grad sind auch die Träume des Schülers Sadhana, vorausgesetzt, er nutzt sie dazu, das Unbewußte besser zu verstehen, und er erkennt, daß sich die Schlafträume im Grunde gar nicht so sehr von den Wachträumen unterscheiden. Er wird vielleicht lernen, daß es möglich ist, den Inhalt der Schlafträume ebenso zu verändern, wie man die Tagträume oder die Träume, die man allgemein vom Leben hat, ändern kann.

Die Übung der Asanas ist ein Teil von Sadhana und kann gleichzeitig mit der erforderlichen psychologischen Arbeit am Selbst vorgenommen werden. Durch den Gebrauch westlicher Methoden zusammen mit der Yoga-Psychologie wird man erkennen, was zu tun ist und warum sich daraus notwendigerweise der nächste Schritt ergibt. Sadhana bedeutet, den Menschen in den Bereich des Göttlichen zu bringen. Die psychologische Vorbereitung ist das Mittel, Sadhana friedlicher und ruhiger zu betreiben, so daß die Wirkung größer ist und wir uns willentlich in einen anderen Zustand des Geistes versetzen können. Das Ziel ist es, im Bewußtsein des Göttlichen zu leben und das im Leben sichtbar werden zu lassen. Das ist jedoch nur möglich, wenn man gleichzeitig durch tägliche Reflexion für neue Erkenntnisse offenbleibt. Wer sich dafür entscheidet, die eigenen inneren Quellen zu erschließen, um den Asanas spirituelles Gewicht zu geben, kann die in diesem Buch beschriebenen Methoden überdenken und erweitern und dazu nutzen, tiefere persönliche Bedeutungen zu entdecken.

Wenn man sich dem Sadhana so widmen könnte wie Milarepa[2], der im Leben nichts anderes getan hat, dann würden sich die Erkenntnisse gewiß einstellen, aber auch auf diese Weise würde es lange dauern. Selbst in seiner Situation brauchte Milarepa viele Jahre, bis er sein Ziel erreichte. Man gewinnt in jedem Leben ein wenig dazu, aber in jedem Leben geht auch wieder etwas verloren. Der Prozeß schreitet sehr langsam voran. Im Osten hat man gewöhnlich einen anderen Zeitbegriff und rechnet mit Hunderten von Inkarnationen, bis man frei wird. Milarepa aber dachte anders. Er sagte den Menschen, daß sie das höhere Bewußtsein in einer einzigen Inkarnation erreichen können, wenn es ihnen gelingt, ihre Bindungen zu lösen. Mit den Methoden der Transpersonalen Psychologie und der Yoga-Psychologie arbeiten wir an diesen Problemen und versuchen, damit fertigzuwerden. Das kann uns viele neue Inkarnationen ersparen.

Die traditionelle westliche Psychologie könnte man als einen ersten Schritt zur Bewußtwerdung bezeichnen. Doch die Verschiebung des Schwerpunkts von einem Aspekt der Persönlichkeit auf einen anderen ist noch nicht die Lösung. Während die westliche Psychologie die Anpassung an die Welt zum Ziel hat, also das Überleben im sozialen, wirtschaftlichen und familiären Umfeld, beschäftigt sich die Yoga-Psychologie mit der Weiterentwicklung des vorhandenen Kräftepotentials und mit der Entdeckung und Entfaltung des Göttlichen im Inneren. Die Transpersonale Psychologie mit ihrem Ziel, den Menschen als einen physischen Körper und als mental-emotionale Wesenheit zu erfassen und bestimmte Methoden anzuwenden, um über die Aspekte der Persönlichkeit hinauszugelangen, scheint für die Menschen unserer Sphäre eine besonders leicht zugängliche Brücke zur Psychologie und Philosophie des Ostens zu sein.

In einigen buddhistischen Schriften ist die Rede von vier Kräften, die der Schüler gebrauchen soll, um rein zu werden: aufrichtige Reue; die feste Absicht, nicht wieder den gleichen Fehler zu begehen; Kenntnis der guten Taten und Wiedergutmachung für böse Taten; Kontemplation über die Nichtigkeit des menschlichen Daseins. Die Transpersonale Psychologie in Verbindung mit der Yoga-Psychologie lenkt die Aufmerksamkeit auf diese Dinge. Danach kann sich jeder entschließen, den negativen Erscheinungen mit spirituellen Mitteln (also etwa durch Hatha-Yoga) entgegenzuarbeiten.

Die alte Yoga-Überlieferung besagt, daß man sein Sadhana erfüllen muß, um das neue Bewußtsein zu erreichen, das die Kraft des Verstandes und den Intellekt übersteigt, so daß beide künftig bei jedem Schritt auf dem Wege kontrolliert werden können. Durch die Selbsterforschung, auf die mein eigener Guru und auch die anderen Gurus, denen ich begegnet bin, besonderen Wert legten, kann man erkennen und erfahren, welche Korrekturen vorzunehmen sind. Mit Hilfe der Yoga-Psychologie durchlaufen wir einen Prozeß, der uns ganz genau zeigt, was getan werden muß. Es gibt keinen Ersatz für die direkte Erfahrung. Ziel und Zweck des gesamten Ablaufs des Kundalini-Yoga (zu dem auch Hatha-Yoga gehört) ist es, durch persönliche Erfahrungen eine Grundlage zu schaffen. Sadhana in Verbindung mit Yoga-Psychologie bedeutet, in Übereinstimmung mit dem Verlauf der Evolution zu wirken.

Wenn dem Schüler vor der Lösung aller seiner psychologischen Probleme die spirituelle Übung schwerfällt, sollte er dennoch durchhalten, entweder allein mit Hilfe der Willenskraft oder indem er sich dazu entschließt, die Widerstände und Hindernisse aus dem Weg zu räumen. Dann wird der Geist zu einem fruchtbaren Boden. Man kann diesen Vorgang mit der Pflugstellung in Beziehung setzen: Ich gehe mit dem Pflug durch mein eigenes Leben, durch mein eigenes Dasein, durch die vielen Aspekte meiner Persönlichkeit, und ich erkenne ihre Eigenschaften. Indem man das tut, bereitet man den Boden, damit Sadhana wirksam und erfolgreich sein kann.

Die intensive Beschäftigung mit den psychologischen Aspekten verhilft dazu, sie besser kennenzulernen. Erst dann kann man sich entscheiden, ob man sich von ihnen beherrschen lassen will oder nicht. Völlig auszuschalten sind sie nicht. Jeder Mensch wird immer bestimmte Aspekte beibehalten; dazu gehört etwa, daß man Vater, Ehemann, Mutter, Ehefrau oder Mitarbeiter ist. Bevor man sich aber nicht selbst in diesen Rollen sieht, weiß man nicht, welche

Bedeutung sie für die feindseligen oder harmonischen Wechselbeziehungen mit anderen haben. Jeder Aspekt der Persönlichkeit ist voll von Ansichten, Überzeugungen und Vorurteilen, die Ursache vieler Schwierigkeiten sein können.

Es ist von Vorteil, wenn wir eine gewisse Kenntnis der westlichen Psychologie, speziell der Transpersonalen Psychologie, besitzen. Wenn wir die Methode der gelenkten Imagination oder der gelenkten Assoziation anwenden, können wir unser Denken in tiefere Schichten führen. Schaut man beispielsweise in den Teich im Garten, dann wird man wahrscheinlich im allgemeinen nur über die herrlichen Wasserlilien oder über die Fische sprechen, doch darüber hinaus denkt man kaum. Wenn ich aber einem Schüler die Anweisung gebe, sich in Gedanken in die Fischhaltung zu versenken, dann wird er Betrachtungen darüber anstellen, daß sich auch der Mensch im Wasser aufhalten kann – aber wie lange? Wir können nicht wie der Fisch im Wasser leben. Fische können das Wasser nicht verlassen. Wollten sie außerhalb des Wassers leben, dann müßten sie eine bestimmte Evolution durchlaufen, die wir Menschen bereits hinter uns haben. Die Erinnerung an die Zeit dieser Evolution ist nur noch in den ersten vier oder fünf Monaten vorhanden, wenn sich der Mensch als Embryo im uterinären Umfeld befindet. In diesem Entwicklungsstadium sind Hände und Füße noch mit Schwimmhäuten versehen. Sagen und Geschichten von kleinen Kindern, die aus dem Wasser auftauchen, und Märchen von Wassernixen und Seejungfrauen sind nichts anderes als in der Mythologie bewahrte Erinnerungen an eine Vergangenheit, aus der sich durch Evolution die Gegenwart entwickelt hat.

Die Mythologie ist ein Spiegel unserer Vergangenheit, und wenn wir uns vorwärtsbewegen, treten die Bilder mehr und mehr in den Hintergrund. Sie sind zwar immer noch gültig, doch bedarf es einiger Nachforschungen, um ihre Bedeutung wieder neu zu entdecken. Das heißt im Fall der Seejungfrau etwa: Stellt sie bestimmte Bereiche dar, in denen ich weder Fisch noch Mensch bin? Oder soll sie darauf hinweisen, daß ich mich beiden Lebensräumen anpassen kann? Welche Beziehung habe ich zum Lotos, zur Lilie und zum Fisch? Wenn man über das Wasser nachdenkt, wird man erkennen, daß auch der Lebensraum des Menschen einem riesigen Ozean gleicht, in dem sich viele Lebewesen tummeln; manche davon sind uns freundlich gesinnt, andere verhalten sich feindlich. Wenn der Schüler die in diesem Buch für die einzelnen Asanas gegebenen Hinweise nutzt, wird er bis zu einem Punkt geführt, an dem er erkennt, daß der Mensch keine Insel ist. Wir leben in einer Welt, in der es viele

Lebensformen gibt. Wir sind eher bereit, diejenigen Formen zu akzeptieren, mit denen wir leben. Im Umfeld der Großstadt, in einer Welt, in der jeder nur einer von vielen ist, in der er einen ganz geringen Platz einnimmt und kein Recht hat, mehr zu fordern, macht man sich für gewöhnlich wenig Gedanken über das Verhältnis zur äußeren Umgebung. Der größte Teil der Asanas hat seinen Namen jedoch aus dem Tier- oder Pflanzenreich, und das ist die Welt, in der sich auch der Mensch befindet. Durch die Arbeit mit diesen Symbolen können wir begreifen, daß viele ihrer Merkmale auch auf uns zutreffen.

Schon in früheren Zeiten nutzten die Menschen Symbole aus ihrer Umwelt. Das Chorgestühl in alten Kirchen hat man oft mit dem Ochsen, dem Löwen, dem Adler und dem Engel verziert, um an die vier Evangelisten zu erinnern. Markus wurde durch den Löwen mit dem Heiligenschein und dem Buch symbolisiert. Das ist ein Hinweis darauf, daß Markus eine kraftvolle Persönlichkeit war, daß er Macht über die Menschen hatte und daß er wahrscheinlich ein gewaltiger Redner sein konnte, wenn er über die Lehre Jesu predigte. Das Sinnbild seiner Macht ist das Brüllen des Löwen. Der Heiligenschein und der Umstand, daß er auf dem Buch der Weisheit steht, charakterisieren ihn eher als stark und weniger als wild. Das Symbol des Johannes ist der Adler. Er hat ein scharfes, durchdringendes Erkenntnisvermögen: der Adler sieht alles schon aus großer Entfernung. Matthäus wird als Engel mit dem Heiligenschein und dem Buch des Lebens dargestellt. Der Heiligenschein bedeutet einen sehr hohen Bewußtseinszustand, den er durch die Schärfe seines Intellekts erreichte. Viele Christen wissen nicht, daß die Evangelisten schon seit jeher auf diese Weise verkörpert wurden. Die moderne Kirche hat wenig Ähnlichkeit mit der älteren, die sich sehr stark der Symbolik bediente und damit auch verstanden wurde. Weithin bekannt ist auch das opferbereite Lamm als Symbol für Jesus. Heute schenken wir der Symbolik weniger Aufmerksamkeit, und wenn wir einmal mit Symbolen und Metaphern in Berührung kommen, sind sie uns fremd.

Beschäftigen wir uns aber näher mit der Symbolik, dann erkennen wir, daß sich zwar die Bedeutung der Symbole in verschiedenen Kulturen geringfügig unterscheidet, daß die Symbole aber überall ihre starke Kraft behalten. Beim Grundriß der alten Kirchen ist beispielsweise oft die Form eines Kreuzes erkennbar. Das kann sowohl als Hinweis auf das Kreuzesopfer gedeutet werden, es kann aber auch daran erinnern, daß jeder Mensch auf seinem Lebensweg immer wieder an eine Kreuzung kommt. Man geht die Straße nach oben bis zum vierten Chakra des Kundalini-Systems, dann muß man sich entscheiden, ob man sich damit zufriedengibt, einfach nur ein netter Mensch zu sein, oder ob man den Weg bis zum Ende gehen will.

Die Symbolik erklärt manches, was in Worten schwer auszudrükken ist. Das gilt ganz besonders für die uns überlieferten Lehren und Gesetze, die aus einer Zeit stammen, als nur wenige Menschen schreiben und lesen konnten. Doch auch heute leben die Menschen viel mehr als ihnen bewußt ist mit Symbolen und Metaphern. (Die Werbeindustrie mit einem Milliardenumsatz existiert davon, daß sie sich die Symbole zunutze macht.) Symbole sind ein wunderbares Mittel, um die Funktionen des Geistes und die Reaktion starker Emotionen sichtbar zu machen. Das haben wir bereits bei der Arbeit mit den Symbolen der Asanas gesehen.

Fremdes Zellgewebe wird vom Körper als Eindringling heftig bekämpft. Das gleiche gilt auch für die auf uns einwirkenden Gedanken und Philosophien. Obwohl die meisten Menschen in ihrem Denken und in ihren Reaktionen noch immer sehr mechanisch ansprechen, gibt es immer einige wenige, die ein aufrichtiges Interesse an den Geheimnissen des Lebens und des Geistes haben. Diese wenigen Mutigen sind bereit, die alten Lehren und Gesetze zu untersuchen, um herauszufinden, wie sie heute in das eigene Leben einbezogen werden können. Die alten Schriften waren dazu bestimmt, die Menschen durch das Leben zu begleiten und ihnen zu helfen, besser zu erkennen und zu verstehen, wie sie ihr Dasein gestalten sollten und wie die Leistungsfähigkeit der Sinne und des Geistes zu steigern ist.

Es ist außerordentlich schwierig, den Geist zu erforschen, weil der Geist selbst sein eigenes Ausdrucksmittel und Instrument ist. Ebenso schwierig ist es, die Sprache zu untersuchen, weil auch das gesprochene Wort selbst das Werkzeug ist. Über die Sprache gibt es mehr Spekulationen und Theorien als Erkenntnisse, denn es sind uns nur wenige schriftliche Aufzeichnungen überliefert. Es heißt, daß die Veden etwa um 3000 v. Chr. niedergeschrieben wurden, als die Rishis, die heiligen Seher der Hindus, erkannten, daß die geistigen Kräfte des Menschen verfielen und es daher notwendig schien, die alten Hymnen aufzuzeichnen, damit sie erhalten blieben. Bis zu dieser Zeit war das Gedächtnis der Menschen so gut, daß die Lehren mündlich weitergegeben wurden. Es ist schwer zu sagen, ob dies der Anfang der geschriebenen Sprache war, aber aus meiner eigenen Praxis und Erfahrung weiß ich, daß eine Verbindung zwischen Sprache und Bewußtsein besteht, und daß es für die Evolution des Bewußtseins notwendig war, daß sich auch die Sprache weiterentwikkelte. Die Dichtung nimmt in der Sprache einer jeden Kultur einen besonderen Platz ein. Sie sorgt dafür, daß die Sprache nicht auf ihre praktische Nutzanwendung reduziert und nur noch zur Kommunikation oder Konversation gebraucht wird, so daß sie auf der Ebene des gesellschaftlichen Lebens, des Intellekts und der Theorie bleibt. Jedes Wort hat seinen ganz besonderen spirituellen Gehalt. Die Sprache kann sich mit dem Gewöhnlichen beschäftigen, sie kann aber auch zum Vermittler und Ausdruck des Höchsten werden, das im Geist weiterwirkt, so wie der Begriff »die leise innere Stimme« das lebendige Heiligtum in unserem Inneren bezeichnet.

Die traditionellen Methoden haben in der Vergangenheit ihren Zweck erfüllt. Wer am Herkömmlichen festhält, widersetzt sich der Veränderung und steht jeder Neuerung kritisch gegenüber. Doch das Leben und die Verhältnisse entwickeln sich unaufhörlich weiter. Die Bedeutung der Begriffe verändert sich nicht nur innerhalb einer Kultur, sondern auch dann, wenn ein bestimmter Begriff von einem in einen anderen Kulturkreis übernommen wird. Während sich der Wissenschaftler noch mit der ursprünglichen Bedeutung eines Wortes beschäftigt, hat vielleicht genau dieses Wort in der Umgangssprache längst einen anderen Sinn angenommen. Ein Beispiel: Das englische Wort *awful* bedeutete früher soviel wie »von Ehrfurcht erfüllt«. Heute wird das gleiche Wort allgemein im Sinne von »sehr schlecht«, »furchtbar« oder »schrecklich« gebraucht.

Wenn mir gelegentlich gelehrte Leute sagen, daß ich ein Mantra nicht richtig ausspreche, so antworte ich stets: »Es wirkt aber!« Dann erzähle ich ihnen die Geschichte meines Gurus Swami Sivananda, der manchmal seine Schüler, die aus verschiedenen Teilen Indiens stammten, seinen Namen aussprechen ließ. Danach machte er sie darauf aufmerksam, daß er stets wußte, daß sie ihn meinten, ganz gleich, wie unterschiedlich sie den Namen auch betont hatten. Der entscheidende Faktor ist das Bild, das im Geiste erzeugt wird.

Es ist lächerlich, darauf zu beharren, daß ein Wort immer eine bestimmte Bedeutung beibehalten sollte, ganz ungeachtet des Jahrhunderts und des Kulturkreises, in dem es gebraucht wird. Wir hätten heute keinen Zugang mehr zu den alten philosophischen Vorstellungen, wenn es nicht möglich wäre, ihren Sinn in unserer modernen Sprache zu vermitteln. Wir müssen mit allen unseren Bemühungen immer dort beginnen, wo wir gerade stehen, denn nur von dieser Stelle aus können wir den nächsten Schritt gehen. Auch wenn wir heute nicht mehr so ohne weiteres die Vision der Rishis oder Seher vergangener Zeiten hinnehmen, daß Brahman das göttliche Wort ist³, muß es unser Ziel sein, diese Erkenntnis zu verstehen. Wenn wir das Vokabular des eigenen Bewußtseins und des eigenen Unbewußten kennenlernen und allmählich begreifen, wie wir die Sprache benutzen, um uns und andere zu manipulieren, werden wir die Macht des gesprochenen Wortes mit anderen Augen sehen.

Aus dem indischen Kulturkreis stammt ein wunderbares Beispiel für die Veränderung einer Bezeichnung, die zum Ausdruck einer bestimmten Bedeutung gebraucht wird. Es handelt sich um das indische Symbol der Gans, das im Westen durch den Schwan ersetzt wurde, denn in vielen Ländern Europas galt es als Geringschätzung, wenn man jemanden als »Gans« bezeichnete. Das Wort vom Gänsegeschnatter wird oft verwendet, wenn mehrere Menschen, besonders Frauen, zusammentreffen und durcheinanderschwatzen, wie etwa die Händlerinnen auf dem Wochenmarkt. Das ursprüngliche Wort »Gans« wurde also ausgetauscht, weil der Schwan in der westlichen Vorstellung etwas sehr Majestätisches und Ästhetisches ausdrückt.

Durch die Mythologie wird die im Verlauf von Jahrhunderten erworbene Lebenserfahrung sichtbar. Die Mythologie zeigt die Wahrheit in einer ganz eigenen Sprache, man könnte fast sagen, in einer vergessenen Sprache. Wir wissen heute so wenig über die Bedeutung der Symbole und Metaphern, weil wir nur an der Oberfläche des Lebens bleiben, so wie ein Blatt auf der Wasseroberfläche schwimmt. Wir sind zu sehr in weltliche Dinge verstrickt, um tiefer zu forschen. Unsere Vorfahren hatten offensichtlich die Gabe, sich durch das Symbol und die Metapher auszudrücken. Wir könnten heute noch Nutzen daraus ziehen, wenn es uns gelänge, in den Lehren des Ostens diese Sinnbilder wiederzuentdecken.

Wenn eine bestimmte Lehre in einen anderen Kulturkreis übernommen werden soll, muß man stets die unterschiedliche gesellschaftliche Situation berücksichtigen, von der sie ursprünglich ausging. Es sind schon oft indische Gurus in den Westen gekommen, doch was in ihrer Heimat toleriert wurde, das betrachtet man hier entweder mit Mißtrauen oder es wird scharfer Kritik ausgesetzt. Kulturelle Unterschiede gibt es immer, doch wenn es uns vor allem darum geht, die alten Lehren lebendig zu erhalten, dann müssen wir davon ausgehen, daß alles, was aus einem anderen Land zu uns gebracht wird, offen für die Adaption und Neuinterpretation im neuen Kulturkreis ist. Bei einem solchen Vorgang wird es immer Verluste geben, doch es wird auch immer etwas Neues dazugewonnen. Nicht alle Yoga-Lehren der Vergangenheit können so ohne weiteres der westlichen Kultur angepaßt werden, möglicherweise sind sie auch für das moderne Indien nicht mehr geeignet.

Die Wucht, mit der der Einfluß östlicher Philosophien sich heute hier im Westen bemerkbar macht, hat bei den orthodoxen Institutionen große Unruhe ausgelöst. Doch man vergißt dabei, daß westliche Missionare einst in den Osten gegangen sind und dort ebensolche Verwirrungen, Schwierigkeiten und Zerrissenheit in den Familien erzeugt haben. Das daraus entstandene Christentum ist nicht das gleiche wie hier bei uns, doch inzwischen dürfte auch das Christentum im Westen nicht mehr so sein, wie es vor tausend Jahren gewesen ist. Und wenn heute die Touristen aus dem Westen ins Heilige Land reisen, dann können sie feststellen, daß die Nachkommen der alten Gnostiker nur wenig Ähnlichkeit mit amerikanischen oder europäischen Christen haben.

Der Dalai Lama sagte einmal in einem Interview, daß es einen chinesischen Buddhismus, einen japanischen Buddhismus und einen tibetanischen Buddhismus gibt, und daß es eines Tages ebenso einen amerikanischen, französischen oder kanadischen Buddhismus geben wird, denn alles, was ein Schüler von seinem Guru lernt, geht in seinen Charakter, in sein Denken und in seine Persönlichkeit ein. Jeder Guru wird solche Schüler anziehen, die seine Sprache verstehen, und auf dieser gemeinsamen Ebene werden sie kommunizieren. Doch wie es immer und in allen Bereichen ist, auch hier erkennt man im Laufe der Zeit, daß es noch eine höhere Ebene gibt. In meinem Buch *Kundalini: Yoga for the West* habe ich betont, daß der Bau des Fundaments (die Charakterbildung) nur ein erster Schritt ist. Die Meditation, das Singen der Mantras und Hatha-Yoga tragen zur Vervollkommnung des Charakters bei und fördern die Lebensqualität. Theorie allein führt jedoch nur zu Intellektualisierung, die im Leben keines einzigen Menschen eine Verbesserung bewirkt. Weise und Gelehrte können nur wenig dazu beitragen, das Ziel des Yoga zu erreichen. Ihr Bereich ist der Intellekt und die Theorie, und die Ergebnisse der Arbeit auf dieser Ebene dienen lediglich dazu, daß sich einige wenige Menschen an der Schönheit der überlieferten Formen freuen.

Durch die Überlieferungen des Ostens sind die großen Yogis der Vergangenheit für die Menschen zu ganz außergewöhnlichen Wesen geworden, was sie in Wirklichkeit nie gewesen sind. Es ist hier ähnlich wie mit dem Leben der Heiligen im westlichen Kulturkreis. Wenn wir über sie lesen, dann wird kaum einmal ein Charakterzug erwähnt, der Schwierigkeiten für das Klosterleben erwarten ließe. Es ist auch niemals die Rede von den geheimen Gegenströmungen und Tendenzen, die es sowohl in den westlichen als auch in den östlichen Klöstern immer gab. Die theoretische Vollkommenheit dieser Wesen hat uns wenig zu sagen. Dieses Bild der Vollkommenheit zu bewahren, ist nur für die wenigen von Bedeutung, die ihre Beziehung auf der intellektuellen Ebene belassen wollen, in Leder gebunden im Bücherschrank zu verwahren, weit entfernt von den Niederungen des Alltäglichen.

Im Westen gibt es aber auch die Neigung, Menschen in den Status des Übermenschen zu erheben und sie dann wieder zu demontieren, indem man ihre Empfindlichkeiten und Eigenarten aufdeckt. Winston Churchill wurde wieder zum Normalmenschen degradiert, indem man seine Schwächen enthüllte. Zur Zeit geschieht das gleiche mit Sigmund Freud.

Wir würden unserer Sache bestimmt einen besseren Dienst erweisen, wenn wir stets offen und ehrlich wären, niemanden glorifizierten und niemanden herabsetzten, sondern das Leben aller Menschen als etwas ansehen würden, von dem wir lernen können. Im alten Europa diente das Leben der Heiligen zuerst als Beispiel; später leitete man aus ihrem Leben und ihrer Persönlichkeit Grundsätze und Lehrmeinungen ab. Doch die Beschreibung der Kämpfe im Leben der Heiligen kann uns viel mehr sagen, wenn wir selbst auf der Suche nach Sinn und Zweck des Lebens sind. Das persönliche Leben der Heiligen im Osten wie im Westen war stets unorthodox, und wenn man die verschiedenen Seiten ihrer Persönlichkeit betrachtet, dann paßten sie oft nicht in die Gesellschaft, in der sie sich befanden. Es erfordert sehr viel Mut, anders zu sein, weil sich die Menschen immer unbehaglich fühlen, wenn sie auf eine solche Persönlichkeit treffen, und gern jede Gelegenheit nutzen, um den Außenseiter anzugreifen.

Die Gurus, denen ich begegnet bin, waren der gleichen Meinung wie die alten Rishis, die besonderen Wert auf die praktische Annäherung an ein spirituelles Ziel legten und die das Göttliche eher als Folge der praktischen Anwendung der Lehren sahen und weniger als intellektuelle Spekulation.

Eine wichtige Frage taucht immer wieder auf: Soll der Yoga-Schüler Sanskrit lernen? Besteht eine natürliche Neigung oder der Wunsch, sollte man ihn ruhig dazu ermutigen, sofern sein Interesse nicht ausschließlich intellektueller Natur ist. Was zählt, das ist die Motivation und das dadurch zu gewinnende Verständnis. Man hat Christen niemals angehalten, Aramäisch, Hebräisch oder Altgriechisch zu lernen, damit sie den Ursprung ihrer Religion besser verstehen. Auch wenn es von Vorteil ist, wenn man eine Schrift in der Originalsprache lesen kann, wäre es doch ungeheuer schwierig, sich selbst in jene Epoche zurückzuversetzen, um beispielsweise zu erfahren, wie die Juden zur Zeit Christi fühlten, wie sie über bestimmte Worte und Ereignisse dachten. Der verstorbene Dr. Lamsa, der Verfasser des Buches *Light on the Gospels* (Licht auf die Evangelien), drückte sein Erstaunen darüber aus, was die modernen Christen aus den alten Lehren gemacht haben, und daß Begebenheiten, die noch heute im Heiligen Land als etwas ganz Selbstverständliches angesehen werden, zu Wundern erhoben worden sind. Etwas Ähnliches geschieht jetzt mit den indischen und tibetanischen Lehren, und ich stimme dem Dalai Lama zu, daß der westliche Geist ein anderes Verständnis davon entwickeln wird.

Als Bewohner des Westens müssen wir stets von unserer eigenen Kultur ausgehen und soweit wie nur möglich mit den Mitteln der westlichen Psychologie arbeiten, erst dann dürfen wir die Yoga-Lehren mit einbeziehen. Die Bewältigung der psychologischen Aufgabe, die Aspekte der eigenen Persönlichkeit zu erkennen, sich selbst anzunehmen und Illusionen abzustreifen, wird uns das Tor zum Verständnis und zur Anwendung der Yoga-Psychologie öffnen. Danach wird sich Sadhana mühelos einstellen. Das Ziel geht dann weit darüber hinaus, ein besserer Mensch zu werden, damit wir mit der Familie und den Mitarbeitern auskommen und dafür sorgen, daß das Leben ohne Schwierigkeiten verläuft. Das Ziel ist es jetzt, das zu werden, was Swami Sivananda als »eine auf jedem Gebiet entwickelte harmonische Persönlichkeit« bezeichnet, und der Wahrnehmung des Göttlichen in uns selbst näherzukommen, die Selbstverwirklichung zu erreichen und Gott in uns selbst zu verwirklichen.

Es ist einfach, zu behaupten, daß alles unwirklich ist und daß allein das Bewußtsein real ist. Leuchtet die Erkenntnis nicht als blitzartige Eingebung in uns auf, können wir nur durch eine Art Klärungsprozeß zu diesem Schluß kommen. Erst wenn die göttlichen Lehren den Schüler erheben, wenn sie ihn inspirieren oder wenn sie ihm Nutzen bringen, und wenn er darüber hinaus bereit ist, auch die erforderliche Mühe und Arbeit auf sich zu nehmen, dann kann er den neuen Weg beschreiten. Ich hoffe, daß meine neue Sicht den Zugang zu den Asanas des Hatha-Yoga erleichtert und dem Schüler hilft, das Kräftepotential zu entwickeln, das im Innern eines jeden Menschen darauf wartet, erschlossen zu werden.

# Anmerkungen

# Einführung

1. Die indische Kultur ist ein zu vielschichtiges Thema, als daß wir uns hier damit beschäftigen könnten. Literatur darüber ist in den Literaturhinweisen am Schluß des Buches genannt.
2. Das Kundalini-System ist eine uralte Form des Yoga mit ganz präzisen Anweisungen. Das Ziel ist, eine höhere Bewußtseinsstufe zu erreichen. Zur Beschreibung dieser Bewußtseinsebenen (Chakras) wird eine Symbolsprache verwendet. Die Chakras sind in diesem Buch gelegentlich erwähnt. Weitere Informationen über das Kundalini-System in Swami Sivananda Radha, *Kundalini: Yoga for the West*.
3. Sivananda Radha, *Mantras: Words of Power*.
4. Siehe dazu auch den letzten Abschnitt mit Fußnote im Kapitel »Ein Wort der Verfasserin«.
5. Die geheime Wirkung der Asanas besteht in einem gewissen Druck (Massage). Man hat festgestellt, daß diese Wirkung Ähnlichkeit mit der Akupunktur hat.
6. Kuvalayananda, *Yoga Therapy*, 24.
7. Iyengar, *Licht auf Yoga*, Seite 18.
8. Das Patanjali-System des Raja-Yoga kennt acht Glieder oder Stufen des Yoga, die es dem Schüler ermöglichen, sich zu einem im Gleichgewicht befindlichen Menschen zu entwickeln. Zu den acht Stufen gehören physische, ethische und mentale Praktiken. Siehe dazu auch die im Literaturverzeichnis genannten Bücher von Wood, Vivekananda und Taimni über Raja-Yoga.
9. Maslow, *A Philosophy of Psychology*.
10. Mehr darüber bei Walsh und Vaughan, *Psychologie in der Wende*.
11. Green, *On the Meaning of Transpersonal*, 37.
12. Bakan, *Belief and the Management of Chronic Pain*, 41.
13. Siehe dazu Sivananda Radha, *Kundalini: Yoga for the West*.
14. »Mindwatching«: Diese Achtsamkeit des Geistes wird entwickelt, indem man zehn Minuten lang die Augen schließt und darauf achtet, was sich vor dem »geistigen Auge« abspielt. Die folgenden zehn Minuten schreibt man das Wahrgenommene nieder. Je nach dem Ergebnis dieser Beobachtung kann es notwendig erscheinen, die Übung des öfteren zu wiederholen, um Verständnis für die Arbeitsweise des eigenen Geistes zu entwickeln. Die Aufzeichnungen lassen auch Hindernisse oder Behinderungen sichtbar werden, bei denen es sich wahrscheinlich um ernste Probleme handelt. Es ist unbedingt notwendig, sich damit auseinanderzusetzen, wenn die angestrebte Konzentration erreicht werden soll. Diese Probleme machen sich zumeist auch im körperlichen Bereich bemerkbar, etwa als Angst vor einer bestimmten Übung, durch das Unvermögen, sich in einer bestimmten Weise zu beugen oder sich in eine angegebene Richtung zu drehen, o. ä.

## Der Berg

1. »In unserer Epoche – möglicherweise mehr als in jeder vorangegangenen – benötigt der Stadtbewohner diese spirituelle Wiedergeburt, die von den geheiligten Bergen der Erde vermittelt wird. Wenn unsere Zivilisation Bestand haben soll, müssen deren urbane Fesseln gesprengt werden, auf daß wir mit der Großen Mutter in Eintracht leben. Wie die Meister, so müssen auch wir die Musik der Stille, die Einsamkeit, die Inspiration der erhabenen Orte kennenlernen.«
Evans-Wentz, *Cuchama – Heilige Berge der Welt*, Seite 57.
2. Eliade, *Cosmos and History*, 12.
3. Zwei Beispiele für die göttliche Inspiration auf einem Berg sind Jesus (die Bergpredigt) und Moses (die Zehn Gebote). Siehe Neues Testament, Matth. 5, und Altes Testament, Exodus 19.
4. Der Himalaya symbolisiert den weiblichen Aspekt der Schöpfungskraft in Gestalt der Mena, der Gattin des Himavat (das ist der Name des personifizierten Himalaya) und deren Tochter Parvati, die das Herz des Gottes Shiva gewann. (Nach Dimmitt, *Classical Hindu Mythology*, 157.)
5. »Jeder Berg rund um den Globus ist ... gleichsam eine wache, schweigsame und beschützende Gottheit, die zukünftigen Zeiten geduldsam und beharrlich entgegenblickt, bis die Menschheit zum göttlichen Wesen herangewachsen sein wird – hier auf Erden in der göttlichen Schule der Welt.«
Evans-Wentz, *Cuchama – Heilige Berge der Welt*, Seite 39.
6. »... der heiligste Berg der Hindus und Buddhisten ... er ist nie erstiegen worden.« Tobias, *The Mountain Spirit*, 213. Auch die Ureinwohner Amerikas hatten ihre heiligen Berge. In seinem Buch bezeichnet W. Y. Evans-Wentz den Cuchama im Grenzgebiet zwischen Kalifornien und Mexiko als »einen der heiligsten Berge der Erde«.
Eine lebendige Beschreibung des heiligen Berges gibt Lama Anagarika Govinda in seinem Buch *Der Weg der weißen Wolken*. Hier ein kurzgefaßter Auszug aus Teil 5, Kapitel 1: »Persönlichkeit ist eine Macht, die Menschen auf andere ausüben, ohne es zu wollen; und diese Macht hat ihre Ursache in der Beständigkeit, Konsequenz und Harmonie des Charakters ... Wenn ähnliche Qualitäten in einem Berg vorhanden sind, erscheint er uns als ein Gefäß kosmischer Kräfte, und wir empfinden ihn als einen heiligen Berg.
Die Macht eines solchen Berges ist so groß und zugleich so subtil, daß Menschen von nah und fern ... sich von ihm angezogen fühlen, wie von einem unsichtbaren Magneten, und unsagbare Mühen und Entbehrungen auf sich nehmen in dem unerklärlichen Drang, sich dem Zentrum dieser heilversprechenden Macht zu nähern und ihr Verehrung darzubringen.
... der religiös empfindende Mensch (ist nicht) von der Idee beherrscht, den Berg ›erobern‹ oder ›bezwingen‹ zu wollen ... Er öffnet seine Seele dem Geist des Berges und läßt sich von ihm in Besitz nehmen ...
Aber selbst unter den mächtigsten Bergen sind nur wenige von solch außergewöhnlichem Charakter und so besonderer Lage, daß sie Symbole höchsten

menschlichen Strebens werden, wie es sich in alten Kulturen und Religionen äußert, und allein diese wenigen werden zu Meilensteinen auf dem endlosen Weg der Menschheit nach Vollkommenheit und Selbstverwirklichung...«
7. Immanuel von Swedenborg, *Enthüllte Offenbarung Johannis*, S. 437–438.

## Der Kopfstand

1. Das Bild des umgekehrten Baumes, das in der *Bhagavadgita* (15, 1–2) und in den *Katha-Upanischaden* (6, 1) auftaucht, gibt es nicht nur im indischen Kulturkreis. Joseph Campbell hat in seinem Buch *The Mythic Image* Parallelen im Mittleren Osten und im Westen gefunden. Er erwähnt die *Kabbala* sowie die Schriften des flämischen Mystikers Jan van Ruysbroeck und Dantes. »Der Vorstellung eines aufrecht stehenden und eines auf dem Kopf stehenden Baumes begegnet man in einem zeitlich und räumlich weitgespannten Bereich, der sich von Platon bis Dante und von Sibirien bis Indien und Melanesien erstreckt.« *Coomaraswamy, I: Selected Papers*, 386.
2. Eine nähere Beschreibung der Chakras gibt Swami Sivananda Radha in *Kundalini: Yoga for the West*.
3. Siehe dazu ebenfalls *Kundalini: Yoga for the West*.
4. »Prana ist die Lebenskraft, sie wird oft auch als Lebenshauch oder Atem bezeichnet. Prana ist Bewußtsein, die feinstoffliche Lebenssubstanz, die alle sichtbar gewordenen Formen durchdringt. Prana ist die Gesamtsumme aller im Universum vorhandenen Energie, der Urenergie im manifestierten, nicht manifestierten und nuklearen Zustand.« (Ebenfalls *Kundalini: Yoga for the West*.)

## Das Dreieck

1. Siehe dazu auch Seite 36.
2. Der Yogameister B. K. S. Iyengar entwickelt diese Stellung, indem er sie in einzelne Schritte unterteilt. Dabei wird besonderer Wert auf das körperliche Gleichgewicht, auf die Haltung, auf schnelle Bewegungen (indem man etwa mit einem Sprung zur nächsten Phase übergeht) und auf die richtige Konzentration gelegt.

## Der Pflug

1. J. J. Bachofen, *Myth, Religion and Mother Right*, 191–192.
2. »Nun gibt es... eine Mythologie, die mit der Befruchtung der Erde, mit dem Setzen und Ziehen der Nahrungspflanzen zu tun hat... Ein solcher Mythos wird eine Ackerbau- oder Pflanzertradition begleiten. Aber in einer Jägerkultur werden Sie ihn nicht finden« (Campbell, *Die Kraft der Mythen*,

S. 61). Campbell ist weiter der Ansicht, daß die Ackerbauer und Pflanzer davon ausgehen, daß das Samenkorn in den Mutterleib gepflanzt wird. Das Pflügen gilt bei ihnen als Zeugung, und das Wachsen des Samens als Geburt (Campbell, *The Masks of God; Primitive Mythology*, 66).

In manchen Kulturen waren auch Frauen symbolisch am Akt des Pflügens beteiligt. »Von den Frauen glaubt man zuweilen, daß sie Regen machen können, wenn sie pflügen oder vorgeben, es zu tun. So haben die Pshaws und Chewsurs des Kaukasus eine Zeremonie, die sich das Regenpflügen nennt und die sie in Zeiten der Dürre ausüben. Mädchen spannen sich vor den Pflug, ziehen ihn in einen Fluß und waten dabei bis zur Hüfte im Wasser.« Ähnliche Gebräuche fand man in Armenien, in Siebenbürgen, in der kaukasischen Provinz Georgien und in einigen Gegenden Indiens. James George Frazer, *Der goldene Zweig*, S. 102.

3. »Pflügen bedeutet das Aufspalten der Materie aus ihrem Urzustand in die Vielfalt der Schöpfung, das Öffnen der Erde für die Einflüsse des Himmels, die Herrschaft des Menschen über die Erde, Fruchtbarkeit. Der Pflug ist dem Phallus vergleichbar, und die Pflugschar dringt in die Erde ein; die Akkerfurche ist weiblich. Bei den Indianern Nordamerikas aber auch in anderen nomadischen Gesellschaften gilt das Pflügen als etwas Böses, als eine Schändung des Körpers der Mutter Erde.«
Cooper, *Illustrated Encyclopaedia of Traditional Symbols*, 133.

4. »In China kommt dem Getreideanbau im Leben der Nation eine so große Bedeutung zu, daß der Kaiser dem Volk in jedem Frühjahr durch das zeremonielle Pflügen eines geweihten Feldes ein Beispiel gab. Dazu wurde ein reich verzierter Pflug verwendet, der allein diesem Zweck vorbehalten war.«
Williams, *Outlines of Chinese Symbolism*, 1.

5. Bayley, *Lost Language of Symbolism*, Part 2, 258.

6. Ebenda, 256.

7. Der Pflug wird auch in den Überlieferungen des Ostens als Instrument zur Offenbarung verborgener Schätze angesehen. Eine Geschichte des *Ramayana* macht das besonders deutlich: Janaka, ein König, der sich der Lehre und Übung des Karma-Yoga widmete, fand einmal ein wunderschönes kleines Mädchen, als er die Erde des heiligen Bodens pflügte. Er nahm das Kind zu sich und nannte es Sita. Sita wurde später die Gattin Ramas.

8. Der Pflug als Werkzeug der Weisheit spielt auch im Leben des Milarepa eine Rolle. Milarepa ist ein tibetanischer Yogi, der die Selbstverwirklichung in einem einzigen Leben erreichte, indem er seinen Geist durch harte Arbeit, Ausdauer und strenge spirituelle Übungen zu beherrschen lernte. Sein Guru sagte über ihn: »Da du allen Chhang austrankst und das ganze Feld pflügtest, wußte ich gleich, daß du ein würdiger Schüler wärest und alle geistigen Wahrheiten, die ich zu geben hatte, aufnehmen würdest.« Evans-Wentz, *Milarepa, Tibets großer Yogi*, S. 107.

Einmal war Milarepa selbst mutlos geworden, weil er keinerlei Fortschritt feststellen konnte. Da hatte er einen Traum: »Eines Nachts pflügte ich im Traum ein sehr verkrustetes Stück Land, was all meine Kraft in Anspruch nahm. Als ich verzweifelt diese Arbeit aufgeben wollte, erschien mein gelieb-

ter Guru Marpa in himmlischen Höhen und ermahnte mich: ›Mein Sohn, biete all deine Willensstärke auf und pflüge weiter, es wird dir gelingen, auch wenn der Boden noch so hart ist.‹ Marpa selbst führte das Gespann; die Erde ließ sich nun ganz leicht pflügen. Das Feld brachte reiche Ernte. Als ich erwacht war, erfüllte mich der Traum mit großer Freude.«
Ebenda, S. 148.

## Der Bogen

1. Herrigel, *Zen in der Kunst des Bogenschießens*, Seite 7. Weiter heißt es bei Herrigel über das Bogenschießen, daß »dessen Ziel in einem geistigen Treffen besteht: so daß also der Schütze im Grunde genommen auf sich selbst zielt und dabei vielleicht erreicht, daß er sich selbst trifft ... Bogenschießen (ist) nach wie vor eine Angelegenheit auf Leben und Tod in dem Maße, wie es Auseinandersetzung des Schützen mit sich selbst ist; ... In dieser Auseinandersetzung des Schützen mit sich selbst zeigt sich also erst das geheime Wesen dieser Kunst ... Je hartnäckiger Sie dabei bleiben, das Abschießen des Pfeiles erlernen zu wollen, damit Sie das Ziel sicher treffen, um so weniger wird das eine gelingen, um so ferner das andere rücken. Es steht Ihnen im Wege, daß Sie einen viel zu willigen Willen haben. Was Sie nicht tun, das, meinen Sie, geschehe nicht.« ( S. 12, 13, 41).
2. »Der Flug unseres spirituellen Pfeils ist eine Bewegung und ein Sichtbarwerden aus der völligen Dunkelheit heraus, ein Auftauchen aus dem Helldunkel des Raumes unter der Sonne in den Bereich des spirituellen Lichtes, wo weder eine Sonne noch ein Mond scheint, sondern nur das Licht des Geistes, der sich selbst erleuchtet.« Coomaraswamy, I: *Selected Papers*, 447.
3. Die Bibel, Genesis 9, 12 – 15. Dieser Bogen stellt das höhere Bewußtsein dar und bildet die Verbindung zwischen Gott und dem Menschen.
4. Cooper, *Illustrated Encyclopaedia of Traditional Symbols*, 24.
5. Zimmer, *Philosophie und Religion Indiens*, S. 136.
6. Mehr über die Gestalt des Krishna in den im Literaturverzeichnis aufgeführten Quellen zur Hindu-Mythologie.
7. Rama gilt als Zerstörer des Bösen.
8. *Larousse*, 278. Weitere Geschichten, bei denen der Bogen eine Rolle spielt, finden sich bei Tawney, *Ocean of Story*, und im indischen *Mahabharata*. Besonders interessant ist die in diesem Heldenepos enthaltene *Anugita*. Dort heißt es, es sei wichtiger, Herr über den eigenen Geist zu sein, als die äußeren Feinde zu besiegen. Ein König und Weiser namens Alarka, der mit seinem Bogen diese Welt bis an den Ozean erobert und viele Heldentaten vollbracht hatte, wandte sich schließlich den höheren Dingen zu. Alarka sagte: »Mein Geist wird zu stark. Nur der Sieg ist von Dauer, bei dem der eigene Geist besiegt wird. Obgleich ich von Feinden umringt bin, werde ich meine Pfeile nicht in ihre Richtung schicken ... Ich werde die scharfkantigsten Pfeile auf meinen Geist richten.«

9. Upanishaden: *Die Geheimlehre der Inder*, Mundaka-Upanishad, Seite 183. In der buddhistischen Überlieferung stellt der Bogen die Willenskraft dar. »Der Bogen ist der Geist, der die Pfeile der fünf Sinne aussendet.« Cooper, *Illustrated Encyclopaedia of Traditional Symbols*, 24.
10. *Bhagavadgita*, I, 28–30. In manchen religiösen Zeremonien gilt der Bogen als Symbol für den Krieger, der die Feinde tötet (*Satapatha Brahmana*, III: 5, 3).
    Eine andere hinduistische Überlieferung berichtet von der Kraft, die das Spannen eines besonderen Bogens erfordert, mit dessen Hilfe ein göttlicher Schatz zu gewinnen ist. Es handelt sich hier um den bereits erwähnten Bericht, wie Rama seine Frau Sita zur Ehe gewann. Coomaraswamy, *Myths of the Hindus and Buddhists*, 28.
11. Sivananda Radha, *Kundalini*: Yoga for the West, 308.
12. Gibran, *Der Prophet*, Seite 16–17.
13. Milindapanha, *Die Fragen des Königs Milinda*, S. 337.

## Der Baum

1. Das Symbol des Baumes, das in vielen Kulturen der Welt erscheint, hatte ursprünglich die Bedeutung eines »Mittelpunkts der Welt, einer lebendigen Achse, deren Spitze den höchsten Gipfel des Weltenberges berührt und der bis zum Himmel hinaufreicht.« Eliot, *Myths*, 110.
2. Der Baum ist »ein Symbol für den Menschen oder für das Menschenwesen auf allen Ebenen, das bescheidene Ebenbild des göttlichen Wesens, nach dessen Bild der Mensch geschaffen ist. Da Gott der Baum des Lebens ist, so ist es auch der Mensch ... Der ›Baum‹ ist in der Tat die beste Analogie, die es für das ›Reich Gottes‹ auf Erden wie im Himmel geben kann. Denn als Sinnbild der Evolution des göttlichen Lebens spiegelt die Entwicklung des Samens zum Sprößling, das Wachstum der Wurzeln, des Stammes, der Zweige, Blätter, Blüten und Früchte den ganzen kosmischen Prozeß. Er zeigt darüber hinaus, wie herrlich und wunderbar das große spirituelle Universum als Urbild der Erscheinungswelt vom göttlichen Baumeister, seinem Ursprung und seiner Mitte, entworfen ist, mit Leben erfüllt und unterhalten wird.« Gaskell, *Dictionary of All Scriptures and Myths*, 765, 766.
3. »Sagen und Legenden, bei denen ein Baum mit goldenen Äpfeln oder Feigen eine Rolle spielt, der Honig oder Ambrosia spendet, der von Drachen bewacht wird oder von dem Leben, Glück, Ruhm, Kraft und Reichtum des Helden abhängen, gibt es bei allen indogermanischen Völkern in großer Zahl, in Indien und in Persien, in Rußland und in Polen, in Schweden und in Deutschland, in Griechenland und in Italien.« Gubernatis, *Zoological Mythology*, II, 410.
    Vom spirituellen Menschen wird gesagt: »Er ist wie ein Baum, der an Wasserbächen gepflanzt ist, der zur rechten Zeit seine Frucht bringt und dessen Blätter nicht welken.« *Die Bibel*, Psalmen 1, 3.

»Mit dem Himmelreich ist es wie mit einem Senfkorn, das ein Mann auf seinem Acker säte. Es ist das kleinste von allen Samenkörnern; sobald es aber hochgewachsen ist, ist es größer als die anderen Gewächse und wird zu einem Baum, so daß die Vögel des Himmels kommen und in seinen Zweigen nisten.« Matthäus 13, 31–32.
4. Freund, *Myths of Creation*, 108–109.
   Der Baum wurde in den Mythen vieler sehr unterschiedlicher Kulturen verwendet, um den Ursprung der menschlichen Rasse zu erklären. Beispiele dafür sind in der *Encyclopedia of World Mythology* enthalten.
5. Bei den Asmats, einem Stamm im ehemals niederländischen Teil Neuguineas, gibt es eine Sage, in der es heißt, daß sich ein einsamer Magier nach Gemeinschaft sehnte. Er schnitzte sich einige Figuren aus Holz und erweckte sie zum Leben, indem er vor ihnen tanzte und die Trommel schlug.
6. Die Verehrung von Bäumen war in ganz Europa verbreitet. James Frazer schreibt darüber: »Nichts konnte natürlicher sein. Denn zu Beginn seiner Geschichte war Europa mit ungeheuren Urwäldern bedeckt, in denen die wenigen, verstreuten Lichtungen wie Inseln in einem grünen Meer erschienen sein müssen.« Frazer, *Der goldene Zweig*, S. 159.
   Die Druiden, die Mayas und die Israeliten hielten ihre Zeremonien in heiligen Hainen ab. Es ist interessant, daß in so weit auseinanderliegenden Kulturen eine derartige Ähnlichkeit der religiösen Handlungen besteht. Siehe Churchward, *Signs and Symbols of Primordial Man*, 181.
7. Campbell, *Primitive Mythology*, 212. Nach Campbell ist dieser Baum auch in den höheren Kulturen der Maya-Azteken, in den späteren Perioden Perus sowie in Ägypten, Mesopotamien, Indien und China zu finden.
8. Campbell schreibt in *The Mythic Image*: »Nach der buddhistischen Legende . . . besteht der ganze Sinn der Lehre darin, daß man durch das bewachte Tor eindringen und den Baum entdecken muß: den Bodhi-Baum, den Baum des Erwachens zur Allwissenheit.«
9. Peck, *Egyptian Drawings*, 112.
10. Larousse, *World Mythology*, 365.
11. Ebenda, 399.
12. In der christlichen Überlieferung des Mittelalters sind viele Legenden über die Olive zu finden. Zu den wichtigsten gehört die folgende: Als Adam starb, gab der Engel, der das Paradies bewachte, Seth je ein Samenkorn der Olive, der Zeder und der Zypresse, die Adam in den Mund gelegt wurden. Aus seinem Grab trieben Schößlinge, die zu einem einzigen Baum mit drei Stämmen zusammenwuchsen. Von diesem Baum pflückte später die Taube Noahs das symbolische Blatt, unter diesem Baum weinte David, und es war auch dieser Baum, den der weise Salomon fällte. Da sein Holz zu hart war und man es nicht zum Bauen verwenden konnte, benutzte man es als Brücke, auf der die Königin von Saba den Sumpf überquerte. Schließlich wurde daraus der Fuß des Christuskreuzes. *Encyclopedia of World Mythology*, 244.
13. Es scheint, als ob einst die Meinung weit verbreitet war, das Kreuz der

Christenheit sei eigentlich ein Baum gewesen. Erst im Jahre 608 wurde Christus als Mann am Kreuz dargestellt. Bayley, *The Lost Language of Symbolism*, II, 267.
14. Der immergrüne Baum symbolisiert Wintersonnenwende, Neujahr und Neubeginn. Es ist der Baum der Wiedergeburt und des ewigen Lebens, der Paradiesbaum der Lichter und Geschenke, der des Nachts erstrahlt. Jedes Licht ist eine Seele, doch die Lichter stellen zugleich die Sonne, den Mond und die Sterne dar, die in den Zweigen des Weltenbaumes leuchten. Cooper, *Illustrated Encyclopaedia of Traditional Symbols*, 35.
15. *Die Fragen des Königs Milinda*, S. 373.

## Der Lotos

1. Nach Heinrich Zimmer ist die Gestalt der auf einem Lotos stehenden oder thronenden Göttin bis in frühere Kulturen zurückzuverfolgen, als die Erdmutter über weite Erdteile hin verehrt wurde. Darstellungen dieser Göttin fand man im Nahen Osten, in den Ländern rund um das Mittelmeer, am Schwarzen Meer und in Mesopotamien: »... so liefert sie einen Faden zu einer vorarischen Verbindung zwischen Indien und den Ursprüngen unserer westlichen Tradition in Mythos und Sinnbild.« Als patriarchalische Gruppen die Herrschaft über die Induskultur übernahmen, wurde »die große Mutter ... aus ihrem Lotos herausgenommen und Brahma an ihre Stelle gesetzt.« Zimmer, *Mythen und Symbole in indischer Kunst und Kultur*, S. 104, 108.
2. Cooper, *Illustrated Encyclopaedia of Traditional Symbols*, 101.
3. C. A. S. Williams beschreibt in dem Buch *Outlines of Chinese Symbolism and Art Motives* die praktische Nutzung des Lotos in China.
4. Nefer-Tem wird des öfteren mit dem von einem federähnlichen Gebilde gekrönten Lotoszepter dargestellt. »Manchmal erscheint er in religiösen Szenen mit der Lotosblüte, oder mit der Lotosblüte und dem Federbusch auf dem Kopf.« In einer Inschrift der Pyramide des Unas wird »der tote König mit einem Lotos an den Nasenöffnungen des großen Sekhem verglichen ... ›Unas ist wie Nefer-Tem aus dem Lotos zu den Nasenöffnungen des Ra aufgestiegen‹.« Budge, *Gods of the Egyptians*, I, 520–521.
5. »Die Lotosblüte, die sich aus ihrer eigenen Substanz vermehrt und dazu nicht den Erdboden braucht, ist ein Symbol der spontanen Zeugung. Und der Lotos, der als Sitz oder Thron Buddhas dient, ist daher ein Hinweis auf die göttliche Geburt ... Die Lotosblüte, die der Gläubige der Gottheit zum Opfer bringt, ist das Symbol für die Hingabe der eigenen Existenz an ihren Ursprung, für die Hingabe der eigenen Natur an Buddha, für den Verzicht auf ein unabhängiges Dasein.« Saunders, *Mudra*, 159.
6. »Ontologisch bezeichnet der Lotos eine solide Grundlage in der Mitte der Existenzmöglichkeiten, eine Manifestation ... die im wesentlichen in der Verstandeswelt und später auch in der Sinnenwelt erzeugt wird; ethisch

bedeutet er die Loslösung besonders für den, der zwar in dieser Welt lebt, aber nicht an sie gefesselt ist.« Ebenda, 160.

7. In den Chandogya-Upanischaden heißt es über das Wesen der Seele: »Im Innern der Stadt Brahmans, nämlich des Leibes, ist das Herz, und hier im Herzen ist ein kleines Haus. Dieses kleine Haus hat die Gestalt einer Lotosblüte, und in ihr weilt das, was wir suchen, was wir erforschen, was wir erkennen sollen.« *Die schönsten Upanischaden*, S. 115.

Ein ähnlicher Gedanke taucht in den Maitri-Upanischaden auf: »Derjenige, der im Lotos des Herzens wohnt und Nahrung zu sich nimmt, gleicht jenem Sonnenfeuer, das im Himmel seine Wohnung hat und Zeit genannt wird, dem Unsichtbaren, das alles als seine Nahrung verschlingt. Was ist der Lotos und woraus besteht er? Der Lotos gleicht sicherlich dem Raum. Die vier Himmelsrichtungen und die vier dazwischenliegenden Richtungen bilden die Form seiner Blütenblätter. Der atmende Geist und die Sonne, beide bewegen sich aufeinander zu.« Hume, *Thirteen Principle Upanishads*, 262.

8. Das Wasser beeinflußt nicht nur das Verhalten der Lotospflanze. Das Wasser ist veränderlich und paßt sich rasch jeder Luftbewegung, unterschiedlichen Temperaturen, Begrenzungen, Tiefenströmungen und oberflächlichen Wellen an. Das Wasser reizt oft zu Vergleichen mit dem Leben selbst, darauf weisen viele Redensarten hin. »Das Wasser steht ihm bis zum Hals« heißt, daß sich jemand in Bedrängnis befindet. Die Unannehmlichkeit einer »kalten Dusche« steht für eine unvorhergesehene Enttäuschung oder Ernüchterung. Denken Sie aber auch an Wendungen wie »Hohe Wellen schlagen«, »Kein Wässerchen trüben«, »In einem Meer von Seligkeit schwimmen«, »Von der Welle des Erfolgs getragen werden« oder »Die Wogen glätten«.

Der Lotos mit seinem langen biegsamen Stengel paßt sich jeder Welle an, die der Wind aufwirbelt. Wie die Wassertiefe die Länge des Stengels bestimmt, sind auch Flexibilität und Beständigkeit von Körper und Geist eng miteinander verbunden.

9. Siegel, *Sacred and Profane Dimensions of Love*, 197–198.

# Der Fisch

1. Wasser ist eines der vier Elemente, die zu den acht für die Erhaltung und Erleuchtung aller Lebewesen unverzichtbaren Kräften gehören. Die anderen sieben sind Erde, Luft, Feuer, Sprache, Verstand, Auge und Ohr. (*Die schönsten Upanischaden*, S. 42.) In der *Bhagavadgita* heißt es: »Erde, Wasser, Feuer, Luft, Äther, Geist, Verstand und Selbst-Sinn: dies ist meine achtfach geteilte Natur.« (*Die Bhagavadgita*, S. 244.)

Das Kundalini-System verbindet jedes Chakra oder jede Bewußtseinsebene mit einem Element. Dem ersten ist die Erde zugeordnet, dem zweiten das Wasser, dem dritten das Feuer, dem vierten die Luft, und dem fünften der Äther. (Siehe Swami Sivananda Radha, *Kundalini: Yoga for the West*).

2. Ommanney, *The Fishes*, 36, 37.
   Über die Kraft des Wassers aus der Sicht des Yogis siehe ebenfalls Swami Sivananda Radha, *Kundalini: Yoga for the West*, 115.
3. Fische haben einen »echten sechsten Sinn, der es ihnen ermöglicht, sehr genau bereits die geringsten Veränderungen der Wasserströmung wahrzunehmen. Diesen sechsten Sinn besitzen nur die Fische. Er wirkt durch ein System von Kanälen, die unter der Haut sitzen.« Dieses Kanalsystem wird sichtbar »durch eine Reihe von Schuppen an der Seite des Fisches, die sich in ihrer Form von den anderen Schuppen unterscheiden«. Ommanney, *The Fishes*, 40, 44.
4. Eine Geschichte aus Finnland berichtet von einem kaltblütigen Fisch, der einen Feuerfunken verschlingt, eine Gabe des Schöpfers. Dieser Fisch wird von einem größeren Fisch gefressen, der wieder von einem noch größeren verschlungen wird. Der Sohn der Sonne schneidet den Bauch des größten Fisches, des grauen Hechts, auf, dann den der Forelle und schließlich den des Herings. In seinem Magen findet er endlich den Funken, den die Menschen erhalten, damit sie ihr Essen kochen und Feuer anzünden können, das sie vor dem Erfrieren rettet und ihnen das Licht schenkt. *Penguin Book of World Folktales*, 286–292.
5. Ein Fisch, der in Wahrheit eine verzauberte Nymphe war, schluckte den Samen des Königs Vasu. Zehn Monate später wurde er von einem Fischer gefangen. Der fand im Bauch des Fisches einen kleinen Jungen und ein wunderschönes Mädchen. Den Jungen nahm der König zu sich, das Mädchen aber, das den Namen Satyavati, das heißt die Wahrheit, erhielt, blieb als Tochter bei dem Fischer, denn von ihr ging ein unerträglicher Fischgeruch aus. Sie wurde von einem Yogi begehrt, den ihre Schönheit überwältigte, doch sie flehte ihn an, ihre Reinheit nicht zu verletzten. Der Yogi war von ihrem Charakter beeindruckt und erfüllte ihr den Wunsch nach einem angenehmen Geruch, und nachdem sie einem Knaben das Leben geschenkt hatte, wurde ihre Jungfräulichkeit wiederhergestellt. Der Name des Knaben war Vyasa. Er half bei der Übersetzung der Veden und war auch der Verfasser einiger Puranas. Nach Campbell, *The Masks of God: Oriental Mythology*, 328–330, 336.
6. In der jüdischen Überlieferung wird Jonas als »wiedergeboren aus dem Wal« bezeichnet. Außerdem heißt es im *Midrasch*, daß Jonas im Bauch des Fisches die Seele des von Scheol verschlungenen Menschen verkörpert. Campbell, *The Masks of God: Creative Mythology*, 13.
7. Hier handelt es sich um eine bekannte Hindu-Sage über eine Zeit, als der menschliche Geist so hoch entwickelt war, daß man die geschriebene Sprache nicht mehr brauchte. Die Veden wurden überliefert, indem man sie auswendig lernte. Wäre also der Mensch ausgestorben, dann wäre damit auch das Wissen verloren gewesen.

## Die Kobra

1. »In der griechischen Mythologie ... stellt die Schlange das Prinzip des Lebens dar, das dem Kreislauf ewiger Erneuerung unterworfen ist und den Tod überwindet.«
Campbell, *Occidental Mythology*, 259.
Der Ouroboros, die mythologische Figur einer Schlange, die sich in den eigenen Schwanz beißt, gilt in vielen Kulturen als das Symbol der sich selbst erneuernden Kraft.
2. Quetzalcoatl, der gefiederte Schlangengott der Azteken in Mexiko, war ein Fruchtbarkeitsgott.
Siehe Neumann, *Die große Mutter*, S. 197.
Auch die Schlangengöttin des alten Europa, die in vielen verschiedenen Formen dargestellt wurde, stand in Beziehung zur Fruchtbarkeit. In Kreta war sie als Hausgöttin bekannt. Hutchinson, *Prehistoric Crete*, 108.
3. »Die Energie und Substanz, die das Universum und folglich auch den Menschen erhält, wird in Indien durch die Gestalt der Schlange dargestellt. Der Yogi ist der Beherrscher dieser Kraft.«
Campbell, *Primitive Mythology*, 436.
4. Das Wasser des Flusses Yamuna war von der schwarzen Schlange Kaliya vergiftet worden, und wer mit diesem Wasser in Berührung kam, war auf der Stelle tot. Krishna sprang in den Fluß, aber da er ein Gott war, brauchte er nicht gegen die Schlange zu kämpfen, sondern trieb vielmehr seinen Scherz mit ihr. Der wütende Kaliya wirbelte und wand sich, als er Krishna zu bezwingen suchte. Der aber stieg voller Anmut auf den Kopf der Schlange und begann zu tanzen. Als Kaliyas Frauen erkannten, daß Krishnas tanzende Füße den Kopf zu zermalmen drohten, flehten sie darum, ihren Gatten von seinen bösen Taten freizusprechen. In seiner großen Güte gewährte Krishna ihre Bitte und verbannte Kaliya auf eine Insel im Meer.
*Bhagavata Purana*, X, 16.
5. Die Schlange wurde unter anderem von den Griechen, den Chinesen, den Franzosen und den Afrikanern mit dem Regenbogen in Verbindung gebracht. »Die himmlische Schlange ... ist das Symbol für den Regenbogen und kann eine Brücke von dieser Welt in die nächste bilden.«
Cooper, *Illustrated Encyclopaedia of Traditional Symbols*, 148–150.
6. Die ägyptische Krone ist mit dem Kopf einer Kobra geschmückt und symbolisiert in dieser kaum besser denkbaren Form die Weisheit, die aus klarem Denken, Urteilsfähigkeit, Mut und Einsicht in die intuitiven Fähigkeiten entsteht.
7. Außer den Schlangenbeschwörern gibt es kaum einen Menschen, der sich genügend für die Schlangen interessiert, um sich mit ihrem Verhalten und mit ihrem Gift zu beschäftigen. Nur bei Wissenschaftlern ist diese Art von Interesse zu finden, und das mag auch der Grund dafür sein, daß der von einer Schlange umwundene Stab, der Äskulapstab, schon früh zum Symbol der Heilkunde und der Ärzte wurde. Der Merkurstab, ein geflügelter und

ebenfalls von Schlangen umwundener Stab, soll an den Götterboten Merkur erinnern und ist das Sinnbild des Handels. Heinrich Zimmer verfolgte die Spur des Caduceus, des Zauberstabes mit dem zwillingshaft verschlungenen Schlangenpaar, bis zurück nach Mesopotamien.
Zimmer, *Mythen und Symbole*, 82 ff.
»Die Griechen waren der Meinung, daß Träume im allgemeinen der Unterwelt entspringen (eine Auffassung, dis sich gar nicht so sehr von unserem Begriff des Unbewußten unterscheidet), und so wurde die Schlange als Bewohnerin und Symbol dieses Bereichs natürlich zum Symbol des Gottes, der durch Träume heilte.«
*Encyclopedia of World Mythology*, 224.
Die Schlangenkraft des Kundalini-Yoga ist das Symbol für eine andere Art des Heilens. Dabei wird das in jedem Menschen latent vorhandene Kräftepotential aktiviert.

8. Tawney, *Ocean of Story*, II, 312.
9. Die Schlangenkraft hat auch in der westlichen Mythologie ihren Platz. Joseph Campbell berichtet aus der sumerischen Überlieferung: König Gilgamesch war nicht zufrieden damit, ein Leben zu führen, bei dem die sinnlichen Freuden im Mittelpunkt standen. Er wollte mehr, und so machte er sich auf die Reise, um nach Unsterblichkeit zu suchen. Man hatte ihm erzählt, er müsse die duftende Pflanze der Unsterblichkeit auf dem Grund des Weltenmeeres pflücken. Das gelang ihm auch, doch auf dem Heimweg entriß ihm eine Schlange, vom Wohlgeruch angezogen, die kostbare Pflanze und fraß sie auf. So ging die Schlangenkraft des ewigen Lebens, die bereits im Besitz des Menschen war, wieder verloren.
*Occidental Mythology*, 92.
10. *Die Fragen des Königs Milinda*, 370.


## Die Schildkröte

1. »Es ist unschwer zu erkennen, warum die Schildkröte den Ruf erworben hat, den sie sowohl in der afrikanischen Folklore als auch in der Überlieferung anderer Völker besitzt. Ihre Fähigkeit, lange Zeit ohne Nahrung auszukommen, die Tatsache, daß es außerordentlich schwierig ist, sie zu töten, ihre Gabe, sich zu verstecken, dazu noch ihre langsamen Bewegungen und das unheimliche Aussehen, das alles verbindet sich zu dem Eindruck unendlicher Vorsicht, Geduld, Ausdauer und Weisheit, eines grimmigen Humors und gewisser magischer oder übernatürlicher Kräfte.«
Maculloch, *The Mythology of All Races*, VII, 309.
2. »Im alten China gab es Zeremonien, bei denen die Schildkröte aufgrund ihrer Kenntnis zukünftiger Ereignisse einen Platz vor allen anderen Opfergaben erhielt.«
*Li Ki*, VII.II, 17.
Man hielt die Schildkröte auch für außerordentlich intelligent: »Welches sind

die vier intelligentesten Lebewesen? Es sind Khi-lin, der Phönix, die Schildkröte und der Drache. Wenn der Drache zum Haustier wird, wenn (alle anderen) Fische und der Stör nicht mehr dem Auge des Menschen (im Schlamm) verborgen sind. Wenn das gleiche für den Phönix gilt und die Vögel nicht mehr voller Schrecken fliehen. Wenn das gleiche für Khi-lin gilt und die Tiere nicht mehr die Flucht ergreifen. Wenn das gleiche für die Schildkröte gilt, dann bewegen sich die Gefühle der Menschen nicht in die falsche Richtung.« (Anmerkung des Übersetzers James Legge: »Viele ziehen aus dieser Schrift den Schluß, daß die Güte des Menschen das Versprechen und zugleich der Weg zu allem Wohlergehen ist.«
Ebenda, VII.IV, 10.

3. »So standhaft wie die Schildkröte, die Kopf und Füße in ihre Schale zurückzieht und nicht wieder zum Vorschein kommen läßt, mag man sie locken, quälen, ja, in Stücke reißen, ist der Charakter dessen, der Herr ist über seine Motive und sein Gemüt. Er meistert seine eigenen inneren Kräfte, und nichts kann sie gegen seinen Willen zwingen oder hervorlocken. Durch den unausgesetzten Reflex guter Gedanken entstehen ständig gute Spuren in unserem Innern, wodurch die Neigung, Gutes zu tun, so stark wird, daß wir als Folge davon imstande sind, die *indryas* (d. h. die Sinnesorgane, die Nervenzentren) zu beherrschen.«
Swami Vivekananda, *Karma-Yoga*, S. 44–45.

4. *Die Fragen des Königs Milinda*, S. 335–336.

5. Ebenda, S. 337.

6. Bezeichnungen wie »wiedergeboren werden« (Jesus) und ähnliche, beschreiben sehr treffend, was sich nach Ansicht verschiedener Denkrichtungen hier ereignet. Geboren wird das Lichtwesen in uns selbst, ein Ereignis von unbeschreiblicher Schönheit, obwohl die Erfahrungen, denen man sich damit aussetzt, oft ein wenig verwirrend sind. Die Zeit dieser »Schwangerschaft«, in deren Verlauf die durch psychische Probleme bedingten Grenzen überschritten werden, ist natürlich nicht ohne Schmerzen. Doch dann erkennt man plötzlich all die wilden Blüten, die zuvor zu klein und unscheinbar gewesen sind, als daß man sie beim Gang über die Wiese bemerkt hätte. Auf einmal ist der Gesang der Vögel am frühen Morgen Musik in unseren Ohren, während wir ihn zuvor vielleicht eher als Störung empfunden haben, die uns etwas vom erhofften Schlaf raubte. Man wird zu einem neuen Leben geboren. Jetzt erheben sich Fragen wie »Bin ich ein Gott, eine Göttin, in menschlicher Gestalt, oder bin ich ein menschliches Wesen in göttlicher Gestalt? Wenn das Königreich Gottes in unserem Innern ist, bin ich dann berufen, sein Herrscher zu sein?«
Dieses kurze Sichtbarwerden, dieser vergängliche Augenblick, dieser Atemzug der Freiheit, kann zu einem leuchtenden Juwel in der Tiefe unserer Erinnerung werden. Hier kann es Licht und Kraft entwickeln und dem tiefempfundenen Bedürfnis nach Freiheit und Erlösung Auftrieb geben.

7. »Der untere Teil der Schale stellt diese irdische Welt dar; es ist, als ob eine feste Verbindung bestünde; denn das Festverbundene ist sozusagen diese

Erdenwelt. Und jene obere Hälfte der Schale ist der Himmel darüber. Seine Enden sind gewissermaßen nach unten gebogen und unten festgemacht. Und zwischen den beiden Hälften des Panzers befindet sich die Luft. So stellt also die Schildkröte diese Welten dar; und diese Welten bilden einen Teil des Altars.«
*Satapatha Brahmana*, VII; 5,1.


## Der Skorpion

1. Wegen seines bösartigen Charakters galt der Skorpion im alten Ägypten als Beschützer des Bösen und der Finsternis.
Churchward, *Signs and Symbols of Primordial Man*, 103.
2. Selket ist eine von vier Schutzgöttinnen, deren anmutige Statuen das Grab des Tutanchamun bewachen.


## Der Hahn

1. *Die Fragen des Königs Milinda*, S. 331.
2. Ebenda, S. 332.


## Der Pfau

1. »Man sagt im allgemeinen vom Pfau, daß er die Federn eines Engels, die Stimme eines Teufels und den Gang eines Diebes hat.« Gubernatis, *Zoological Mythology*, II, 324.
2. »Der Pfau, der jedes Jahr seine Farben und seinen Glanz verliert und wieder erneuert und für reiche Nachkommenschaft sorgt, diente ebenso wie der Phönix als Symbol der Unsterblichkeit und als Personifizierung der Tatsache, daß der Himmel dunkel und wieder hell wird, daß die Sonne verschwindet und wiedergeboren wird, daß der Mond aufgeht, sich verdunkelt, untergeht, eine Zeitlang verborgen ist und aufs neue aufgeht.« Ebenda, II, 327.
3. »Der klare Himmel mit seinen Sternen und die strahlende Sonne sind wie Pfauen. Der azurblaue Himmel, geschmückt mit tausend Sternen, mit tausend funkelnden Augen, und die Sonne mit all den leuchtenden Farben des Regenbogens erinnern an den Pfau in der ganzen Pracht und Herrlichkeit seines mit Augen übersäten Gefieders.« Ebenda, II, 323.
4. Joseph Campbell sagt über die Augen des Pfauengefieders, daß sie dem Auge in der Mitte der Stirn entsprechen, »das sich beim Menschen öffnet, um die Ewigkeit wahrzunehmen.« Siehe *The Masks of God: Creative Mythology*, 503.

## Der Adler

1. »In der Ikonographie der vier Elemente in mittelalterlichen Schriften verkörpert der Adler als der Vogel Jupiters, der im Himmel wohnt, und als Symbol des heiligen Johannes ... das Element Luft. Bei der Darstellung der fünf Sinne war der Adler das Attribut des Sehvermögens.« Rowland, *Birds With Human Souls*, 55.
2. »Ein Mensch, der dem breiten Fluß des Lebens aus der engen Perspektive seines eigenen, besonderen Uferstreifens begegnet, hat es vielleicht zuzeiten nötig, an seine eigene Adlernatur zu appellieren, sein Gesichtsfeld zu erweitern, um einen Überblick über den Fluß zu gewinnen, um all die Biegungen, Abweichungen und Änderungen zu sehen. Dann ist er in der Lage, seine eigene Situation in eine bessere Perspektive zu rücken, und er kann auch andere, neue Möglichkeiten sehen.« Robert A. Johnson, *Der Mann. Die Frau*, Seite 171–172.
3. Auch bei der Sonnenverehrung der Indianer in Nordamerika spielt der Adler eine Rolle: »Die Tänzer tragen und benutzen Pfeifen aus den Knochen des Adlers, an denen Adlerfedern befestigt werden. Indem sie zum kräftigen Rhythmus von Gesang, Tanz und Trommeln, den Ruf des Adlers nachahmen, ist der Adler seiner Stimme und seiner Natur nach gegenwärtig, der Lebensatem des Menschen vereinigt sich mit dem innersten Wesen der Sonne und des Lebens. Durch diesen rituellen Gebrauch der heiligen Form wird der Mensch zum Adler, und der Adler in seinem Federkleid ist die Sonne.« Joseph Epes Brown, »Sun dance: sacrifice, renewal, identity«, in *Parabola*, May 1978.
4. »Die Zauberpriester und Hufschmiede der Jakuten im Gebiet von Turuchansk (Sibirien) beten zu Ai Toyon, dem Schöpfer des Lichtes. Er nimmt die Gestalt eines riesigen, strahlenden zweiköpfigen Adlers an, der auf der höchsten Spitze des Weltenbaumes sitzt. Von seinen weitausgebreiteten schneeweißen Flügeln strahlt sowohl das natürliche Licht als auch das Licht der Erkenntnis auf die Erde. In den Träumen senkt sich Ai Toyon auf die Priester herab.« Eliot, *Myths*, 124.
5. Tawney, *Ocean of Story*, I, 108.
6. Danach zwingt der Adler seine Jungen, direkt in die Sonne zu schauen. Er verstößt alle, die nicht dazu fähig sind. Rowland, *Birds With Human Souls*, 52.
7. *Die Fragen des Königs Milinda*, S. 143–145.

## Der Kranich

1. »In der Symbolik des Ostens sind Kranich und Pinie oft zusammen zu finden; beide sind das Symbol für ein langes Leben.« *Encyclopedia of World Mythology*, 211.
2. Die Eleganz der Kraniche zeigt sich besonders in ihren Paarungstänzen. »Kraniche tanzen, nicht zögernd, sondern mit der ganzen Selbstsicherheit,

die ein Schotte bei der Ausführung seiner Volkstänze zeigt.« Sie tanzen in kreisenden Bewegungen: »Im Altertum brachte man die Kraniche durch den Ringtanz mit der Sonne in Verbindung. Die Kraniche zeigten den Frühling an und standen stellvertretend für den wieder auferstandenen Sonnengott. Ihr Tanz war gleichzeitig die Andeutung von Fruchtbarkeits- und Todesritualen.« Rowland, *Birds With Human Souls*, 31.
3. Man brachte den Kranich auch in Verbindung mit der Kommunikation zwischen den Menschen. Außerdem glaubte man, daß die Kraniche die Erfindung der Schrift beeinflußt haben. Ihr Flug in V-Formation hat Ähnlichkeit mit den Schriftzeichen früher Alphabete. Siehe Graves, *Die weiße Göttin*, S. 262–267.

## Der Schwan

1. Tagore, *One Hundred Songs of Kali*, 12.
2. Als Reittier ist der Schwan auch in der indischen Mythologie zu finden. So reitet etwa Sarasvati, die liebliche Göttin der Weisheit und der Künste, auf einem Schwan, der die Reinheit des Geistes symbolisieren soll. *Paramahamsa* ist ein Ehrentitel, der nur einem Yogi-Meister zusteht.
3. Cooper, *Illustrated Encyclopaedia of Traditional Symbols*, 164.

## Reflexionen: Die Vögel

1. »Eine Fülle symbolischer Bedeutungen, die sich auf das geistige Leben und insbesondere auf die Kräfte des Erkennens beziehen, ist mit den Bildern des ›Fluges‹ und der ›Flügel‹ verbunden. Der ›Flug‹ drückt das Erkennen aus, das Verstehen geheimer Dinge oder metaphysischer Wahrheiten. ›Der Verstand (*manas*) ist der schnellste der Vögel‹, sagt Rig Veda (VI, 9,5). Und Pancavimça Brâhmana (IV, 1,13) präzisisert: ›Der Verstehende hat Flügel.‹ Man sieht, wie das archaische, archetypische Bild des ›Fluges‹ neue Bedeutungen aufnimmt, die im Zuge neuer Bewußtwerdungen entdeckt werden.«
Eliade, *Mythen, Träume und Mysterien*, S. 153.

## Das Kuhgesicht

1. Die erwähnte indische Zeremonie wird auch als »Geschenk aus dem Leib des Lotos« bezeichnet. Sowohl in der indischen als auch in der ägyptischen Überlieferung besteht eine Verbindung zwischen der Kuh und dem Lotos. In der ägyptischen Mythologie wird die Kuhgöttin manchmal mit einem Lotos in der Hand dargestellt, von dem man annimmt, daß er die große Erdenlotosblüte symbolisiert, aus der die Sonne zum Zeitpunkt der Schöpfung zum erstenmal aufgestiegen ist. Nach Frazer, *Folklore in the Old Testament*, 221.

2. Dieses Tier, das von vielen Menschen im Westen heute für eine selbstverständliche Nahrungsquelle gehalten wird, wurde in früheren Zeiten mit ganz anderen Augen betrachtet. »Die Urflut als Kuh, oder die Kuh als das erste aus der Urflut aufsteigende Lebewesen, ist ein echtes Symbol weltschöpferischer Mütterlichkeit. Sie steht in Übereinstimmung mit den anderen Kuh-Gestalten des ägyptischen Mythos, Hathor, der großen kuhköpfigen Muttergöttin und der Himmelsgöttin Nut, die als Himmelskuh die Erde mit ihrer Regen-Milch tränkt.« Neumann, *Die große Mutter*, 209.
   In mehr als einer Kultur gibt es den Mythos einer wunderbaren Kuh mit Zauberkräften. Man findet sie in der altnordischen, der irischen, iranischen und indischen Überlieferung. In Indien ist die »magische Wunschkuh die Erde, die von Göttern und Dämonen gemolken wird und die sowohl die guten wie die schlechten Substanzen liefert. Sie steigt aus dem heftig bewegten Milchozean, und dieser schäumende Milchozean, aus dem auch alles andere hervorgeht, fließt wiederum selbst aus dem Euter der magischen Kuh. In vielen Teilen Irlands nennt man die Milchstraße auch ›Weg der weißen Kuh‹. Die magische Zauberkuh ist das Sinnbild der milchspendenden Mutter, ein Ursymbol der Güte und der Liebe.« O'Flaherty, *Women, Androgynes, and Other Mythical Beasts*, 242, 250.
3. Gubernatis behandelt die alten Mythologien Indiens, des Mittleren Ostens und Europas. Er zeigt, wie sehr die scheinbar so verschiedenartigen Kulturen doch miteinander verbunden sind. In seinem Buch *Zoological Mythology* beschäftigt er sich auch ausgiebig mit der Kuh.
4. Brihad-Aranyaka-Upanishad. *Upanishaden, Die Geheimlehre der Inder*, S. 53. Der germanischen Sage nach war das erste Lebewesen auf der Erde Ymir, und seine erste Begleiterin war die Kuh Audumla, die ihn mit Nahrung versorgte. »Die Kuh nimmt also unter allen Tieren den ersten Platz ein, sie wird zur Ahnherrin des Lebens, zum Symbol der Fruchtbarkeit.« *Larousse World Mythology*, 363.
5. Nach der indischen Überlieferung gibt es vier Weltzeitalter (Yugas). »Im ersten Abschnitt oder Krita-Yuga steht die Kuh der Tugendhaftigkeit auf vier Beinen: der Mensch ist vollkommen tugendhaft und die Gesetze der Kaste werden eingehalten. Während des Treta-Yuga steht die Kuh auf drei Beinen. In der Zeit des Dvapara-Yuga steht sie auf zwei Beinen. Und während des Kali-Yuga... steht die Kuh auf einem Bein. In diesem Zeitalter, es ist das, in dem wir jetzt leben, haben die Menschen die Tugend fast völlig vergessen.« »The breath of Brahma«, nacherzählt von Paul Jordan-Smith in *Parabola*, 2 (3); 53, 1977.

# Der Löwe

1. »Zu den ältesten bekannten Löwengöttern gehört Aker, von dem es hieß, er bewache das Tor der Morgenröte, durch das der Sonnengott jeden Morgen hindurchgeht... In späterer Zeit glaubten die ägyptischen Mythologen, daß

die Sonne während der Nacht durch eine Art Tunnel in der Erde geht, und daß die Nacht durch das Verschwinden der Sonne in diesem Tunnel verursacht wird, während ihr Auftauchen den Tag bringt. Jedes Ende dieses Tunnels wird von einem Löwengott bewacht. Man nannte diese beiden göttlichen Wächter Akeru. In der thebanischen Version des Totenbuches sind die Akeru-Götter durch zwei Löwen verkörpert, die Rücken an Rücken sitzen und zwischen sich den Horizont mit der Sonnenscheibe tragen. Sie wurden später Sef und Tuau genannt, das heißt ›Gestern‹ und ›Heute‹.« Budge, *Gods of the Egyptiens*, II, 360–361.

2. In vielen alten Kulturen, so beispielsweise in Mesopotamien, Kreta, Syrien und Phönizien, erscheint der Löwe in Verbindung mit einer Göttin. Nach Neumann, *Die große Mutter*, S. 259.

In der tibetanischen Mythologie ist eine grimmig blickende löwenköpfige Dakini die Wächterin über die geheimen Schriften. Diese Dakinis sind »die Hüterinnen der Geheimlehren und die Überbringer der göttlichen Gesetze.« Beyer, *The Cult of Tara*, 46.

3. Schaller, *Life with the King of Beasts*, 504.
4. Campbell, *Occidental Mythology*, 265–266.
5. »Ein Löwenjunges blökte wie ein Lamm, als es mit den Schafen zusammen war. Da nahm ein Löwe es mit zu einem Brunnen und zeigte dem jungen Löwen sein Bild im Wasser und sagte zu ihm: ›Du bist kein Lamm, also blöke nicht wie ein Lamm. Du bist ein Löwe, also brülle wie ein Löwe.‹ Das Junge erkannte seine wahre Natur, es brüllte wie ein Löwe und ging mit den Löwen. Der Guru sagte: ›O Mensch! Blöke nicht wie ein Lamm. Deinem innersten Wesen nach bist du Brahman. Du bist kein kleiner Jiva.‹ Da erkannte der Mensch seine Brahma-Natur und wurde ein Weiser.« Sivananda, *Guru and Disciple*, 59.
6. »Herr, wenn all die Unreinheiten und die immer neuen Unreinheiten getilgt sind, dann erreicht man die unvorstellbaren Buddha-Naturen, die an Zahl die Sandkörner des Ganges übertreffen. Dann ... erreicht man die uneingeschränkte Erkenntnis aller Naturen; dann ist man allwissend und allsehend, frei von allen Fehlern und im Besitz aller Vorzüge. Man ist König über die Lehre und man ist Herr über die Lehre. Nachdem man das Stadium erreicht hat, in dem man über alle Naturen herrscht, stößt man ein Löwengebrüll aus: ›Meine Geburten sind zu Ende. Das reine Leben ist erreicht. Die Pflicht ist getan. Darüber hinaus gibt es nichts mehr zu erkennen.‹« Wayman, *The Lion's Roar of Queen Srimala*, 89.

## Die Totenstellung

1. »Der Tod ist das zeitliche Ende eines zeitlichen Phänomens. Der Tod bedeutet das Erlöschen des psychischen Lebens, der Wärme und des Bewußtseins eines Individuums in einer bestimmten Existenz. Der Tod ist nicht das völlige Auslöschen eines Wesens. Tod an einem Ort bedeutet Geburt an einem

anderen Ort, so wie nach unseren herkömmlichen Begriffen der Sonnenaufgang an einem Ort den Sonnenuntergang an anderer Stelle bedeutet.« Narada, *The Manual of Abhidhamma*, 51.
2. Die Hingabe ist eine wesentliche Voraussetzung für jeden, der ein spirituelles Leben führen will. Das wird auch in den Schriften vieler großer geistiger Lehrer deutlich:

Was immer das Tun sei,
Dein Mahl, deine Andacht,
Welch eine Gabe
Auch immer du anderen gibst,
Was du gelobest
Dem geistlichen Werke,
Bringe dies alles
Als Opfer mir dar.

*Bhagavadgita*, Gesang des Erhabenen, Seite 126.

»Fülle mit mir dein Herz, deinen Sinn, schenke mir deine Verehrung, mache aus all deinem Tun eine Opfergabe für mich, neig dich vor mir in Selbsthingabe. Wenn solcherart du dein Herz mir zuwendest und in mir vor allen anderen dein Ideal siehst, dann wirst du eingehen in mein Wesen.« Ebenda, S. 128.
»Lerne zu gehorchen. Nur dann kannst du befehlen.« Sivananda, *Guru and Disciple*, 24.
»Das Licht der Gnade erleuchtet den Spiegel des Geistes, der durch Glaube, Verehrung und Hingabe rein geworden ist.« Ebenda, S. 222.
»Selbsthingabe bedeutet, den Egoismus aufzugeben. Ehe der Egoismus nicht völlig getilgt ist, können wir Gott nicht wahrnehmen. Der Egoismus steht wie eine Wand zwischen uns und Gott. Wenn man diese Wand beseitigt, wird man erkennen, daß wir selbst Er sind.« Ramdas, *World is God*, 77.
»Wer sich mir rückhaltlos in Liebe und Verehrung hingibt, der erhält alles, was zur Selbstverwirklichung erforderlich ist.« *Tripura Rahasya*, 182.
»Jesus antwortete ihm: Wenn du vollkommen sein willst, geh, verkaufe deinen Besitz und gib das Geld den Armen; so wirst du einen bleibenden Schatz im Himmel haben; dann komm und folge mir nach. Als der junge Mann das hörte, ging er traurig weg; denn er hatte ein großes Vermögen. Da sagte Jesus zu seinen Jüngern: Amen, das sage ich euch: Ein Reicher wird nur schwer in das Himmelreich kommen. Nochmals sage ich euch: Eher geht ein Kamel durch ein Nadelöhr, als daß ein Reicher in das Reich Gottes gelangt.« *Die Bibel*, Matth. 19, 21–24.
»Da sagte Maria: Ich bin die Magd des Herrn; mir geschehe, wie du es gesagt hast.« Lukas 1, 38.
3. Das Mantra von der Invokation des göttlichen Lichts. Swami Sivananda Radha, *The Divine Light Invocation*.

## Die vollkommene Keuschheit

1. Die folgenden Übungen werden in *Licht auf Yoga* von B. K. S. Iyengar zur Beherrschung der sexuellen Gelüste empfohlen: Paschimottanasana (120–122); Parivrtta-Paschimottanasana (122–123); Mulabandhasana (212–213); Kandasana (215–216); Supta-Trivikramasana (218–219); Eka-Pada-Rajakapotasana-Zyklus (232–237); Rajakapotasana (238–239).
2. *Hatha-Yoga-Pradipika*, 71.
3. Ebenda, 106.
4. Mishra, *Textbook of Yoga Psychology*, 199.
5. Ebenda, 166.
6. Sivananda Radha, *Divine Light Invocation*.
7. Mishra, *Textbook of Yoga Psychology*, 320.
8. Ebenda, 228.
9. Gandhi, *The Law of Continence*, 102–103.

# Literaturhinweise

Adamson, Joy: *Born Free: A Lioness of Two Worlds.* London: Collins & Harvil Press, 1960.
Adamson, Joy: *Living Free: The Story of Elsa and Her Cubs.* London: Collins & Harvil Press, 1961.
deutsch: *Die Löwin Elsa; Die Löwin Elsa und ihre Jungen;* Bastei-Taschenbücher.
*Ancient Egypt: Discovering Its Splendors.* Washington D. C.: National Geographic Society, 1978.
»The Anugita«: In *Sacred Books of the East.* Vol. 8. 1882. Reprint. Delhi: Motilal Banarsidass, 1975.
Ashwell, Reg: *Coast Salish. Saanichton,* B. C. Hancock House, 1978.
Avalon, Arthur: *Ananda Lahari.* (Wave of Bliss). 4th ed. Madras: Ganesh & Co., 1953.
Bachofen, J. J.: *Myth, Religion & Mother Right.* Bollingen Series. Translated by Ralph Manheim. Princeton: Princeton University Press, 1967.
Bakan, David: »Belief and the management of chronic pain.« *Journal of Humanistic Psychology,* 20 (Fall 1980) no. 4: 37–44.
Bayley, Harold: *The Lost Language of Symbolism.* 1912. Reprint. New Jersey: Rowman & Littlefield, 1974.
Bernard, Theos: *Heaven Lies Within Us.* London: Rider & Co., 1952.
Beyer, Stephan: *The Cult of Tara.* Berkeley: University of California Press, 1973.
*Bhagavadgita, Gesang des Erhabenen,* Verlag Hermann Bauer KG., Freiburg i. Br., 1989.
*Die Bhagavadgita.* Sanskrittext mit Einleitung und Kommentar von S. Radhakrishnan. Holle Verlag, Baden-Baden, 1958.
*The Bhagavad Gita.* Translated by Swami Sivananda. 9th ed. Rishikesh, India: Divine Life Society, 1982.
*The Bhagavadgita With the Sanatsujatiya and the Anugita.* Vol. 8 of *Sacred Books of the East.* Translated by K. T. Telang. 1882. Reprint. Delhi: Motilal Banarsidass, 1975.
*The Bahagavata Purana.* Vol. 10 of Ancient Indian Tradition and Mythology. Edited by J. L. Shastri. Delhi: Motilal Banarsidass, 1978.
Bhattacharyya, D. C.: *Tantic Buddhist Iconographic Sources.* New Delhi: Munshiram Manoharlal, 1974.
Bonner, J. T.: *Evolution of Culture in Animals.* Princeton: Princeton University Press, 1981.
Brenneman Jr., Walter L.: *Spirals: A Study in Symbol, Myth & Ritual.* Washington, D. C.: University Press of America Inc., 1979.

Brown, Gabrielle: *The New Celibacy*. New York: Ballantine Books, 1980.
deutsch: *Liebe ohne Sex*; Ullstein Taschenbuch.

Brown, Joseph Epes: »Sun dance: sacrifice, renewal, identity.« *Parabola*, 3(2): 12–15, May 1978.

Budge, E. A. Wallis: *Amulets & Talismans*. Reprint. New York: University Books, 1968.

Budge, E. A. Wallis: *The Egyptian Heaven and Hell*. LaSalle, Ill.: Open Court Publishing Co., 1905.

Budge, E. A. Wallis: *The Egyptian Book of the Dead*. 1895. Reprint. New York: Dover Publications, 1967.

Budge, E. A. Wallis: *Gods of the Egyptians*. 2 vols. 1904. Reprint. New York: Dover Publications, 1969.

Burland, Cottie und Forman, Werner: *Gods and Fate in Ancient Mexico*. Orbis Publ. Ltd., 1975.

Campbell, Joseph: *The Masks of God: Creative Mythology*. New York: Viking Press, 1968.

Campbell, Joseph: *The Masks of God: Occidental Mythology*. New York: Viking Press, 1964.

Campbell, Joseph: *The Masks of God: Oriental Mythology*. New York: Viking Press, 1962.

Campbell, Joseph: *The Masks of God: Primitive Mythology*. New York: Viking Press, 1959.

Campbell, Joseph: *The Mythic Image*. Bollingen Series C. Princeton: Princeton University Press, 1974.

Cavendish, Richard: *Visions of Heaven and Hell*. New York: Harmony Books, 1977.

Churchward, Albert: *The Signs and Symbols of Primordial Man*. 2d ed. London: George Allen & Co., 1913.

Cirlot, J. E. A.: *Dictionary of Symbols*. New York: Philosophical Library, 1962.

*Classical Hindu Mythology*. Edited and translated by Cornelia Dimmitt and J. A. D. van Buitenen. Philadelphia: Temple University Press, 1978.

Coomaraswamy, Ananda K. and Sister Nivedita: *Myths of the Hindus and Buddhists*. 1913. Reprint. New York: Dover Publications. 1967.

*Coomaraswamy, I: Selected Papers, Traditional Art and Symbolism*. Edited by Roger Lipsey. Bollingen Series 89. Princeton: Princeton University Press, 1977.

Cooper, J. C.: *Ilustrated Encyclopaedia of Traditional Symbols*. London: Thames and Hudson, 1978.

*The Crucible of Christianity*. Edited by Arnold Toynbee. London: Thames and Hudson, 1969.

D'Alviella, Goblet.: *The Migration of Symbols*. 1892. Reprint. Wellingborough: The Aquarian Press, 1979.

DeVries, A.: *Dictionary of Symbols and Imagery*. Amsterdam: North Holland Publishers, 1974.

Dowson, John: *A Classical Dictionary of Hindu Mythology*. 12th ed. London: Routledge & Kegan Paul, 1972.

Dutt, S.: *Buddhist Monks and Monasteries of India*. New York: Fernhill House. 1962.

Edwards, I. E. S.: *Tutankhamun: His Tomb and Its Treasures*. New York: Metropolitan Museum of Art & Alfred A. Knopf, 1977.

Eliade, Mircea: *Cosmos and History: The Myth of the Eternal Return*. 1954. Reprint. New York: Harper & Brothers, 1959.

deutsch: *Kosmos und Geschichte*, Insel, 1984.

Eliade, Mircea: *Myths, Dreams and Mysteries*. Translated by Philip Maaret. New York: Harper & Row, 1960.

deutsch: *Mythen, Träume, Mysterien*. O. Müller Verlag, Salzburg, 1961.

Eliot, Alexander: *Myths*. New York: McGraw-Hill Book Co., 1976.

*Encyclopedia of World Mythology*. London: Octopus Books, 1975.

Evans-Wentz, W. Y.: *Cuchama and Sacred Mountains*. Chicago: Swallow Press, 1981.

deutsch: *Cuchama, heilige Berge der Welt*. Shinx Verlag, Basel, 1984.

Evans-Wentz, W. Y.: *Tibet's Great Yogi Milarepa*. 1928. Reprint. London: Oxford University Press, 1969.

deutsch: *Milarepa, Tibets großer Yogi*. Otto Wilhelm Barth Verlag, 1978.

Evans-Wentz, W. Y.: *The Tibetan Book of the Dead*. 3d ed. London: Oxford University Press, 1957.

Feuerstein, Georg: *Textbook of Yoga*. London: Rider & Co., 1975.

Firth, Violet [Dion Fortune, pseud.]: *The Problem of Purity*. New York: Samuel Weiser, n. d.

Firth, Violet [Dion Fortune, pseud.]: *The Esoteric Philosophy of Love and Marriage*. London: Aquarian Press, 1957.

Fisher, Helen E.: *The Sex Contract: The Evolution of Human Behavior*. New York: William Morrow & Co., 1982.

Frazer, James G.: *Folklore in the Old Testament*. New York: Hart Publishing Co., 1975.

Frazer, James. G.: *The Golden Bough*. Abridged ed. London: Macmillan & Co., 1963.

deutsch: *Der goldene Zweig. Eine Studie über Magie und Religion*. Kiepenheuer & Witsch, Köln/Berlin, 1968.

Freible, Charles: »Teilhard, sexual love, and celibacy.« In *Review for Religions*, 26 (1967): 282-294.

Freund, Philip: *Myths of Creation*. 1964. Reprint. New York: Transatlantic Arts, Inc., 1975.

Gandhi, M. K.: *An Autobiography: The Story of My Experiments With Truth*. Boston: Beacon Press, 1968.

Gandhi, M. K.: *The Law of Continence: Brahmacharya*. Edited by Anand T. Hingorani. Bombay: Bharatiya Vidya Bhavan, 1964.

Gaskell, G. A.: *Dicitonary of All Scriptures and Myths*. New York: Julian Press, 1960.

*The Gheranda Samhita*. Translated by Sris Chandra Vasu. Adyar: Theosophical Publishing House, 1933.

Gibran, Kahlil: *The Prophet*. 1923. Reprint. New York: Alfred A. Knopf, 1958.
deutsch: *Der Prophet. Wegweiser zu einem sinnvollen Leben*. Walter-Verlag, Olten und Freiburg im Breisgau, 1977.
Gordon, Antoinette K.: *The Iconography of Tibetan Lamaism*. rev. ed. Rutland. Vt.: Charles E. Tuttle Co., 1959.
Govinda, Lama Anagarika: *The Way of the White Clouds*. 1966. Reprint. Boston: Shambhala Publications, 1972.
deutsch: *Der Weg der weißen Wolken*. Scherz Verlag, Bern/München/Wien, 1973.
Graves, Robert: *The White Goddess*. Amanded and enlarged. New York: Vintage Books, 1959.
deutsch: von Ranke-Graves: *Die weiße Göttin. Sprache des Mythos*. Medusa Verlag, Berlin, 1981.
Green, Elmer and Alyce M.: »On the meaning of transpersonal: some metaphysical perspectives.« In *Journal of Transpersonal Psychology*, 3 (1971) no. 1: 37.
Green, Elmer and Alyce M.: *Beyond Biofeedback*. New York: Dell Publishing Co., 1977.
deutsch: *Biofeedback – eine neue Möglichkeit zu heilen*. Hermann Bauer Verlag KG., Freiburg i. Br., 1978.
Grelot, Pierre: *Man and Wife in Scripture*. New York: Herder and Herder, 1964.
Gubernatis, Angelo de: *Zoological Mythology*. 2 vols. New York: Arno Press, 1978.
Guenther, H. V. und Kawamura, L. S.: *Mind in Buddhist Psychology*. Emeryville, Calif.: Dharma Publishing, 1975.
Gustafson, Janie: *Celibate Passion*. San Francisco: Harper & Row, 1978.
Haich, Elisabeth: Sexual Energy and Yoga. New York: ASI Publishers, 1972.
deutsch: *Sexuelle Kraft und Yoga*. Verlag Drei Eichen.
Hammond, N. G. L. und Scullard, H. H.: *The Oxford Classical Dictionary*. 2d ed. London: Oxford University Press, 1970.
*The Hathayogapradipika*. Translated by Srinivasa Iyangar. 3d ed. Ayar, India: Theosophical Publishing House, 1949.
Herrigel, Eugen: *Zen in the Art of Archery*. New York: Vintage Books, 1971.
deutsch: *Zen in der Kunst des Bogenschießens*. Otto Wilhelm Barth Verlag, 1982.
*Hindu Myths*. With an introduction by Wendy Doniger O'Flaherty. New York: Penguin Books, 1975.
Hutchinson, R. W.: *Prehistoric Crete*. Baltimore, Md.: Penguin Books, 1962.
*The I Ching*. 3d ed. Translated by Richard Wilhelm. Princeton: Princeton University Press, 1967.
deutsch: *I Ging, Text und Materialien*. Aus dem Chinesischen übersetzt von Richard Wilhelm, Eugen Diederichs Verlag, München, 1973.
*The Iliad of Homer*. Translated by Richmond Lattimore. 1951. Reprint. Chicago: University of Chicago Press, 1976.
*Ilias*. Deutsche Übersetzung von Johann Heinrich Voß. Verlag Ferdinand Schöningh, Paderborn, 1921.
*The Indian Mind: Essentials of Indian Philosophy and Culture*. Edited by Charles A. Moore. Honolulu: University Press of Hawaii, 1977.
Iyengar, B. K. S.: *Light on Pranayama*. New York: The Crossroad Publishing Co., 1981.

deutsch: *Licht auf Pranayama. Die Atemschule des Yoga.* Otto Wilhelm Barth Verlag, 1984.
Iyengar, B. K. S.: *Light on Yoga.* rev. ed. New York: Schocken Books, 1977.
deutsch: *Licht auf Yoga. Yogastellungen und Atemübungen.* Otto Wilhelm Barth Verlag, 1975.
Iyengar, B. K. S.: *Sparks of Divinity.* Paris: Insitut de Yoga B. K. S. Iyengar, 1976.
Iyengar, B. K. S.: *Iyengar: His Life and Work.* Porthill, Idaho: Timeless Books, 1987.
Johnson, Robert A.: *She: Understanding Femine Psychology.* New York: Harper & Row, 1977.
deutsch: *Der Mann. Die Frau. Auf dem Weg zu ihrem Selbst.* Walter Verlag, Olten und Freiburg i. Br., 1981.
Jordan-Smith, Paul: »The breath of Brahma.« In *Parabola.* 2(3): 53, 1977.
Khan, Mohammad I.: *Sarasvati in Sanscrit Literature.* Ghasiabad, India: Crescent Publishing House, 1978.
Kiesling, Christopher: »Celibacy, friendship and prayer.« *Review for Religions,* 30 (1971): 595–617.
Kuvalayananda, Swami: *Asanas.* 1933. Reprint. Lonavala, India: Kaivalyadhama, 1977.
Kuvalayananda, Swami: *Yoga Therapy.* 1963. Reprint. New Delhi: Central Health Education Bureau, Ministry of Health, 1971.
Kyselka, Will, und Lanterman, Ray: *North Star to Southern Cross.* 1976. Reprint. Honolulu: University Press of Hawaii, 1980.
Lamy, Lucie: *Egyptian Mysteries.* Crossroad Publishing Co., 1981.
*Larousse World Mythology.* Edited by Pierre Grimal. London: Paul Hamlyn, 1971.
Lauf, Detlef Ingo: *Secret Doctrines of the Tibetan Books of the Dead.* Boulder: Shambhala Publishers, 1977.
Lea, Henry C.: *The History of Sacerdotal Celibacy in the Christian Church.* New York: Russell & Russell, 1957.
Lehane, Brendan: *The Power of Plants.* Maidenhead, England: McGraw-Hill Book Co., 1977.
*The Li Ki. Sacred Books of China.* Vol. 27 of Sacred Books of the East. Translated by James Legge. 1885. Reprint. Delhi: Motilal Banarsidass, 1976.
*Life and Its Marvels.* Englewood Cliffs, N. J.: International Graphic Society, 1960.
*Life-Nature Library: The Birds.* By Roger T. Peterson. New York: Time-Life Books, 1963.
*Life-Nature-Library: The Desert.* By A. Starker Leopold. New York: Time-Life Books, 1961.
*Life-Nature-Library: The Fishes.* By F. D. Ommanney. New York: Time-Life Books, 1963.
*Life-Nature-Library: The Insects.* By Peter Farb. New York: Time-Life Books, 1962.
*Life-Nature-Library: The Reptiles.* By Archie Carr. New York: Time-Life Books, 1963.

*The Lion's Roar of Queen Srimala.* Translated by Alex and Hideko Wayman. New York: Columbia University Press, 1974.

Maculloch, John A.: *The Mythology of All Races.* Vol. 2 Cooper Square Publishers, 1922.

Maslow, Abraham: »A philosophy of psychology.« Reprinted from *Personal Problems and Psychological Frontiers.* Edited by J. Fairchild. Sheridan House Press, 1957.

McBride, Chris: *The White Lions of Timbavati.* New York: Paddington Press, 1977.

»The Meaning of Death« In *Coomaraswamy, II: Selected Papers. Metaphysics.* Edited by Roger Lipsey. Princeton: Princeton University Press, 1977.

Michanowsky, George: *The Once and Future Star.* Reprint. New York: Barnes & Noble, 1977.

Mishra, Rammurti S.: *The Textbook of Yoga Psychology.* New York: Julian Press, 1963.

*The Mountain Spirit.* Edited by Michael C. Tobias und H. Drasdo. Woodstock, N. Y.: Overlook Press, 1979.

»The Mundaka Upanishad.« In *The Thirteen Principal Upanishads.* 2d ed. rev. Translated by Robert E. Hume. London: Oxford University Press, 1931.

Narada Maha Thera: *A Manual of Abhidhamma.* 4th ed. Sri Lanka: Publication Society, 1980.

Neumann, Erich: *The Great Mother.* 2d ed. Bollingen Series 47. Princeton: Princeton University Press, 1963.

deutsch: *Die große Mutter. Eine Phänomeologie der weiblichen Gestaltungen des Unbewußten.* Walter Verlag, Olten und Freiburg i. Br., 1985.

»Now that I come to die.« Translated by Herbert V. Guenther. *Crystal Mirror,* 5; 331–343, 1977.

*The Ocean of Story.* Translated by C. H. Tawney, edited by N. M. Penzer. 10 vols. 2d rev. ed. Delhi: Motilal Banarsidass, 1924.

Ochs, Carol: *Behind the Sex of God.* Boston: Beacon Press, 1977.

*The Odyssey of Homer.* Translated by Richmond Lattimore, 1965. Reprint. Harper & Row, 1977.

*Odyssee,* Griechisch und deutsch; Übertragung von Anton Weiher. Artemis Verlag, München, 1986.

O'Flaherty, Wendy D.: *Asceticism and Eroticism in the Mythology of Siva.* London: Oxford University Press, 1973.

O'Flaherty, Wendy D.: *The Origins of Evil in Hindu Mythology.* Berkeley: University of California Press, 1976.

O'Flaherty, Wendy D.: *Women, Androgynes, and Other Mythical Beasts.* Chicago: University of Chicago Press, 1980.

Packard, Vance: *The Sexual Wilderness.* New York: David McKay Co., 1968.

Parrinder, Geoffrey: *Sex in the World's Religions.* Don Mills, Ont.: General Publishing Co. Ltd., 1980.

Peck, William H.: *Egyptian Drawings.* New. York: E. P. Dutton, 1978.

Pelletier, K. R.: *Minds as Healer, Mind as Slayer.* New York: Delta Books, 1977.

*The Penguin Book of World Folk Tales.* Edited by Milton Rugoff. 1949. Reprint. New York: Penguin Books, 1977.

Phelan, Nancy, und Volin, Michael: *Sex and Yoga.* New York: Harper & Row, 1968.

Platt, Rutherford: *A Pocket Guide to Trees.* New York: Washington Square Press, 1960.

Purce, Jill: *The Mystic Spiral: Journey of the Soul.* New York: Avon Books, 1974.

*The Questions of King Milinda.* Vols. 35 & 36 of Sacred Books of the East. Translated by T. W. Rhys Davids. 1984. Reprint. Delhi: Motilal Banarsidass, 1975.

deutsch: *Milindapanha. Die Fragen des Königs Milinda.* Ansata-Verlag, Interlaken, 1985.

Radhakrishnan: *The Hindu View of Life.* New York: Macmillan Co., 1969.

Raja, C. Kunhan: »Asya Vamasya Hymn« (The Riddle of the Universe). *Rigveda*, 1–164. Madras: Ganesh & Co., 1956.

Ramdas, Swami: *World is God.* Kanhangad, S. India: Anandashram, 1955.

Rowland, Beryl L.: *Birds With Human Souls: A Guide To Bird Symbolism.* Knoxville: University of Tennessee Press, 1978.

Sacharow, Yogi-Raj Boris: *Das große Geheimnis.* München: Drei Eichen Verlag, 1954.

Samples, Bob: *The Metaphoric Mind.* Reading, Mass.: Addison-Wesley Publishing Co., 1978. p. 156–176.

*The Satapatha Brahmana.* Vol. 41 of Sacred Books of the East. 1894. Reprint. Delhi: Motilal Banarsidass, 1979.

Saunders, E. Dale: *Mudra: A Study of Symbolic Gestures in Japanese Buddhist Sculpture.* Bollingen Series 58. Pantheon Books, 1960.

Schaller, George B.: »Life with the King of Beasts.« *National Geographic*, 135 (April 1964): 494–519.

Schultz, Jack C.: »Tree tactics.« *Natural History*, May, 1983.

Siegel, Lee: *Sacred and Profane Dimensions of Love in Indian Traditions as Exemplified in the Gitagovinda of Jayadeva.* London: Oxford University Press, 1978.

Simonton, O. C.: *Getting Well Again.* Los Angeles: J. P. Tarcher, 1978.

deutsch: *Wieder gesund werden.* Rowohlt Verlag GmbH, Reinbek bei Hamburg, 1978.

*The Siva Samhita.* Translated by Sris Chandra Vasu. 3d ed. New Delhi: Oriental Books Reprint Corp., 1979.

Sivananda Radha, Swami: *The Divine Light Invocation.* rev. ed. Porthill, Idaho: Timeless Books, 1987.

Sivananda Radha, Swami: *Kundalini: Yoga for the West.* Porthill, Idaho: Timeless Books, 1978.

Sivananda Radha, Swami: *Mantras: Words of Power.* 1980. Reprint. Porthill, Idaho: Timeless Books, 1987.

Sivananda Sarasvati, Swami: *Guru and Disciple.* Rishikesh, India: Yoga-Vedanta Forest University, 1955.

Sivananda Sarasvati, Swami: *Japa Yoga.* Rishikesh, India: Divine Life Society, 1967.

Sivananda Sarasvati, Swami: *The Practice of Brahmacharya*. 8th ed. Rishikesh, India: Divine Life Society, 1980.

Sivananda Sarasvati, Swami: *Yoga Asanas*. 12th ed. Rishikesh, India: Divine Life Society, 1962.

Tagore, Rabin I.: *One Hundred Poems of Kali*. New York: Macmillan, 1961.

Taimni, I. K.: *The Sience of Yoga*. Wheaton, Ill.: Theosophical Publishing House, 1961.

*The Thirteen Principal Upanishads*. Translated by Robert E. Hume. 2d ed. rev. London: Oxford University Press, 1931.

*Thirty Minor Upanishads*. Translated by K. Narayanasvami Aiyar. 1914. Reprint. El Reno, Okla.: Santarasa Publications, 1980.

*Die schönsten Upanischaden. Der Hauch des Ewigen.* Rascher Verlag, Zürich und Stuttgart, 1951.

Upanischaden. Die Geheimlehren der Inder. Eugen Diederichs Verlag, Düsseldorf/Köln, 1978.

*Tripura Rahasya or the Mystery Beyond the Trinity*. Translated by Munagala S. Venkataramaiah. 2d ed. Tiruvannamalai, India: Sri Ramanasramam, 1962.

Tyberg, Judith: *Language of the Gods*. 2d ed. Los Angeles: East-West Cultural Centre, 1976.

Venkatesananda, Swami: *The Gospel of God-Love*. Divine Life Society, 1970.

Venkatesananda, Swami: *Yoga*. 3d ed. rev. Cape Province, S. A.: Chiltern Yoga Trust, 1971.

Vivekananda, Swami: *Karma Yoga*. Reprint. Mayavati, India: Advaita Ashrama, 1978.

deutsch: *Karma-Yoga und Bhakti-Yoga*, Verlag Hermann Bauer, Freiburg i. Br., 1990.

Vivekananda, Swami: *Raja Yoga*. Calcutta: Advaita Ashrama, 1970.

deutsch: *Raja-Yoga*. Verlag Hermann Bauer, Freiburg i. Br., 1988.

Waddell, L. Austine: *Tibetan Buddhism*. 1895. Reprint. Dover Publications, 1972.

Walsh, Roger N., und Vaughan, Frances: *Beyond Ego: Transpersonal Dimensions in Psychology*. Los Angeles: J. P. Tarcher, 1980.

deutsch: *Psychologie in der Wende. Grundlagen, Methoden und Ziele der Transpersonalen Psychologie – Eine Einführung in die Psychologie des Neuen Bewußtseins.* Scherz Verlag, Bern/München/Wien, 1985.

Watts, Alan U.: *Nature, Man and Woman*. New York: Pantheon Books, 1958.

Went, Frits W.: *The Plants*. rev. ed. New York: Time-Life Books, 1971.

Williams, C. A. S.: *Outlines of Chinese Symbolism and Art Motives*. 3d rev. ed. Rutland, Vt.: Charles E. Tuttle Co., 1974.

Wilson, Edward O.: *On Human Nature*. Cambridge: Harvard University Press, 1978.

Wood, Ernest: *Practical Yoga Ancient and Modern*. 1948. Reprint. Hollywood, Calif.: Wilshire Book Co., 1976.

Zimmer, Heinrich: *Myths and Symbols in Indian Art and Civilization*. Edited by Joseph Campbell. Bollingen Series 6. 1946. Reprint. Princeton: Princeton University Press, 1972.

deutsch: *Mythen und Symbole in indischer Kunst und Kultur.* Rascher Verlag, Zürich, 1951.

Zimmer, Heinrich: *Philosophies of India.* Bollingen Series 26. New York: Pantheon Books, 1951.

deutsch: *Philosophie und Religion Indiens.* Rhein-Verlag AG, Zürich, 1961.

# Ein Wort zum Abschluß

Das in diesem Buch dargestellte Hatha-Yoga kann nicht ohne angemessene Ausbildung gelehrt werden. Wenn Sie daran interessiert sind, die Berechtigung zu erwerben, diese Art des Yoga zu unterrichten, wenden Sie sich bitte an folgende Anschrift:

Program Secretary
Yasodhara Ashram
Box 9
Kootenay Bay, B. C. VOB 1 XO, Canada.

Informationen über das Buch zum Video durch
Verlag Hermann Bauer, Freiburg im Breisgau.

# Register

Abstrakte Denker 37, 41
Adler 120, 122, 179, 196 ff., 214 ff., 271, 293
Adlerstellung 196 ff.
Agamemnon 153
Ägypten, ägyptische Mythen 56, 100, 121, 129, 135, 143, 153, 166, 199 ff., 214, 225, 233, 251
Ahriman, die Schlange 153
Alektryon 183
Allah 106
Amitabha Buddha 191, 193
Ananta, die Schlange 157
Angra Mainu, die Schlange 153
Angst 151, 154 ff., 164 ff., 184, 203, 206 ff., 247 ff.
Apesh, der Schildkrötengott 164
Aphrodite 183, 202, 214
Apollon 184, 214
Ardha Matsyendrasana 47, 86 ff.
Ares 183
Aristoteles 202
Arjuna 108
Asklepios 184
Astrologie 143, 176
Atem, Atmen 105, 116, 183 f., 215, 230, 250, 282
Avalokitesvara Buddha 193

Babylonien 153
Bakasana 179, 205 ff.
Baldur, Gott des Lichtes 122
Baumstellung 111, 113 ff., 117, 285
Berg 47, 49, 51 ff., 285
Bergstellung 53
Bhakti Yoga 79
Bhujangasana 137, 148 ff., 156

Biofeedback 33
Bogenhaltung 93, 103 ff., 284
Brahma 78, 108, 130, 157, 191, 214, 274
Brahmacharya 84, 253 ff., 298
Buddha 100 f., 130 f., 234, 237, 249
Buddhismus 130 f., 192, 269, 275

Chakori 217
Chakra 34, 36, 65, 175
– erstes (Muladhara) 65, 247, 258
– zweites (Svadisthana) 144
– drittes (Manipura) 65, 109, 144, 258
– viertes (Anaphata) 272
China 100, 108, 115, 129, 176, 184, 207, 283
Christus (siehe Jesus Christus)
Cupido 106 f., 109, 144

Dalai Lama 275, 277
Depression 53, 142, 145, 154, 156
Devi der Sprache (siehe Sprache) 35, 65, 134, 247
Dhanurasana 93, 102 ff., 107
Donnervogel 200
Drehung der Wirbelsäule 47, 84, 87 ff.
Dreieckstellung 47, 74 ff., 78
Dreieinigkeit 77
Dreiheit (als Symbol) 76, 170
Dreizack 77
Dualismus 54, 60
Durga, Hindu-Gottheit 234, 237

E-A, sumerische Gottheit 143, 153, 166
Ea-En-Ke, sumerische Gottheit 153
Edda 116

Ego, Egoismus 65, 73, 101, 122, 154, 168, 171, 175, 187, 219, 232, 244, 250
Erde 61 f., 65 f., 84, 97 f., 106, 119, 131, 145, 157, 170, 194 f., 200 ff.
Evolution 55, 61, 192, 247, 269 f., 272

Fische (Sternbild) 143
Fischstellung 137 ff., 142 ff., 270, 288
Flexibilität 71, 90 f., 107, 117, 120, 141 f., 163, 165, 183 f.

Gallier 116
Gandhi, Mahatma und Kasturbai 257, 262 f.
Gans 214, 274
Garuda 196, 200, 214, 219
Garudasana 35, 179, 197 ff.
Gautama, Prinz 120
Gebet 78, 165
Gelenkte Imagination 270
Gomukhasana 221 ff.
Gopal 228
Göttliche Mutter 177
Green, Elmer und Alyce 32 f.
Griechenland, griechische Mythologie 183 f., 191, 200, 214, 233
Guru 28 f., 30, 33, 39, 142, 269, 273 f., 276

HA-AN, sumerische Gottheit 143
Hahn 122, 179 f., 183 f., 239, 293
Hahnstellung 180
Halasana 93 f., 98
Hamsasana 179, 211 ff., 214 ff.
Hatha Yoga 25, 26 f., 41, 44 f., 55, 64, 79, 255 f., 260, 267 ff., 275 ff.
Hathor 115, 228
Heilen 26, 34, 122, 184 f., 261
Hephaistos 183
Hera 191, 214
Hethiter 200
Hinduismus, hinduistische Mythen 129 f., 142, 214
Hinduistische Gottheit 170
Homer 116, 132

Horus 200, 228
Hypnose 33, 35, 62

I Ching 55, 79
Indianer 116, 200
Indra, hinduistische Gottheit 109, 200
Inkas 200
Iran 153
Islam 106, 153
Iyengar, B. K. S. 28, 30, 50, 70, 82, 254 f., 260, 282

Jesus Christus 79, 122, 144, 175, 184, 202, 217, 260 f., 271
Jiva 61
Johannes, Evangelist 202, 261, 271
Jüdisch-christliche Überlieferung 144, 152, 213, 277
Jüdische Legenden 192
Jung, C. G. 202
Juno 191
Jupiter 214

Kabbala 121
Kali, hinduistische Gottheit 234, 237, 248
Kaliya 158
Kama, hinduistische Gottheit 106, 109
Kelten 184, 207
Kerze 68, 73
Keuschheit (siehe Brahmacharya) 166, 253 ff., 298
Kobra 137, 149 ff., 152 ff., 289
Kobrastellung 150 ff.
Konkrete Denker 41
Kopfstand 47, 59, 61 ff., 282
Kranichstellung 179, 204 ff., 218, 294
Krishna 106 f., 134, 152, 158, 191, 195, 228, 234
Kuhgesichtstellung 223 ff., 295
Kukkutasana 179 ff., 183 ff.
Kundalini 27, 34, 36, 109, 144, 158, 175, 238, 255, 257 f., 260, 269, 272, 275, 282
Kurmasana 137, 160 ff., 170 f.

Kuvalayananda, Swami 29, 30
Kwan Yin (Kwannon) 176, 191

Lakhmu, Lakhamu 153
Logik 62 f., 77, 183, 255
Lotoshaltung 65, 111, 127 ff., 270, 287
Löwe 184, 221, 230 ff., 271, 296
Löwenstellung 236 ff.

Mandara 170
Männliche, das 129, 153, 177, 184 f.
Mantra 28, 35 f., 66, 92, 109, 165, 273, 275
Manu 145
Markus, Evangelist 237, 271
Maslow, Abraham 31
Matsyasana 137, 141 ff.
Matthäus 261, 271
Mayurasana 179, 188 ff.
Meditation 31, 52, 55, 78, 130, 133, 165, 168 ff., 218, 229, 246 f., 275
Medusa 156
Meru 56
Mesopotamien 143
Milarepa 263, 268
Milinda, König 28, 109, 124, 170, 185, 202
Minerva 153
Mithras-Kronos-Statue 238
Mohammed 106
Mythologie 115 f., 117, 120 f., 152 f., 185, 200 f., 245, 270, 274, 282

Nagasena 28, 109, 124, 133, 158 f., 170, 185 f., 202 f.
Narasimha 237
Nektar und Ambrosia 64 f., 66, 175 f.
Neptun 77
NIN-MAH, sumerische Gottheit 143
Nordische Mythologie 152 f.
Nubia 164
Nut, ägyptische Göttin 115, 227

Odin 152, 200
Om 108

Opfer 98, 145, 185, 193, 219, 271
Orpheus 214

Padmasana 111, 126 ff., 180, 230
Parvati 234, 260
Paschimottanasana 29, 47, 70, 81 ff., 107
Paulus, der heilige 151, 250
Pfauenstellung 179, 188 ff., 293
Pflugstellung 93, 98 f., 269, 283
Phönix 192 f., 219
Polarität 25, 26, 55
Prana 66, 79, 168, 282
Psychoanalyse 262
Psychologie 29 ff., 31 f., 34, 39, 144, 236, 258, 262, 267 f., 277
Pudicitia 166

Ra, ägyptischer Gott 115, 153, 166, 200, 233
Radha 134, 234
Ramachandra 107
Ramakrishna 56, 215, 225
Rank, Otto 34
Regenbogen (als Symbol) 106 f., 109, 153
Rishis 272 f., 276
Römer, römische Mythologie 77, 153, 166, 184, 191 f.

Sadhana 267 ff., 277
Salamba Sarvangasana 43, 47, 69 f., 71 f.
Salamba Shrishasana 47, 58 ff., 62 f., 68
Sarada Devi 215
Sarasvati 134, 191
Satchitananda 33, 79
Schildkröte 137, 160 ff., 170 ff., 203, 250, 291
Schildkrötenstellung 160 ff.
Schlange 90, 119, 120, 122, 148 ff., 187, 191, 289 ff.
Schultern 225
Schulterstand 43, 47, 68 ff.

Schwan 179, 211 ff., 274, 294
Schwanenstellung 211 ff.
Selket, ägyptische Göttin 175 f.
Sexualität 154 f., 157, 176 f., 256 ff.
Shakti 255
Shankaracharya 258
Shavasana 241 ff.
Shesha, die Schlange 157
Shiva 56 f., 78 f., 234, 255, 260
Siddhartha 234
Simhasana 221, 231 ff.
Simonton-Gruppe 33
Sivananda, Swami 273, 277, 282
Skandinavien 116, 122, 184, 200
Skorpion 137, 172 ff., 250, 292
Skorpionstellung 172 ff.
Sokrates 116
Sonne (als Symbol)
Sphinx 233, 239
Sprache 34 f., 36, 42, 62, 77, 79, 214 f., 272 f., 274
Devi der Sprache (siehe dort)
Squamish 200
Sumer 115
Symbol und Metapher 28, 54, 73, 90, 100, 121 f., 134, 144, 191 f., 213, 233, 271 ff.
Symbole 36, 38, 41 f., 52, 79, 107, 116, 147 ff., 200, 227, 271
Symbolik 28, 34 f., 36, 41 f., 62, 106, 117, 142, 158 f., 163 f., 166, 183, 237 f., 271 ff.
System 255, 258

Tai Chi 55
Tadasana 39, 47, 49, 51, 53, 55, 71, 168, 250
Tara, tibetanische Gottheit 130, 176
Tiamat 153
Tibetanische Buddhisten 130, 143, 176, 187, 263
Totenstellung 241 ff., 297

Transpersonale Psychologie 30 f., 32, 267 ff.
Träume 40, 247, 267
Trillium (als Symbol) 79
Trommel 116

Utthita Trikonasana 47, 74 ff., 77 f.

Veden 33, 120 f., 143, 159, 214, 229, 260, 272
Venus 144
Vina 79
Vishnu 78, 130, 143, 145, 157, 170, 196, 200, 237, 246
Vivekananda, Swami 41, 56, 169
Vögel, Reflexionen 28, 119, 179 ff., 191, 197 ff., 205 ff., 217 f.
Vorwärtsbeugen im Sitzen 47, 81
Vrikshasana 111, 113, 117, 120
Vrishchikasana 137, 172 ff.

Wasser (als Symbol) 131 ff., 141 ff., 146, 157 ff.
Weibliche, das 129, 153, 177, 225
Weltenmutter 130, 227, 229, 234, 237
Weltesche 121 f.
Westen (als Symbol) 84
Wiedergeburt, Reinkarnation 55, 153, 193, 208 f., 247, 250, 268

Yana-Indianer 116
Yashoda 228
Yggdrasil 121 f.
Yin-Yang 184 f., 193
Yoga 25, 26 ff., 43, 64, 86, 109, 133, 255, 261 ff.
Yoga-Psychologie 25, 38, 41, 267 f., 277
Yoga-Therapie 25, 41

Zarathustra 121
Zeus 200

Bauer-Video

Sunyata Saraswati / Bodhi Avinasha

*Wu Chi Tao*

*Das geheime Yoga der jugendlichen Kraft*

VHS-Video, 60 Minuten; ISBN 3-7626-8306-9

Dieses Video von Sunyata Saraswati und Bodhi Avinasha führt vor dem zauberhaften Hintergrund Hawaiis durch zwei halbstündige Übungsfolgen: eine kräftigend und stimulierend für den Morgen (Yang), eine entspannend und beruhigend für den Abend (Yin). Die hier gezeigten Techniken entstammen einem alten ganzheitlichen System zur Verjüngung und Lebensverlängerung, das von taoistischen Mönchen in jahrhundertlanger Arbeit entwickelt und in den Wu Chi Tao-Tempeln gelehrt wurde. Es erreicht mit geringem Zeitaufwand und ohne übermäßige körperliche Belastung die größtmögliche Wirkung. Wu Chi Tao umfaßt mehrere Aspekte: Bewegung und bewußte Atmung innerhalb sanfter, tanzähnlicher Bewegungsformen, aktive Meditation und Selbstmassage. Übungen für das Herz-Kreislauf-System, die Muskulatur und die allgemeine Fitneß. Es stärkt das Immunsystem, wirkt gegen Schlafstörungen, sorgt für mehr geistige Klarheit und verjüngt Körper und Geist.

Verlag Hermann Bauer · Freiburg im Breisgau

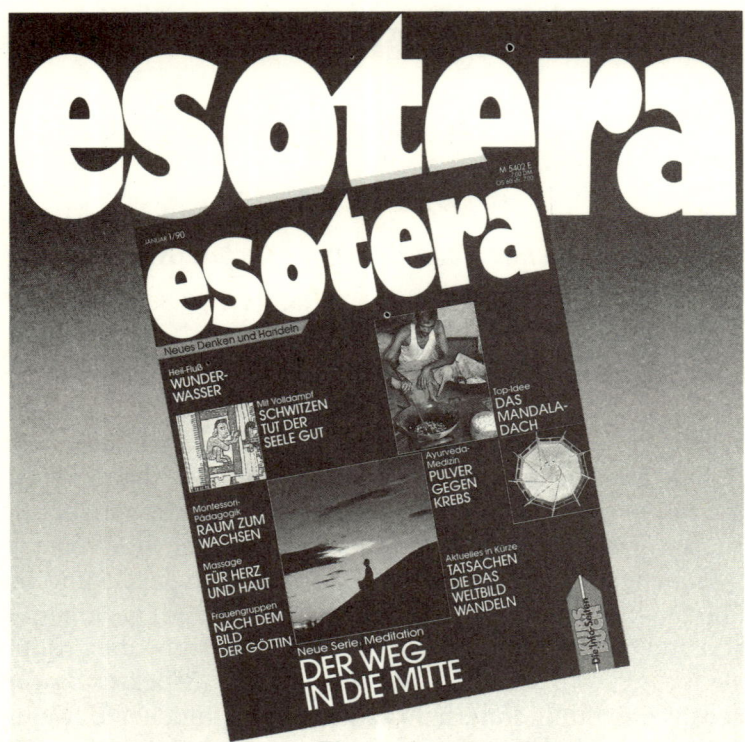

# Die neuen Dimensionen des Bewußtseins

**esotera**
seit vier Jahrzehnten das führende Magazin für Esoterik und Grenzwissenschaften in Europa:
Jeden Monat auf 100 Seiten aktuelle Reportagen, Hintergrundberichte und Interviews über
**Neues Denken und Handeln**
Der Wertewandel zu einem erfüllteren, sinnvollen Leben in einer neuen Zeit.
**Esoterische Lebenshilfen**
Uralte und hochmoderne Methoden, sich von innen heraus grundlegend positiv zu verändern.
**Ganzheitliche Gesundheit**
Das neue, höhere Verständnis von Krankheit und den Wegen zur Heilung
– und vieles andere. Außerdem: jeden Monat auf 10 Seiten Kurzinformationen über
**Tatsachen, die das Weltbild wandeln.**
Rezensionen von Neuerscheinungen in **Bücher für Sie** und **KlangRaum.**
Viele Seiten Kleinanzeigen über die einschlägigen
**Veranstaltungen** sowie **Kurse & Seminare** in Deutschland, Österreich, der Schweiz und dem ferneren Ausland.

**esotera** erscheint monatlich. Probeheft **kostenlos** bei Ihrem Buchhändler oder direkt vom Verlag Hermann Bauer KG., Postf. 167, Kronenstr. 2, 7800 Freiburg